Der Weg zum wirksamen Punkt

Der Weg zum wirksamen Punkt

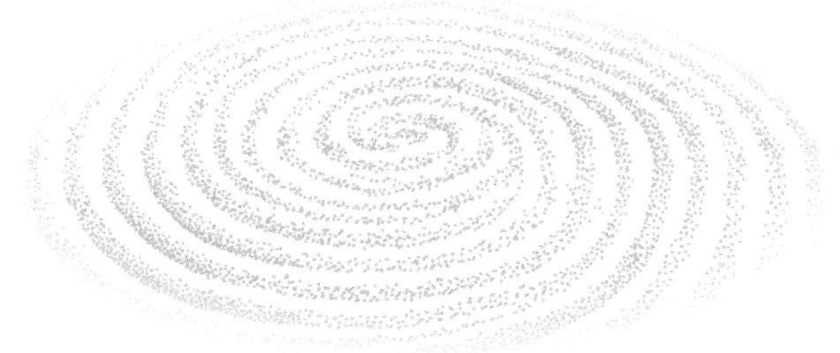

Shudō Denmei

übersetzt von

Stephen Brown

aus dem Amerikanischen übersetzt von

David Koppensteiner

BACOPA VERLAG

Impressum

Englische Ausgabe
Finding Effective Acupuncture Points
Shudo Denmei translated by Stephen Brown
Eastland Press, P.O. Box 99749, Seattle, WA 98139, USA
ISBN: 9780939616404

Deutsche Lizenzausgabe
ins Deutsche übersetzt von Dr. med. David Koppensteiner

4521 Schiedlberg/Austria, Waidern 42
E-Mail: verlag@bacopa.at, office@bacopa.at
www.bacopa.at

Printed in the European Union

ISBN 9783902735799
1. Auflage, 2019

Vorwort

Shudo Denmei hat es schon wieder getan... Er hat erneut ein gut leserliches und leicht verständliches Buch geschrieben. Es ist vollgepackt mit wichtigen Informationen und somit ein klinisch unglaublich wertvolles Buch. Dieses Buch besitzt dieselben Qualitäten wie sein erstes Buch *Keiraku Chiru no Susume* (deutscher Titel: *Einführung in die Meridiantherapie: Klassische japanische Akupunktur*). Seine Arbeit war immer schon bahnbrechend und ist es immer noch. Sie ist gekennzeichnet durch erfrischende Klarheit, Aufrichtigkeit und Offenheit..

Dieses vorliegende Buch *Der Weg zum wirksamen Punkt* könnte man als ein Punktlokalisationsbuch bezeichnen – aber es ist viel mehr als das. Shudo beschreibt nicht nur die Punktlokalisationen, sondern auch, wie sich die Punkte anfühlen, wenn man nach ihnen sucht, wie man sie am besten palpiert, wie man die verschiedenen Reaktionen interpretieren kann, und wie man diese Punkte dann am besten behandelt. Zusätzlich beschreibt er noch die klinisch relevantesten Indikationen. Als ob das nicht schon genug wäre, gibt es in seinem neuen Buch auch noch einen Abschnitt über Behandlungstechniken, in dem es vor allem um sehr sensitive Nadelmethoden geht.

Primär dreht es sich in diesem neuen Buch um symptomatische Behandlungen, also die Therapie der Zweige *(hyōji)*. Dennoch betont Shudo Denmei die Wichtigkeit einer Wurzel-Behandlung *(honji)*, um bestmögliche Resultate zu erzielen (siehe dazu sein erstes Buch *Einführung in die Meridiantherapie: klassische japanische Akupunktur*). Die in diesem neuen Buch empfohlenen Behandlungstechniken sollten also idealerweise zusätzlich zu einer Wurzel-Behandlung eingesetzt werden.

Eine derartige Zusammenfassung dieses Buches ist aber in Wirklichkeit eine Untertreibung. Wenn man die meisten zeitgenössischen Akupunkturbücher mit Shudos neuem Buch vergleicht, so zeigt sich die ungeheure Tiefe von Shudos Werk.

Normalerweise wird in modernen Akupunkturbüchern die Punktelokalisation in anatomischen Begriffen dargestellt. Zusätzlich werden meist die primären Behandlungsmethoden, Nadeltiefe oder die Anzahl der Moxakegel beschrieben. Auch werden meist die spezifischen Qualitäten der Punkte beschrieben, zum Beispiel, dass es sich um einen *Luo*-Punkt handelt, usw... Außerdem gibt es meist eine Liste der Indikationen. Derartige Beschreibungen der Akupunkturpunkte hat es schon immer gegeben. Die klassischen Werke ließen meistens viel Raum für

Interpretation, und es fehlte häufig an Klarheit. Im Laufe der Geschichte wurden die unterschiedlichen Lokalisationen, Behandlungsmethoden und Indikationen der Akupunkturpunkte auch unterschiedlich beschrieben. Das ist nicht nur ein Ausdruck immer neuer Versuche, die älteren Beschreibungen weiter zu klären, sondern die neueren Lehrbücher beinhalteten auch die Erfahrungen und Konzepte des jeweiligen Autors. Über die Jahrhunderte gab es also in Bezug auf Lokalisation, Integration und Behandlungsmethoden eine gewisse Evolution, und die Unterschiede waren teilweise beträchtlich!

In der heutigen Zeit ging jedoch viel von dieser historischen Vielfalt der alten Textbücher verloren, vor allem im Westen. Stattdessen wurden klar definierte Normen festgesetzt. Im letzten Jahrhundert lehrte man daher eine präzise anatomische Punktlokalisation, spezifische Therapiemethoden und sehr klar definierte Aussagen zu Wesen und Einsatz der Akupunkturpunkte. Nur selten zeigt man heute den Studenten die historische Vielfalt auf, die vor dieser modernen «Gewissheit» geherrscht hatte. Viele schließen daher heutzutage ihre Akupunkturausbildung im Glauben ab, genau zu wissen, was Akupunkturpunkte sind und wie man sie benutzt. Selten lernt man daher heutzutage, das diese Beschreibungen nur moderne Zusammenfassungen alter Ideen sind, oder moderne Beschreibungen, die an die moderne Praxis der Akupunktur angepasst wurden.

Also ist es heutzutage so, dass man gerade im Westen häufig denkt, dass das, was man als «Punkte» lernt, historisch genauso aufgeschrieben wurde – als ob es ein unverändertes Wissen eines kontinuierlichen therapeutischen Systems über die letzten zwei Jahrtausende gäbe. Daher entwickelten sich in der heutigen Zeit sehr rigide Konzepte über die Akupunkturpunkte, auch weil die Information durch die begrenzte Anzahl an Übersetzungen beschränkt war, oder weil viele der übersetzten Texte nicht beachtet wurden.

In Japan hingegen studierten die Moxa- und Meridian-Therapeuten in der ersten Hälfte des 20. Jahrhunderts die historische Akupunkturliteratur sehr genau. Wie es typisch für die asiatische Kultur ist, durften dabei divergierende Beschreibungen nebeneinander koexistieren, während sie in der klinischen Praxis überprüft wurden. Also begriff man, dass Akupunkturpunkte erst «aktiv» und «lebendig» werden, wenn sie zu behandeln sind.

Das Konzept der «Aktiven Punkte» wurde wahrscheinlich von Takashi Sawada, einem berühmten Moxa-Therapeuten ins Leben gerufen. Shudo selbst wurde zuerst in Sawadas Stil ausgebildet, bevor er danach die Meridiantherapie erlernte. Die japanische Bewegung der Meridiantherapie griff das Konzept von Sawada auf, und so ist dieses auch heute in Japan noch weit verbreitet. Es gibt sogar Therapeuten, die die anatomische Punktlokalisation als «tot» bezeichnen, als eine anatomische Markierung, von der aus man nach «lebendigen Punkten» suchen muss. Es bedarf also irgendeiner Art an palpierbarer Reaktion, wenn ein Punkt behandelt werden soll. Ich habe mehr als 40 japanische Akupunkteure beobachtet, und kein einziger hat einen Akupunkturpunkt mit Moxa oder Nadeln behandelt, ohne ihn vorher auf seine genaue Lokalisation hin zu palpieren – völlig unabhängig davon, welcher therapeutischen Schule er angehörte.

In Japan wurde die Palpation daher zu einer sehr feinen Kunst erhoben. Es wird dies dort stärker betont als in anderen Ländern. So ist es auch nicht ungewöhnlich, dass in Japan auch erfahrene Therapeuten bei ihren Akupunkturtreffen gemeinsam Punktlokalisation üben. In der Toyohari-Schule wird beispielsweise Punktlokalisation bei jedem monatlichen Übungstreffen praktiziert.

Viele Therapeuten, welche die Punkte durch Palpation auffinden, arbeiten hier eher mit dem Konzept einer «Punkt-Zone» als mit einer kleinen punktuellen Punkt-Lokalisation. Unter Punkt-Zone versteht man das Areal um die anatomische Lokalisation herum, in dem man üblicherweise einen reaktiven und damit therapeutisch relevanten Punkt lokalisiert. Die Punktlokalisation wurde dadurch zu einem *flexiblen* Konzept, nicht zu einem *festgeschriebenen anatomischen* Konzept, wie es in vielen modernen Lehrbüchern beschrieben wird. Dies spiegelt nicht nur die Arbeit von jenen Therapeuten wieder, die die Punktelokalisation auf Basis ihrer eigenen Erfahrung beschrieben. Es erlaubt auch eine *flexible Integration* der verschiedenen historischen Konzepte zur Punktlokalisation in die eigene klinische Praxis, um diese Konzepte selbst zu erforschen und zu überprüfen.

Dieser Zugang ist primär praktisch und erfahrungsorientiert. Theoretische Erklärungen, *was* hier genau gefunden wird und *warum*, werden auf ein Minimum reduziert – gerade so viel, wie man für die praktische Anwendung braucht. Dieser Zugang passt also gut in das Grundkonzept der Meridiantherapie (*Keriaku chiryo*) wie sie auch Shudo Denmei praktiziert.

Shudo Denmei ist sicherlich ein Meister seines Faches. In diesem Buch beschreibt er viele Punkte, führt teils mehrere Lokalisationsmöglichkeiten mit entsprechenden Palpationsveränderungen an und zitiert zusätzlich relevante historische und zeitgenössische Quellentexte. Er schreibt aus seiner eigenen Erfahrung zu diesen verschiedene Punktlokalisationen, und mit welcher Technik diese Aktiven Punkte jeweils am besten zu behandeln sein. Ergänzend beschreibt er die damit assoziierten Krankheiten oder Symptome.

Dieses Buch konfrontiert uns somit mit der letztendlichen Ungewissheit der klinischen Praxis. Dadurch erhält man die Erlaubnis, den Patienten selbst zu untersuchen, anstatt dogmatisch einer Theorie zu folgen. Durch die in diesem Buch beschriebene Fülle an Erfahrungen gelangt man als Leser von der Unsicherheit hin zu einer stabilen Basis einer reproduzierbaren klinischen Erfahrung. Shudo kann die Punktlokalisationen und die entsprechenden reaktiven Palpationsbefunde sehr klar beschreiben. Er stellt auch klar, ob diese Erfahrungen nur auf ein oder zwei Fällen basieren oder auf einer großen Patientenanzahl. Auch die Tatsache, dass Shudo die Punkte gemäß ihrer Prioritäten ordnet, ist von unschätzbarem Wert. Dadurch gibt das Buch auch klare Richtlinien vor, wie man bei der Palpation die behandelnden Punkte auswählen kann.

Als ich das Manuskript das erste Mal gelesen hatte, probierte ich einige von Shudos klinischen Empfehlungen aus. In den allermeisten Fällen war das klinisch sehr hilfreich. Dadurch bin ich zuversichtlich, dass jeder dieses Buch als einen wertvollen Leitfaden nutzen kann. Für jeden, der *vor* der Nadelung und Moxabehandlung palpiert, sollte es ein Hauptwerkzeug werden. Es wird so die Effektivität der Behandlungen steigern – selbst wenn man selbst nicht in diesen palpationsbasierten japanischen Akupunkturansätzen ausgebildet wurde.

Ich kann dieses Werk also nur jedem Akupunkteur wärmstens empfehlen. Sollten Sie mit diesem empirischen Behandlungszugang noch nicht vertraut sein, sondern bisher eher ein theoretisch fundiertes Behandlungskonzept verfolgen, dann werden sie selbst überrascht sein, wenn sie manche der hier beschriebenen Techniken anwenden. Wer jedoch mit den japanischen therapeutischen Ansätzen der Akupunktur und Moxibustion schon vertraut ist, verdankt wie auch ich Shudo Denmei sehr viel. Lieber Shudo: Danke für die Ehre, ein Vorwort für dein großartiges Buch schreiben zu dürfen.

Stephen Birch

Einleitung

Damit Akupunktur wirklich effektiv ist, muss man vier Schritte berücksichtigen:

- Diagnose
- Punktauswahl
- Punktlokalisation
- Nadeltechnik.

Jeder dieser vier Schritte ist wichtig, aber gerade Palpation und Nadeleinstich sind von größter Wichtigkeit und erfordern viele Jahre Praxis. Es ist wie jedes Handwerk: es dauert zwar seine Zeit, wenn man jedoch jeden Tag sorgsam praktiziert, dann kann man es eines Tages meistern. Ich denke, dass sich die Zeit, sich diese Fähigkeiten anzueignen verkürzen lässt, wenn man einen passenden Text zur Hand hat, der einem erklärt, wie diese Techniken zu meistern sind. Genau dafür soll dieses Buch da sein.

Ich selbst war sehr häufig unfähig, unzufrieden und frustriert. Es gab eine Zeit, als ich es sogar aufgegeben hatte, jemals Punktlokalisation und Nadeltechnik zu meistern. Aber da ich außer Akupunktur keinen anderen Beruf hatte, verbesserten sich mit zunehmender Praxis auch meine Fähigkeiten. Und sobald ich die Punkte wirklich genau lokalisieren und das Ankommen des Qi fühlen konnte, ab da machte Akupunktur Spaß. Und ich bemerkte, dass der Verbesserung der eigenen Technik keine Grenzen gesetzt sind. Egal wie alt man ist, wie lange man schon praktiziert – die Möglichkeiten zur Verbesserung sind grenzenlos. Aber natürlich braucht es dafür eine gewisse Anstrengung. Und der Schlüssel dafür sind Beharrlichkeit und kontinuierliche Praxis.

Mein erstes Buch erschien in der englischen Übersetzung *Classical Japanese Acupuncture: Introduction to Meridian Therapy* vor etwa 10 Jahren, wurde recht bekannt und erfreute sich großer Beliebtheit. Vermutlich liegt es daran, dass es die Meridiantherapie in einer sehr einfachen, nachvollziehbaren Art beschreibt und Stephen Brown eine exzellente Übersetzung geliefert hat. Zu meiner großen Freude sind die Umstände der Veröffentlichung des vorliegenden Buches dieselben wie damals und ich hoffe, dass auch dieses Buch nun gut angenommen wird. Es ist wirklich mein tiefer Wunsch, dass Sie als Leser eine präzise Punktlokalisation erlernen, und sich dadurch Ihre Behandlungen weiter verbessern, zu Ihrer eigenen Zufriedenheit und zu der Ihrer Patienten.

Zu guter Letzt möchte ich Steven Birch für sein Vorwort danken und Dan Bensky, dem medizinischem Herausgeber bei Eastland Press für seinen großen Enthusiasmus danken; und natürlich Stephen Brown für seine Übersetzungsarbeit.

Shudo Denmei

Kapitel 1

Akupunkturpunkte und Palpation

Einleitung

In diesem Buch sind ausschließlich jene Akupunkturpunkte erwähnt, die ich in meiner Praxis regelmäßig einsetze. Das unterscheidet dieses Buch von anderen Lehrbüchern. Wenn ich Akupunkturpunkte nutze, die ich von einem Lehrer lernte, von anderen Therapeuten oder aus Büchern kenne, sind sie manchmal nicht so effektiv wie behauptet. Möglicherweise liegt es daran, dass diese Punkte dann gerade keine «lebendigen Punkte» sind, oder weil meine Punktlokalisation nicht stimmt. Egal woran es liegt, wenn ich mit einem Punkt keine guten Ergebnisse erziele, dann benütze ich ihn nicht mehr. Und ebenso kann es sein, dass ein Punkt unerwarteterweise bei einer Beschwerde hilft, die so in den Lehrbüchern nicht aufgelistet ist. Wenn das passiert, bin ich natürlich sehr erfreut.

Durch diesen jahrelangen Prozess von Versuch und Irrtum erlangten einige Punkte für mich eine große Bedeutung. Obschon dies auch an meiner subjektiven und limitierten Sichtweise liegen mag, so es ist dennoch so, dass diese Punkte gewissermaßen durch meine Erfahrung «gefiltert» wurden. Seit ich damals an meinem ersten Buch *Klassische japanische Akupunktur: Einführung in die Meridiantherapie* zu schreiben begann, machte ich es mir zu einer festen Regel: Alles was ich schreibe, muss durch den Filter meiner eigenen Erfahrung gegangen sein. Alle in diesem Buch erwähnten Punkte, Bemerkungen, Lokalisationsbeschreibungen, Nadeltechniken oder Indikationen unterliegen diesem Prinzip.

Man kann also getrost behaupten, dass dies ein Buch über «Shudos Punkte» ist, denn es geht hier weniger um allgemeine Übereinkünfte zu Akupunkturpunkten. Dazu gibt es schon viel Material, und wer an diesem Standardwissen interessiert ist, dem kann ich die Lektüre dieser Bücher nur wärmstens empfehlen.

Aber bevor ich über einzelne Punkte schreibe, möchte ich ein paar allgemeine Konzepte zu Akupunkturpunkten und Palpationstechniken erläutern, und wie ich sogenannte «lebendige Punkte» oder Aktive Punkte» *(ikita Tsubo)* lokalisiere.

Über die Entdeckung der Akupunkturpunkte

Wenn die Schultern angespannt sind, dann wandern unsere Hände ganz natürlich zu den Schultern, und drücken dort, kneifen oder tragen irgendeine Medizin auf. Das ist gewissermaßen der Anfang der «Heilung durch Hände», in Japan *te-ate* genannt. Angeblich wurden auch die Akupunkturpunkte auf diese Art entdeckt. Warum aber sind dann die Meridiane und Akupunkturpunkte nur in China entdeckt worden, und warum wurde Akupunktur über lange Zeit nur dort praktiziert?

Ich kann mir folgendes Szenario vorstellen. Die früheste Erwähnung des Wortes «Nadel» findet man ihm *Zuo Shi Chun Qiu (Zuo Kommentar zu den Annalen von Frühling und Herbst)*. Dort werden zum ersten Mal die Schriftzeichen *Zhí* (shitsu) und *Zhēn* (shin) zusammen benutzt. Das Wort *Zhí Zhēn* (shishin) bezeichnet in diesem Text eine Schneiderin. Zweifelsohne stammen die Akupunkturnadeln von den Nähnadeln ab und wurden später für den therapeutischen Einsatz optimiert. Was es damals nur in China und nirgends sonst auf der Welt gab, das war *Seide*. Anders als die Saris in Indien wurde in China die Kleidung aus Seide nicht einfach um den Körper gewickelt. Im kalten Klima Chinas wäre Seide nutzlos gewesen, außer man passt sie den Körperkonturen an. Daher war in China die Arbeit der Schneiderinnen so ungemein wichtig. Auch heute noch ist es so, dass sich Nacken und Schultern verspannen, wenn man viel näht. Wenn die Spannungen noch zunehmen, dann kommen andere Symptome hinzu wie Kopfschmerzen, Schweregefühl im Kopf, Übelkeit, Erbrechen, Müdigkeit und Schlafstörungen.

Möglicherweise hatten sich damals die Schneiderinnen selber unwillkürlich massiert (im Bereich von GB 20 oder GB 21), und wenn sie mit der Nadel in diesem Bereich gegen die Haut gedrückt hatten, dann hat das nicht weh getan – im Gegenteil, sie konnten es vermutlich kaum spüren. Und es hat sich sogar gut angefühlt. Wenn sie mit der Nadel noch fester gedrückt hatten, dann hatten Sie möglicherweise eine Ausstrahlung ins Zentrum der Verspannung, oder sogar in die Schläfen oder in den Kopf verspürt. Eventuell auch an den Arme entlang bis zu den Fingern, oder auch zum Bauch. Vielleicht wurde dadurch ein Magengrummeln ausgelöst; Kopfschmerzen verschwanden und der Kopf wurde klar. Dann, beim Weiternähen, hatten sie vielleicht etwas Blut an der Nadelspitze bemerkt; das Blut abgewischt und den Punkt am Nacken kurz gedrückt und vielleicht sogar etwas Blut herausgepresst.

Vielleicht ist das auch zu weit gegriffen, aber eventuell wurden die Akupunkturpunkte auf diese Art und Weise entdeckt. Und zusätzlich zur entspannenden Wirkung bemerkten einige Leute vielleicht, dass diese Punkte auch distale Wirkungen zeigten. Mit der Zeit wurden mehrere Punkte entdeckt und systematisch organisiert, und vielleicht die Meridiane auf diese Art und Weise erschaffen. Wie auch immer, die Meridiane und Akupunkturpunkte entsprangen also der Einsicht, Sensitivität und klinischen Beobachtung der alten Chinesen.

Man geht davon aus, dass die Meridiane erst *nach* den Akupunkturpunkten entdeckt wurden. Das ist logisch, denn alles entwickelt sie vom Einfachen zum Komplexen. Dennoch werden in alten Texten die *Meridiane* häufiger erwähnt als die *Akupunkturpunkte*. Im Seidenmanuskript aus *Ma Wang Dui* findet man folgenden Text: «Wenn gestört, dann kommt es zu Krankheit mit Palpitationen, Herzschmerzen und Schmerz in der Fossa supraclavicularis… Dies kann über den *Tài Yīn* Meridian am Arm behandelt werden.» (Shudo, 1990).

Für gewisse Symptome wurde also ein gewisser Meridian behandelt. Und nach dem Festlegen des passenden Meridians war es nicht nötig gewesen, sich zu detailliert über einzelne Punkte zu äußern. Die Meridiane zu betonen scheint viel einfacherer und auch schlauerer zu sein. Vielleicht wurde ein Meridian danach ausgewählt, weil ein oder mehrere Punkte auf ihm aktiv gewesen waren. Eine andere Betrachtung dieser Tatsache wäre, dass damals vielleicht Lokalisation und Indikationen einzelner Punkte noch nicht so klar waren. Wie auch immer, Akupunkturpunkte und Meridianen entwickelten sie also zusammen und beeinflussten sich gegenseitig.

Was sind Akupunkturpunkte?

Was genau sind diese Akupunkturpunkte, die wir als Therapeuten täglich benutzen? Ich würde dazu gerne auf das zurückblicken, was unsere dazu Vorfahren gesagt hatten – und dann meine eigenen Kommentare hinzufügen und diverse Definitionen ordnen.

> «Es gibt 365 Qi-Löcher die mit den Tagen des Jahres korrespondieren».
> (*Sù Wèn*, Kapitel 54)

> «Die Stellen, die man in der Akupunkturbehandlung nutzt, nennt man Akupunkturpunkte. Es gibt unzählige Akupunkturpunkte. Aber da dieses «unzählige» nirgends hinführt, wurden 365 Punkte festgelegt, und dabei das Prinzip der Korrespondenz zwischen Himmel und Mensch beachtet. In Zeiten, als der Mond-Kalender benutzt wurde und daher dem Jahr 354

> Tage zugeordnet wurden, lag auch die Anzahl der standardisierten Punkte bei 354. Das Werk «Elaboration of the Fourteen Meridians» basiert auf diesem 354-Tage System.» (Araki, 1957)

Der Mensch ist ein Mikrokosmos und steht mit dem Makrokosmos in Resonanz. Die 12 Meridiane korrespondieren mit den 12 Monaten, und die 365 Punkte mit den 365 Tagen. Dennoch ist die Anzahl der Akupunkturpunkte nicht limitiert. Einige der ursprünglichen Standardpunkte wurden nach und nach nicht mehr benutzt und neue, klinisch effektive Punkte (Extrapunkte oder neue Punkte) kamen in Verwendung. Ich denke, dass sich dieser Weg vom *Alten* zum *Neuen* fortsetzen wird, und dass in Zukunft nur jene Akupunkturpunkte benutzt werden, die auch wirklich nützlich sind.

....

> «Alle Löcher [Akupunkturpunkte] im menschlichen Körper sind Stellen, an denen das Qi wohnt.» (Zhang, 1624)

> «Meridiane stellen Kanäle für den Qi-Fluss da, und die Akupunkturpunkte sind Tore entlang dieser Kanäle.» (Okabe, 1974)

Blut fließt durch die Gefäße, und Qi zirkuliert durch diese Gefäße und um sie herum. Zusätzlich wird der Qi-Fluss vom Blut begleitet. Wenn also Qi stagniert, dann stagniert auch der Blutfluss. Die Akupunkturpunkte sind Stellen, in denen das Qi mit der Umwelt in Kontakt tritt. Daher sind Begriffe wie «Tor» sehr passend. Es macht Sinn, dass das Unterstützen des Aufrechten Qi oder das Ableiten von Pathogenem Qi genau an diesen Toren am effektivsten durchgeführt werden kann. Zusätzlich sind diese Stellen ideal zum Aufnehmen des Yang Qi, wenn das Qi generell in Leere ist.

....

> «Die Sonne [reist] nach Westen und das Yang Qi nimmt ab, und daher schließen sich die Qi-Tore.» (*Sù Wèn*, Kapitel 3)

> «Diese (Akupunkturpunkte] wurden als Orte betrachtet, an denen das «Qi des Himmels» oder «Yang Qi» – also Atmosphäre, Hitze und Sonnenstrahlen aufgenommen werden.» (Yamashita, 1972)

> «Qi transformiert sich in Qualitäten.» (*Sù Wèn*, Kapitel 5)

> «Wenn man [die den 5 Yin-Organen zugeordneten Punkte] aufsucht und sie überprüfen will, dann löst man durch Drücken eine Reaktion aus. Wenn sich dabei die Schmerzen bessern, dann
> ist es der richtige Punkt.» (*Líng Shū*, Kapitel 51)

> «Akupunkturpunkte zeigen sich nur nach wiederholter körperlicher Beanspruchung oder wenn man müde oder krank ist. Man kann sie nicht bei jedem und jederzeit auffinden. Ohne Krankheit manifestieren sich die Meridiane und Punkte nicht.» (Okabe, 1983)

An gesunden Menschen lassen sich die Akupunkturpunkte also nur schwer lokalisieren. Wenn aber das Qi stagniert oder Pathogenes Qi von außen eindringt, dann steht der Punkt etwas hervor oder es bildet sich dort eine leichte Mulde. Das unsichtbare Qi wird dadurch in eine «Qualität» transformiert, die sich palpieren und differenzieren lässt. Das wird als «Aktiver Punkt» bezeichnet, der sich sowohl diagnostisch als auch therapeutisch nutzen lässt.

....

> «Wenn in den 5 Yin-Organen eine Krankheit liegt, dann zeigt sich eine Reaktion an den 12 Yuan-Punkten.» (*Líng Shū*, Kapitel 1)

> «Es gibt nachgewiesenermaßen eine Beziehung zwischen der Druckempfindlichkeit der Akupunkturpunkte an der Körperoberfläche und Störungen innerer Organe.» (Gai, 1984)

Ganz offensichtlich stehen die Akupunkturpunkte in Bezug zu den Meridianen, aber gibt es einen Bezug zwischen den 5 Yin-Organen und den Yuan-Punkten, wie im 1. Kapitel des *Líng Shū* erwähnt? In seinem Werk *Acupuncture Point Diagnosis* beschreibt Gai Guo-Cai die Beziehung einzelner Punkte zu inneren Organen, und damit auch die Verbindung zu gewissen Krankheiten. Viele dieser Punkte sind keine Essentiellen Akupunkturpunkte (wie 5-Wandlungsphasen-Punkte oder Punkte anderer Kategorien). Diese Punkte nennt man «Punkte mit einer speziellen Wirkung», auf Japanisch tsubo, was so viel bedeutet wie «Aktiver Punkt».

Zusammengefasst lässt sich folgern:

1. Es gibt Akupunkturpunkte
2. Diese Akupunkturpunkte sind Tore im Meridianverlauf
3. Das Qi der Meridiane tritt durch diese Akupunkturpunkte aus und ein
4. Pathogenes Qi kann sich an Akupunkturpunkten sammeln
5. Das Yang Qi des Himmels tritt durch die Akupunkturpunkte in den Körper ein
6. Veränderungen im Körperinneren zeigen sich an diesen Toren
7. Krankhafte Veränderungen im Körperinneren lassen sich durch diese Tore prognostizieren, und diese «Tore» können auch diagnostisch genutzt werden. Durch Behandlung dieser Tore lassen sich innere Störungen korrigieren, sie können also therapeutisch genutzt werden
8. Es gibt eine spezielle Beziehung zwischen gewissen Punkten und den inneren Organen

In seinem bahnbrechenden Buch *Discourse on Meridiantherapie* klassifiziert Honma Shohaku die Akupunkturpunkte gemäß ihrer Anwendung wie folgt:

1. Essenzielle Punkte, die es auf allen Meridianen gibt
2. Essenzielle Punkte, die es nicht auf allen Meridianen gibt
3. Andere Punkte

(Honma, 1949)

Die Essenziellen Punkte, welche sich auf allen Meridianen zeigen, sind folgende:

1. 5-Wandlungsphasen-Punkte (Quell-, Brunnen-, Bach-, Fluss- und Meer-)
2. 5 Essenzielle Punkte (*Yuan-*, *Luo-*, *Xi-*, *Mu-*, Rücken-*Shu-*)

Es gibt noch andere wichtige Punkte mit einer Wirkung auf das ganze System (zum Beispiel die 8 Einflussreichen Punkte, die unteren Meer-Punkte, ...), aber diese findet man nicht auf allen Meridianen.

Wie in meinem ersten Buch *Japanische klassische Akupunktur: Einführung in die Meridiantherapie* beschrieben, ist die Wirkung der 5-Wandlungsphasen-Punkte unglaublich tief, wenn man sie bei passendem Grundmuster *(shō)* einsetzt. Die Wirkung ist derart verblüffend, dass man sich wie ein Meister vorkommen könnte! Aber in Wirklichkeit ist es einfach so, dass man die Kraft hinter den 5-Wandlungsphasen-Punkten befreit.

Was die anderen Punkte betrifft, gibt es nicht so viele Regeln, wie und wann man sie nutzen soll. Aber auch mit ihnen lassen sich faszinierende Ergebnisse erzielen, wenn sie geschickt genutzt werden. Die meisten Akupunkteure haben einige diese Punkte in ihrem Repertoire, aber je mehr dieser Punkte man hat, desto erfolgreicher wird man sein. Ich möchte diese speziellen Punkte aus meiner eigenen Erfahrung heraus erläutern. Aber zuerst möchte ich etwas über die Palpationstechnik schreiben; denn diese ist für die Lokalisation Aktiver und Effektiver Punkte unerlässlich.

Wie man «Aktive Akupunkturpunkte» finden kann

In Japan geht man davon aus, dass der Schlüssel für eine erfolgreiche Akupunktur darin liegt, «Aktive Punkte»*(ikita tsubo)* zu finden. Es gibt mehrere Übersetzungen für diesen Begriff, wie «lebendig» oder «reaktiv», aber vielleicht trifft es der Begriff «aktiv» am besten. Schlichtweg deshalb, weil sie im Gegensatz zu den schlafenden und nicht-aktiven Punkten eben «aktiv» sind.

Aktive Punkte

«Aktive Punkte»[1] zeigen sich, wenn etwas abnormal ist, aber gibt es eine Regel dafür, wann sie wieder verschwinden? Es scheint, als ob es eine Regel gäbe, wenn jemand sagt, «dass es eine Regel gibt» – und dass keine Regel vorliegt, wenn jemand sagt, «dass es keine Regel gibt!». Was man sagen kann ist, dass diese Aktiven Punkte meistens nicht die Essenziellen Punkte sind. Wenn die eigenen Fähigkeiten in der Punktlokalisation zunehmen, dann wird man im Auftreten dieser Aktiven Punkte ein Muster erkennen. So kann man diese dann auch schneller lokalisieren.

In Wirklichkeit gibt es keine Regel, ob oder wann sich Aktive Punkte zeigen. Manche Punkte zeigen sich direkt an der Hautoberfläche, als ob sie sagen würden «komm, nadle mich hier!». Andere Punkte wiederum verstecken sich neben Sehnen oder Knochen, und wieder andere Punkte scheinen sich tief im Körperinneren zu verstecken.

Daher bedarf es viel an Anstrengung und Geschick, um jene Punkte aufzufinden, die in der jeweiligen therapeutischen Sitzung und an genau diesem Patienten

1 Bei spezifischen Begriffen wie «Essentielle Punkte» oder «Aktive Punkte» habe ich mich entschlossen, das Adjektiv (Essentiell, oder Aktiv) groß zu schreiben, um deutlich zu machen, dass es sich hierbei um eine klar definierte Punktcharakteristik handelt. (Anm. d. dt. Ü.)

am effektivsten sind – die Aktiven Akupunkturpunkte. Man muss also gewissermaßen die Patienten als Lehrbuch nutzen und in diesem Lehrbuch kontinuierlich lernen, wie man die effektivsten Punkte lokalisieren kann. Man darf nicht vergessen, dass die Akupunkturpunkte zuallererst bei Krankheiten gefunden wurden. Lehrbücher über Akupunktur entstanden erst später – vielmehr als eine Beschreibung dieses Phänomens. Und das ist sehr wichtig. Es gibt also keine festen Regeln für das Auffinden von Akupunkturpunkten. Am besten nutzt man jene Methode, die für einen selbst funktioniert.

Punkte auf der Körperoberfläche

- Punkte mit Temperaturveränderung: etwas kühler oder wärmer als ihre Umgebung.
- Eingesunkene Punkte: diese zeigen sich häufig, wenn eine Leere vorliegt. Manche Punkte sind wirklich eingesunken, an manchen jedoch fühlt sich einfach das lokale Qi «zu leer» an.
- Punkte mit Veränderung der Feuchtigkeit: feuchter oder trockener (rauer) als die Umgebung
- Punkte mit Blutstase: diese zeigen sich meistens am Bauch. Sie sind durch eine ganz typische Weichheit oder Spannung gekennzeichnet - wie ein aufblasbares Kissen

Die Palpation von Punkten an der Körperoberfläche

Dazu kann man entweder die rechte oder linke Hand nutzen. Die im Folgenden beschriebenen Palpationstechniken sind insofern schwierig, als man dafür eine besondere Sensitivität der Fingerspitzen benötigt.

- Streichen mit der Mittelfingerkuppe: dies kann auf und ab (vertikal), hin und her (horizontal) oder zirkulär sein.
- Streichen mit der Zeigefingerkuppe.
- Streichen mit der Daumenkuppe
- Streichen mit mehreren Fingern (mit dem Mittelfinger und ein bis drei anderen Fingern)

Punkte zwischen Körperoberfläche und Unterhautgewebe

Hier nutzt man dieselbe Technik wie eben beschrieben, aber mit etwas mehr Druck. Dafür nutze ich meistens die Kuppe meines Mittelfingers. Außerdem benutze ich eine Kneiftechnik zur Untersuchung von Haut und Unterhautgewebe.[2] Auffälligkeiten von Haut oder Unterhautfettgewebe lassen sich dadurch differenzieren, dabei suche man nach:

- Stellen, an denen die Haut verdickt ist
- kleinen Knötchen, die sich bei leicht angehobener Haut durch eine Hin- und her Bewegung zwischen Daumen und Zeigefinger ertasten lassen
- Kneifempfindliche Stellen (stechende Schmerzreaktion)

Spezielle Kneiftechniken

- «Kleines Kneifen» zwischen den *Spitzen* von Daumen und Zeigefinger
- «Großes Kneifen» zwischen den *Kuppen* von Daumen und Zeigefinger. Während man kneift, kann man mit dem Daumen kleine Kreisbewegungen durchführen, um so Unterschiede aufzuspüren. Bei dieser Technik wird der Zeigefinger nicht bewegt!
- Zur Untersuchung größerer Areale beuge man den Zeigefinger in eine J-Form und kneife mit Zeigefingermittelglied und Daumenkuppe. Durch Hin- und Her-Bewegungen des Daumens kann man nach Reaktionen suchen (Abb. 1.1).

Diese Kneifdiagnostik wurde von *Okabe Sodo* als Erweiterung zur Meridianpalpation entwickelt. Aber meiner Erfahrung nach ist der Bauch die beste Stelle für die Kneifdiagnostik, vor allem am Magen-Meridian zwischen Ma 19 und 21. Nicht immer treten Befunde wie Druckempfindlichkeit, Verhärtung oder Kneifempfindlichkeit gemeinsam auf. Manchmal zeigen sich alle drei an einem Punkt, aber manchmal auch unabhängig voneinander. Meiner Meinung nach hängt das davon ab, in welcher Tiefe die pathologische Reaktion liegt.

Je nachdem, an welcher Stelle Kneifauffälligkeiten auftreten, vermute ich Störungen im darunterliegenden Organ (Tab. 1.1). Natürlich kann die Korrelation zwischen Lokalisation und dem betroffenen Organ von Patient zu Patient variieren. Aber im Großen und Ganzen scheint diese Regel zuzutreffen.

2 Für eine ausführlichere Darstellung siehe Shudo Denmais erstes Buch *Japanische klassische Akupunktur: Einführung in die Meridiantherapie*

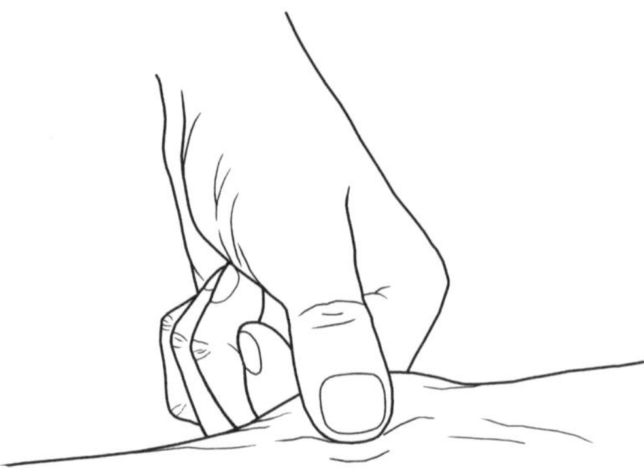

Abb. 1.1

Punkt	Organ
Ren 12 und Ren 14	Magen und Herz
Le 14 rechts	Leber
Ma 19 rechts	Leber und Gallenblase
Ma 20 rechts	Gallenblase und Leber
Ma 21 rechts	Zwölffingerdarm und Gallenblase
Ma 24 rechts	Zwölffingerdarm
Ma 19 links	Herz und Magen
Ma 20 Links	Magen und Bauchspeicheldrüse
Ma 21 links	Bauchspeicheldrüse und Magen

Tab. 1.1

Punkte in den Faszien und der Muskulatur

Hierbei sucht man bei der Palpation nach Verhärtungen in den Faszien oder im Muskelgewebe, also Knoten oder verhärtete Areale. Diese Verhärtungen können in den unterschiedlichsten Formen auftreten: als Reihe, zirkulär und in anderen Formen. Daher ist es oft nicht leicht, eine Verhärtung von einer anatomischen Muskelform zu unterscheiden[3]. Für die Palpation von Verhärtungen nutze ich folgende Techniken:

- Druck mit Daumen-, Zeigefinger- oder Mittelfingerspitze, die Finger bleiben dabei gestreckt.
- Bei leicht gebeugten Fingern drücke man mit den Kuppen von Daumen, Zeigefinger oder Mittelfinger. (Abb. 1.2)
- Man beuge das Fingerendglied (Mittelfinger oder Zeigefinger) und palpierere mit der Fingerspitze, als Gegenhalt benutze man den gestreckten Daumen (Abb. 1.3.).
- Man palpiere bei gestrecktem Daumen mit der Palmarfläche des Daumengelenkes, vertikal zu Hautoberfläche (siehe Abb. 1.4).

Zusätzlich gibt es noch andere Möglichkeiten, die Finger einzusetzen:

- senkrechter Druck, um die Begrenzungen der Verhärtung zu bestimmen
- kreisende Bewegungen mit einer oder mehreren Fingerspitze(n)
- Eine Knetbewegung nach oben-unten oder zur Seite
- mit einem oder mehreren abgewinkelten Fingern sich mit der Fingerspitze in das Gewebe hineinzugraben (meist mit dem Daumen).

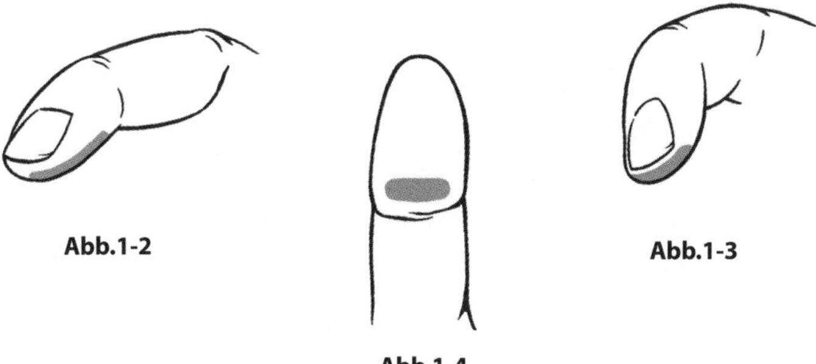

Abb.1-2 **Abb.1-3** **Abb.1-4**

3 Siehe *Japanische klassische Akupunktur: Einführung in die Meridiantherapie*

Punkte in tieferen Gewebeschichten

Manchmal können Punkte am Bauch, am unteren Rücken oder an den Hüften sehr tief liegen. Dann muss man sehr vorsichtig mit verstärktem Druck umgehen, um die Schmerzen nicht zu verstärken. Bei festem Druck lassen sich am Bauch oft Verhärtungen an den verschiedensten Stellen palpieren. In der traditionellen Bauchdiagnose genügt eine leichte Palpation, aber ich gehe einen Schritt weiter. Ich palpiere auch aus einer westlichen biomedizinischen Sichtweise und versuche auch pathologische Veränderungen in den Organen selbst zu palpieren[4].

Dafür drücke ich tief und versuche Entzündungen oder Vergrößerungen der Organe (wie Leber und Gallenblase) zu palpieren. Dafür palpiere ich mit 4 Fingern fest unter den Rippenbogen hinein und kann auf diese Weise Veränderungen im darunterliegenden Gewebe aufdecken. Manchmal ist die Reaktion sehr stark und es braucht nicht viel Druck, um Druckempfindlichkeit oder Widerstand zu fühlen.

Ebenso benutze ich gerne folgende Perkussionsmethode:

- **Abdomen:** Ich benutze die schulmedizinische Standardtechnik der Organpalpation. Ich drücke also mit 2–4 Fingern fest im Bauchbereich.
  Als Alternative kann man eine Hand auf das entsprechende Areal legen und mit der anderen sanft perkutieren.
- **Andere Areale:** Hier drücke ich sehr fest mit der Spitze von Mittelfinger oder Daumen. Wenn auch mit starkem Druck die Reaktion unklar ist, dann perkutiere ich. Dafür mache ich eine leichte Faust und klopfe mit dem Knöchel des kleinen Fingers, während ich das Gesicht des Patienten in Hinblick auf eine eventuelle Reaktion beobachte.

Mit wie viel Druck soll man palpieren?

Bei der Palpation von Akupunkturpunkten gilt die Regel «je weniger Kraft desto besser». Das ist unabhängig von der Tiefe, in der man palpiert, und das trifft vor allem auf druckempfindliche oder verhärtete Punkte zu. Bei übermäßigem Druck verwandelt sich nämlich jede Stelle in einen druckempfindlichen Punkt.

Im *Sù Wèn* und *Líng Shū* wird hie und da der Begriff *Mén Xún* (*monjun*) benutzt. «*Mon*» bedeutet «leicht streichen», «*jun*» bedeutet fast dasselbe. In der Praxis wendet man zur Lokalisation von Akupunkturpunkten keinen starken Druck an,

---

4 Informationen zu biomedizinischen Aspekten einer Bauchuntersuchung findet man z.B. bei Barbara Bates, *A Guide to Physical Examination and History Taking* (Philadelphia: J.B. Lippincott Company.)

sondern streicht leicht über die Haut und beobachtet, ob die Fingerspitzen irgendwo «kleben bleiben». Im *Líng Shū* steht in einer Passage «wenn eingesunken, dann appliziere man Moxa.» Vermutlich wurde zum Auffinden dieser eingesunkenen Areale die «*monjun*»-Technik benutzt. D.h. also, dass ihm *Sù Wèn* und *Líng Shū* nur dann mit festem Druck palpiert wurde, wenn man eine Pathologie der Sehnen-Meridiane bestimmen wollte. *Maruyama* schrieb dazu:

> «Außerdem gibt es das Konzept von «tonisieren» und «zerstreuen» bei einer Muskel -oder Sehnen-Pathologie nicht. Offensichtlich nutzt man in der Behandlung der Tendinomuskulären Meridiane druckempfindliche Punkte, auf andere Akupunkturpunkte trifft das jedoch nicht zu. Daher ist es nur natürlich, dass zwischen dem Stil von Sawada (der auf die Behandlung von druckempfindlichen Punkten abzielt) und der Meridiantherapie (die andere Akupunkturpunkte nutzt) ein Unterschied besteht. (Maruyama, 1977)

Mein Lehrer praktizierte den Stil von Sawada, der eigentlich für die Behandlung von druckempfindlichen Punkten bekannt ist. Aber mein Lehrer palpierte nicht mit starkem Druck. Eines Tages besuchte er in Tokio Dr. Shiroda Bunshi, eine führende Autorität im Sawada-Stil. Dr. Shiroda drückte Di 4 an meinem Lehrer unglaublich fest und sagte: «Du bist müde. He 7 wird es richten.» Obwohl mein Lehrer Dr. Shiroda sehr bewunderte, wirkte er daraufhin verwirrt, und er sagte zu mir «keine Ahnung, warum er *soo*o fest drücken musste!»

Verschiedene Zugänge zur Palpation

Die Palpationstechniken für den Bauch, die Meridiane und die Akupunkturpunkte unterscheiden sich also auf subtile Art und Weise voneinander.

Zur Palpation der Meridiane streiche ich meist sanft in Meridianflussrichtung (mit Mittelfinger, Mittel- und Zeigefinger, oder Mittel-, Zeige- und Ringfinger). Das mache ich primär im Bereich der *Yuan*-Punkte, um das Basis-Muster zu bestätigen. Dabei wende ich keinen Druck an und suche auch nicht nach Druckempfindlichkeit.

Meistens geht diese sanfte Streichtechnik der Meridiane in ein sanftes Streichen zur Punktlokalisation über. Dabei bleibt die Technik im Wesentlichen die gleiche, aber mein Fokus richtet sich nun auf spezielle Punkte, zu Beispiel bei Leber-Leere auf Le 8 oder Le 3. Meistens benutze ich für diese Methode meinen Mittelfinger und lokalisiere den am meisten eingesunken Punkt.

An den Yang-Meridianen benutze ich in eine andere Lokalisationstechnik. Gerade am Gallenblasen-oder Blasen-Meridian weisen die von mir genutzten Punkte meistens Fülle auf. Also suche ich nach Spannung oder Verhärtungen. Ich streiche also entlang der Yang-Meridiane und drücke spezifische Punkte. Am Gallenblasen-Meridian überprüfe ich routinemäßig GB 34, GB 38 und GB 41. Meistens finde ich dabei den reaktivsten Punkt- also den Punkt mit der deutlichsten Verhärtung am jeweiligen Meridian und nadle genau diesen Punkt. D.h. also, dass ich die Yang-Meridiane selbst selten auf «Leere» oder «Fülle» diagnostiziere, sondern nur deren Punkte.

Die Palpation im Rahmen der Bauchdiagnose läuft etwas anders ab. Wenn ich also das Grundmuster bestätigen will, dann streiche ich mit der Handfläche meiner rechten Hand über Bauch oder Brust und suche so nach angespannten oder eingesunkenen Bereichen.[5] Die Berührung ist dabei sehr sanft. Früher palpierte ich mit festem Druck, mit der Zeit merkte ich jedoch, dass ich die Meridiane sehr sanft streichen muss, wenn ich Veränderungen im Qi differenzieren will. Das trifft auch auf die Bauch-Diagnose zu, bei der sich mit sanftem Streichen die Qi-Veränderungen am besten untersuchen lassen. Meine heutige Bauchpalpation ist sehr sanft und sehr schnell – ein paar einfache Streichungen über den Bauch genügen.

Ist das alles, was man für die Bauchpalpation benötigt? Ich denke nicht. Nachdem man nach Qi-Veränderungen gesucht hat, sollte man nach Veränderungen im Blut (in der Struktur) suchen. In der Meridiantherapie meint man mit Blut-Veränderungen Verhärtungen oder Areale mit Spannung oder Fülle. Durch festen Druck lassen sich am Bauch meist einige härtere Areale aufspüren. Das ist also auch Teil der traditionellen Bauchdiagnose, aber ich gehe wie oben beschriebenen noch einen Schritt weiter. Ich palpiere zusätzlich nach Gesichtspunkten der modernen Schulmedizin und suche nach pathologischen Veränderungen in den Organen selbst. Das ermöglicht eine noch umfassendere Diagnostik.

5 Für eine detaillierte Beschreibung siehe *Japanische klassische Akupunktur: Einführung in die Meridiantherapie*

Kapitel 2

Die Akupunkturpunkte, die ich benutze

Wie man dieses Buch am besten nutzt

In diesem Buch erwähne ich nur Punkte, die ich auch tatsächlich anwende. Als Hinweis auf die Häufigkeit, mit der ich jeden einzelnen Punkt nutze, ordne ich den Punkten ein bis drei Sterne zu. Punkte mit drei Sternen (★★★) sind jene, die ich am meisten nutze, Punkte mit einem Stern (★) nutze ich hie und da, und jene mit zwei Sternen (★★) liegen in der Häufigkeit dazwischen. Das bedeutet nicht, dass irgendeiner dieser Punkte ganz generell effektiver ist als ein anderes. Jeder Punkt ist dann am effektivsten, wenn er sich ganz klar als ein «Aktiver Punkt» zeigt. Drei Sterne sind also eher ein Hinweis darauf, dass sich an diesem Punkt relativ häufig Veränderungen zeigen und dass er einfach aufzufinden ist. Wenn das gegeben ist, dann wirkt der Punkt auch ganz gut. Ich kann also aus meiner Erfahrung die Punkte ihrer Nützlichkeit nach so anordnen: ★★★ > ★★ > ★.

Die Reihenfolge der Punkte in diesem Buch folgt der *Klarstellung der Akupunkturpunkte* (1807) von *Hara Nanyō*. Extrapunkte und meine eigenen Spezialpunkte sind aber – wo passend – zusätzlich inkludiert. Bei jedem Punkt zitiere ich zuerst einige Quellen zur Punktlokalisation. Am meisten nutze ich dafür das Buch *Klarstellung der Akupunkturpunkte,* das auf dem *Zhen Jiu Jia Yi Jing (Der Systematische Aku-Moxa Klassiker)* von *Huang-Fu Mi* (259 n Chr.) basiert. Daher ist der *Systematische Aku-Moxa Klassiker* meine wichtigste klassische Referenz in der Punktlokalisation. Vier weitere von mir häufig zitierte Lehrbücher sind:

- *Illustriertes Handbuch der Akupunktur- und Moxa-Punkte (The Illustrated Manual to Practical Acupuncture and Moxibustion Points / zukai shinkyū jitsuyō keiketsu gaku),* von Honma Shōhaku, 1955.
- *Lokalisation essentieller Punkte (Location of Essential Points / Yōkeōtsu no shuketsu),* von Fukumoto Kentarō, 1986.
- *Ausführliche Darstellung der vierzehn Meridiane, (Elaboration of the Fourteen Channels / Shi si jīng fa hui),* von Hua Shou, 1341.

- *Illustriertes Handbuch der fernöstlichen Medizin, Akupunkturpunkte (Acupuncture Point Edition of Illustrated Guide to Oriental Medicine / Zusetzu tōyō igaku keiketsu hen)* von Kinoshita Haruto und Shiroda Fumio, 1985.

Ich nutze auch andere Quellen, aber diese werden in diesem Buch nur gelegentlich zitiert, und wenn, dann mit Autor und dem Jahr der Publikation. Beim Zitieren einiger Texte nahm ich mir die Freiheit, den Wortlaut geringfügig abzuändern, wenn dies der Klarheit förderlich ist. Dabei achtete ich mit Bedacht darauf, die ursprüngliche Bedeutung nicht zu ändern.

In der Abhandlung der einzelnen Punkte benutze ich folgendes Format:

- *Referenz:* Textzitate aus verschiedenen Büchern zur Punktlokalisation.
- *Lokalisation:* die von mir genutzte Lokalisationstechnik, basierend auf diesen Referenzen.
- *Palpation:* die Art und Weise, wie ich diesen Punkt palpiere.
- *Stichtechnik:* unter diesem Punkt geht es um Nadeltechnik oder spezielle Behandlungstechniken für den jeweiligen Punkt. Die Bedeutung der Begriffe «oberflächlich- 3. Tiefe» und «sehr oberflächlich» werden in Kapitel 3 unter dem Absatz «Nadeln und Behandlungstechniken» erläutert.
- *Indikationen:* Hier folgt eine Auflistung der jeweiligen Indikationen. Meiner Erfahrung zufolge kann man sich ein Symptom umso leichter merken, je seltener es in einem Lehrbuch aufgelistet ist. Daher erwähne ich nicht alle möglichen Symptome, denn sobald man das Grundmuster bestimmt hat, werden die Dinge sowieso einfacher. Die in diesem vorliegenden Lehrbuch erwähnten Indikationen lassen sich umso leichter zuordnen, je mehr man sie vor dem Hintergrund des vorliegenden Grundmusters versteht.
- *Erläuterung:* unter diesem Punkt erzähle ich von eigenen Erfahrungen mit dem jeweiligen Punkt.

Punkte am Kopf

Du 23 *(Jō-sei / Shàng Xīng)* 

Zhen Jiu Jia Yi Jing (Der systematische Aku-Moxa Klassiker): «Mittig oberhalb der Stirn. Oberhalb des Nasenrückens, ein cun über dem Haaransatz, in einer bohnengroßen Mulde.»

Lokalisation: Ein cun oberhalb des Haaransatzes, auf der Mittellinie (Abb. 2.1)

Palpation: Man palpiere mit der Spitze des Mittelfingers auf der Kopfmittellinie vom Haaransatz in Richtung Scheitel. Dabei bleibt man mit dem Finger förmlich in einer kleinen, druckempfindlichen Mulde stecken. In manchen Fällen findet man hier hingegen eine Vorwölbung vor. Zur exakten Punktlokalisierung ziehe man mit der Fingerspitze kleine Kreise.

Indikation: bei vermehrtem Nasensekret kann man 5–7 Stück direktes Moxa abbrennen; bei akuten Störungen (beispielsweise einer Verkühlung) kann man 10–15 Moxakegel abbrennen. Als Heimbehandlung kann der Patient selber Moxa vor einem Spiegel applizieren, Du 23 ist demnach ein guter Punkt für die Selbstbehandlung. Manchmal nadle ich diesen Punkt anstatt Du 22.

Erläuterung: Bei gut sichtbarer Haaransatzlinie ist dieser Punkt leicht zu lokalisieren. Fehlt der Haaransatz jedoch, funktioniert diese Lokalisationsmethode nicht. In diesen Fällen sind dann folgende Herangehensweisen hilfreich:

> «Die Distanz zwischen dem Punkt zwischen den Augenbrauen und Du 14 beträgt 18 cun. Der vordere Haaransatz liegt zweieinhalb cun über dem Punkt zwischen den Augenbrauen, und der hintere Haaransatz dreieinhalb cun oberhalb von Du 14». (Honma, 1955)

> «Wenn bei einer Glatze [die Haarelinie] nicht klar erkennbar ist, dann definiere man die vordere Haaransatzlinie als drei cun oberhalb [des Punktes] zwischen den Augenbrauen». (Manase, 1978)

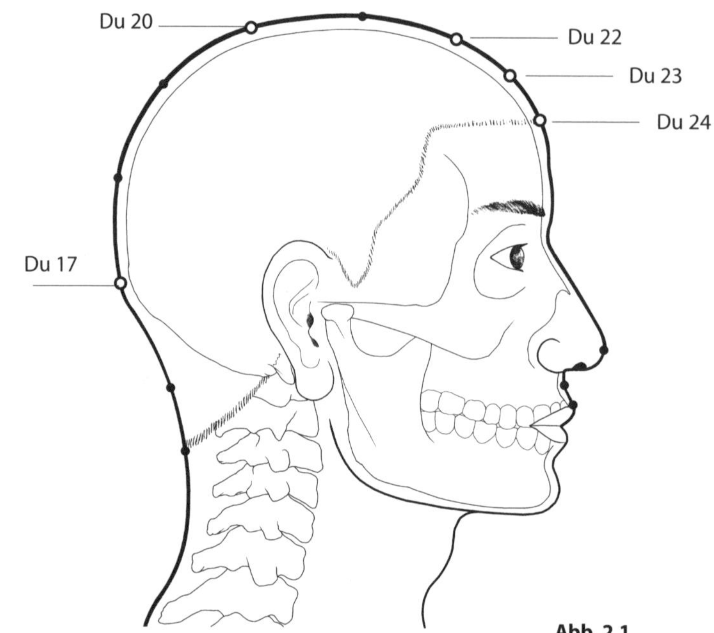

Abb. 2.1

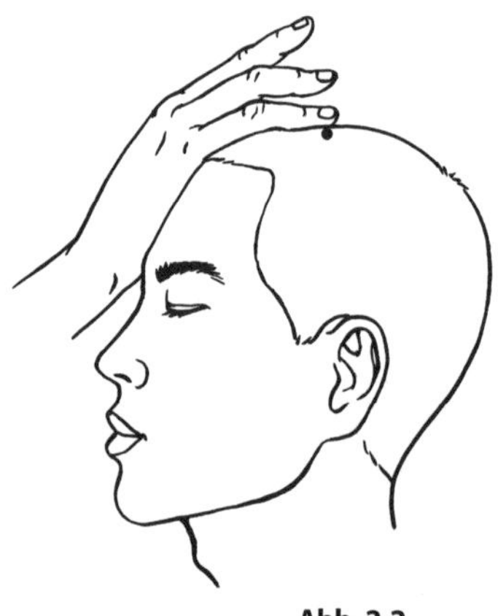
Abb. 2.2

«Zum einfachen Lokalisieren dieses Punktes empfiehlt es sich, die Handfläche oberhalb des Punktes zwischen den Augenbrauen aufzusetzen und dann die Kopfhaut mit der Spitze des kleinen Fingers zu berühren. Das korrespondiert exakt mit der Mulde bei Du 23. Das Drücken dieses Punktes erzeugt eine Ausstrahlung in Richtung Nase. Moxa an diesem Punkt erzeugt eine durchdringende Empfindung bis zur Nase». (Irie, 1980) (Abb. 2.2)

Diese zuletzt beschriebene Methode, die vom Moxa-Meister *Fukaya Isabura* Anfang des 20. Jahrhunderts beschrieben wurde, ist die einfachste. In Wirklichkeit liegt diese Lokalisation jedoch näher bei Du 22, aber bei Menschen mit Glatze liegt interessanterweise die Reaktivität sehr selten bei Du 23. Ohne Palpationsbefund ist dies dann auch kein «aktiver Punkt».

Du 22 *(shin-e / xín huì)*

Zhen Jiu Jia Yi Jing (Der systematische Aku-Moxa Klassiker): «Ein cun posterior von Du 23, in einer Mulde zwischen den Knochen. Dieser Punkt wird auch *Dīng Mén* [Kronentor] genannt.»

Lokalisation: Auf der Mittellinie zwischen Du 20 und der vorderen Haaransatzlinie (Abb. 2.1).

Palpation: Ausgehend von Du 20 fährt man mit dem Finger in Richtung vordere Haaransatzlinie. Bei Menschen mit dichtem Haar drücke man die Kopfhaut alle 0,33 cun. Bei Personen mit dünnem Haar oder Glatze kann man auf der Mittellinie in einem Zug in Richtung der vorderen Haaransatzlinie palpieren. Meist findet man eine weiche und empfindliche Mulde. Zur Lokalisation dieses Punktes nutze man die Spitze des Mittelfingers. Dabei führt man kleine Kreisbewegungen aus. Man sollte sich nicht zu strikt an die Standardlokalisation halten, da die Lokalisation dieses Punktes sehr variabel ist. Du 22 wandert jedoch nur nach vorne und hinten und weicht nicht von der Mittellinie ab. Fehlt an diesem Punkt eine Mulde und fühlt er sich hart an wie ein Stück Holz, dann sollte man ihn nicht behandeln. Bei kleinen Kindern unter einem Jahr kann man an diesem Punkt eine Pulsation wahrnehmen. Man darf diesen Punkt bei Kleinkindern aber nicht drücken und keinesfalls nadeln.

Stichtechnik: an diesem Punkt benutze ich eine Nadel der Dimension 40 mm x 0,14 bis 0,16 mm, die Nadelspitze wird in Richtung Nase gerichtet. Man kann die Nadel entweder unmittelbar nach Durchstechen der Hautoberfläche oder nach einem sehr oberflächlichen Einstechen (etwa 0,2 cun) liegen lassen[6]. Dabei drehe man die Nadel und warte auf das «Ankommen des Qi», bevor man die Nadel liegen lässt. Man könnte ebenso eine Intradermalnadel für 24 Stunden applizieren. Bei starken Kopfschmerzen, Übelkeit, Erbrechen oder Benommenheit lasse ich die Nadel jedoch nicht liegen. In diesen Fällen wende ich eine einfache Ein-

6 Anders als in der modernen chinesischen Akupunktur oder westlichen Akupunkturmethoden wird in der japanischen Meridiantherapie die Nadel oft direkt nach dem Ankommen des QI wieder entfernt, d.h., es wird nur ganz kurz genadelt. Nur in bestimmten Fällen wir die Nadel länger im Punkt belassen (englisch: «retaining the needle»). Die Übersetzung ins Deutsche ist hier nicht einfach, ich wählte abwechselnd «die Nadel liegen lassen», «die Nadel im Punkt belassen», «die Nadel verweilen lassen». Diese Begriffe sind synonym gemeint. «Liegen lassen» bedeutet nicht immer wörtlich, dass die Nadel «liegt», anstatt zu «stecken», obschon bei den sehr oberflächlichen japanischen Nadeltechniken die Nadeln tatsächlich öfter liegen als stecken. (Anm. d. dt. ÜS.)

stichtechnik an, drehe die Nadel und füge dem ein ganz leichtes, fast imaginäres Picken hinzu. An diesem Punkt darf man keine dicken Nadeln verwenden. Ein zu starkes Stimulieren könnte niederen Blutdruck und Schwindel auslösen. Eine andere Möglichkeit wäre ein Pflaumenblütenhämmerchen, oder man nimmt drei chinesische Akupunkturnadeln zwischen Daumen und Zeigefinger und klopft diese Punkte damit ganz sanft ab.

Indikation: Bei Schwindel sollte man am besten die Nadel ohne Manipulation verweilen lassen. Bei chronischem Schwindel kann man auch fünf kleine Moxakügelchen abbrennen. Andere Indikationen sind: Kopfschmerzen, Übelkeit, Vergesslichkeit, Schlafstörungen sowie Altersschwäche (sowohl als Behandlung als auch zur Prävention).

Erläuterung: Unmittelbar nach Eröffnung meiner Praxis wurde ich damals zu einem Hausbesuch bei einer 70-jährigen Freundin meiner Mutter gebeten. Diese Dame hatte seit ihrer Jugend bei Müdigkeit immer Schwindelanfälle erlitten. Am besagten Tag konnte sie nicht einmal aufstehen, und als ich ankam, lag sie mit geschlossenen Augen auf der Seite. Ich behandelte sie ein paar Mal und sie schien Fortschritte zu machen, also fuhr ich mit der Behandlung fort. Ich weiß nicht, was mich geritten hat, aber eines Tages verwendete ich an Du 22 eine 0,34 mm dicke Nadel und ließ diese liegen. Plötzlich bedeckte die alte Dame mit ihren Händen ihr Gesicht und wurde ohnmächtig. Da die Patientin eine Vorgeschichte mit Schlaganfällen hatte, beendete ich die Behandlung und bat ihre Familie, die Frau zu einem Arzt bringen. Glücklicherweise war nichts Schlimmes geschehen, aber ich schäme mich immer noch, wenn ich an diesen Vorfall denke. Ich hätte wissen sollen, dass Menschen mit wiederkehrendem Schwindel hypersensitiv sind. An dieser Patientin hätte ich daher nur ganz dünne Nadeln verwenden dürfen. Aus Gedankenlosigkeit benutzte ich eine zu dicke Nadel, was bei dieser Patientin zu einer Verschlechterung geführt hatte.

Du 20 *(hyaku-e / bǎi huì)* 

Zhen Jiu Jia Yi Jing (Der systematische Aku-Moxa Klassiker): «Am Scheitel, in der Mitte des Haarwirbels. Eine Grube, in die ein Finger hineinpasst.»

Ausführliche Darstellung der vierzehn Meridiane, Hua Shou, 1341: «Direkt über den Ohrspitzen.»

Illustriertes Handbuch für Akupunktur und Moxa, Honma Shōhaku, 1955: «Am Mittelpunkt zwischen der Protuberantia occipitalis externa [Du 17] und dem Zentrum der vorderen Haaransatzlinie [Du 24].»

(Ge, 340): «In der Mitte der Mulde am Scheitelpunkt»

Lokalisation: Am Kreuzungspunkt der Verbindungslinie zwischen beiden Ohren und der Mittellinie. (bei nach vorne gefalteten Ohren) (Abb. 2.1).

Palpation: Am Scheitelpunkt findet man häufig eine druckempfindliche Mulde. Wenn sich diese Mulde schwammig anfühlt (ein Hinweis auf eine lokale Durchblutungsstörung), dann ist dieser Punkt indiziert. Fühlt sie sich hingegen hart an, wie ein Stück Holz, sollte man besser einen anderen Punkt wählen. Zur Palpation fährt man mit der Spitze des Mittelfingers vor und zurück. Eine andere Lokalisationsmöglichkeit von Du 20 ist, die eigenen Mittelfinger in die beiden Ohröffnungen zu legen, und am Treffpunkt der beiden Daumen liegt Du 20. Den reaktiven Punkt findet man meist etwas posterior zur Standardlokalisierung.

Stichtechnik: Sehr oberflächlich nadeln und die Nadel flach, die Spitze nach anterior gerichtet im Punkt belassen.

Indikation: Du 20 ist ein guter Punkt bei Schwindel. Wenn ich an diesem Punkt eine deutlichere Reaktion vorfinde als bei Du 22, dann lasse ich bei Symptomen im Kopfbereich (z.B. Kopfschmerzen) eine Nadel an Du 20 liegen. Dieser Punkt dient gewissermaßen als Alternative zu Du 22. Direkte Moxibustion bei Hämorrhoiden.

Erläuterung: In einigen Büchern wird empfohlen, weiche Punkte am Kopf blutig zu nadeln. Ich selbst verwendete einmal eine Dreikantnadel, um bei einer älteren Dame Du 20 bluten zu lassen. Diese Dame litt unter Bluthochdruck und Ödemen. Einige Punkte in ihrem Kopf waren so sumpfig, dass auf Druck eine Delle zurückblieb. Ich ging daher davon aus, dass Blutenlassen einen guten Effekt haben würde. Aber entgegen meiner Erwartung wurde der Patientin schwindelig und sie bat mich darum, das nicht mehr zu wiederholen. Ich hatte auch einige andere ähnliche Erfahrungen, und das führte mich zur Schlussfolgerung, dass es keine gute Idee sei, Du 20 absichtlich bluten zu lassen. Das Beste ist, wenn dies unerwartet geschieht, wenn also nach Entfernen der Nadel ein oder zwei Tropfen Blut austreten.

Einige Patienten berichteten mir, dass sich das Liegenlassen der Nadel an Du 20 unangenehm angefühlt hätte. Ich behandelte einst ein Ehepaar und deren Sohn. Unabhängig voneinander berichteten mir alle drei, dass die Stimulation von Du 20 unangenehm gewesen sei. Das Belassen einer Nadel hatte ein Kribbeln verursacht, und Moxa eine unangenehme heiße Empfindung. Bei Bluthochdruck sollte man nie Moxa am Kopf anwenden. Auch sollten solche Patienten keine Selbstbehandlungen mit Moxa durchführen. Bei diesen Patienten kann man höchstens kleine Moxa-Kegel am Rücken oder den Extremitäten abbrennen, am Kopf sollte man jedoch nur nadeln. Ich habe von einem Fall gelesen, bei dem Moxa an Du 20 eine Einblutung in die Netzhaut verursacht hatte. In der Anleitung zu den Geheimnissen der Akupunktur findet man folgende Passage:

> «Wenn man Moxa sorglos und exzessiv anwendet, steigt das Qi [in den Kopf] und verursacht Nasenbluten, Augenerkrankungen oder manische Episoden. Nur wenn Kälte oder Leere vorliegen, also bei Yang Qi Leere, kann man sieben Moxa-Kegel abbrennen. Exzessive [Moxibustion] ist zu vermeiden.» (Okamoto, 1685)

Es gibt dazu eine chinesische Legende: Als der Prinz des Staates Guo erkrankte und bewusstlos wurde, nadelte ihn Bian-Que an Du 20 und holte ihn so ins Leben zurück. Das nennt man in Japan «eine Nadel im Kronentor» *(chomon-no-isshin / dǐng zhī yī zhēn)*, was so viel bedeutet wie «den Nagel auf den Kopf treffen». «Kronentor» ist ein anderer Name für Du 22. Ich betrachte die Mittellinie von etwas hinter Du 20 bis hin zu Du 23 als eine Behandlungs*zone*. In dieser Zone besitzen alle Punkte den gleichen Effekt, solange der jeweilige Punkt aktiv ist.

Du 16 *(fū-fu / fēng fŭ)* 

Zhen Jiu Jia Yi Jing (Der systematische Aku-Moxa Klassiker): «am Scheitel, ein cun oberhalb des [hinteren] Haaransatzes, zwischen den großen Sehnen; in der Mitte einer tiefen Vertiefung. Beim Sprechen treten diese Sehnen hervor, am Ende des Sprechens gehen sie wieder zurück. Moxa ist verboten.»

Lokalisation: Wenn man die Mittellinie vom hinteren Haaransatz aus nach oben streicht, dann stoppt die Fingerspitze an einer Stelle. Der Punkt liegt direkt unterhalb der Protuberantia Occipitalis Externa. (Abb. 2.3)

Palpation: Wenn man die Fingerspitze in der Vertiefung seitlich zwischen den Sehnen hin und her bewegt, dann kann man Du 16 am tiefsten Punkt der dortigen Vertiefung lokalisieren.

Stichtechnik: 0,2–0,3 cun schräg nach oben.

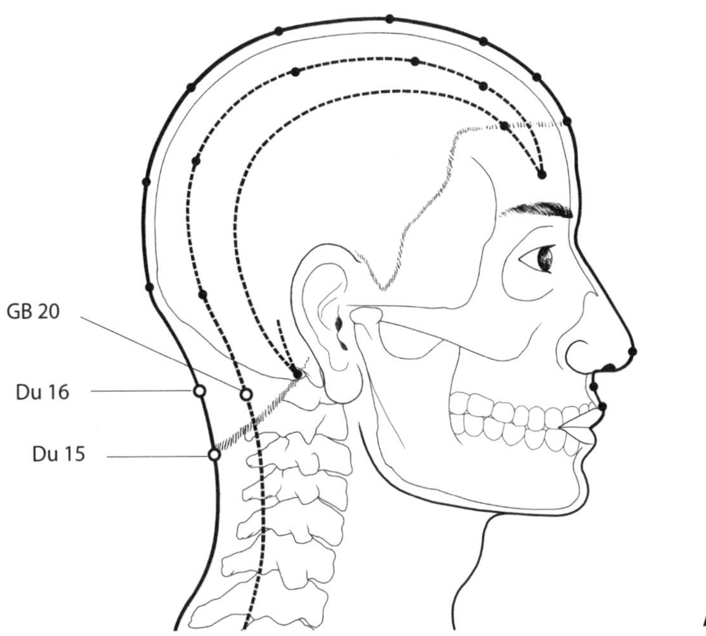

Abb. 2.3

Indikation: Nasenbluten, verstopfte Nase; Nackenverspannungen, die auf eine Nadelung von Bl 10 nicht ansprechen.

Du 15 *(a-mon / yǎ mén)* 

Zhen Jiu Jia Yi Jing (Der systematische Aku-Moxa Klassiker): «in der Mitte des hinteren Haaransatzes in einer großen Vertiefung. Eine innere Verbindung zieht bis zur Zungenwurzel. Stichtiefe 0,5 cun. Kein Moxa. Bei Moxa könnte der Patient die Sprache verlieren.»

Lokalisation: ½ cun unterhalb von Du 16 (Abb. 2.3).

Palpation: Zwischen den Wirbeln, knapp unterhalb von Du 16, liegt ein druckempfindlicher Punkt.

Stichtechnik: Senkrecht 0,3–0,5 cun; in sitzender Position oder in Bauchlage.

Indikation: Aphasie, extreme Kopfschmerzen, Gesichtsschmerzen.

Erläuterung: Im Buch *Klärung der Klassiker* (Zhang, 1624) wird davor gewarnt, diesen Punkt zu tief zu nadeln. Das könnte Stummheit zur Folge haben. Vielleicht war es in alten Zeiten nach Nadelung der Occipitalregion häufig zum Verlust der Stimme kommen. Aus diesem Grund sollte man in diesem Bereich vorsichtig vorgehen, vor allem wenn eine cerebrovaskuläre Pathologie vorliegt. Ich habe viele Schlaganfallpatienten mit Lähmungen oder Sprachstörungen behandelt. Je früher man dabei mit der Behandlung beginnt, desto größer sind die Heilungschancen.

Man könnte die Akupunkturbehandlung sogar am Tag des Schlaganfalles beginnen. Die Behandlung der Occipitalregion ist jedoch eine andere Sache, weil das die Beschwerden verschlechtern kann. Vermutlich rührt diese Assoziation von Du 15 mit Stummheit von da her. In den ersten Tagen nach einem Schlaganfall sollte man sich daher auf Punkte an den Extremitäten beschränken. Danach kann man Punkte am Scheitel und am Ohr verwenden, aber nur mit sehr dünnen Nadeln. Man sollte unbedingt den Punkt «Stummheit» am Ohr nadeln. Während die Nadeln an den Punkten an den Extremitäten und am «Stummheit-Punkt» am Ohr stecken, sollte der Patienten zu sprechen versuchen. Auf diese Art und Weise können sich die Beschwerden noch schneller bessern. Bei gutem Fortschritt kann man Du 15 ab dem zehnten Tag nadeln, allerdings nur sehr oberflächlich.

Bl 3 *(bei-shō / méi chōng)* 

Zhen Jiu Jia Yi Jing (Der systematische Aku-Moxa Klassiker): «am [vorderen] Haaransatz, 0,5 cun seitlich von Du 24.»

Lokalisation: direkt oberhalb von Bl 2, 0,5 cun oberhalb des Haaransatzes (Abb. 2.4).

Palpation: man palpiere mit der Mittelfingerspitze direkt oberhalb von Bl 2 vom vorderen Haaransatz weiter nach oben. Sobald man eine kleine Vertiefung gefunden hat, sucht man mit einem Kreisen der Fingerspitze nach einem druckempfindlichen Punkt.

Indikation: Bei übermäßigem Tränen und Entzündungen der Tränendrüsen brenne man fünf Stück Moxa ab.

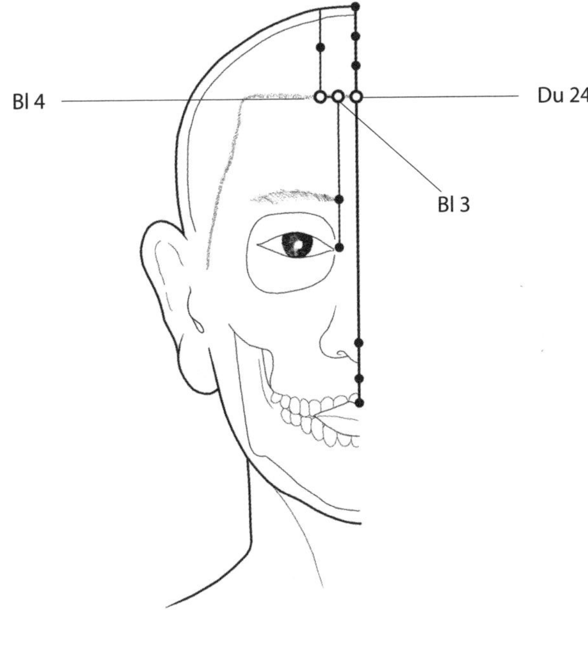

Abb. 2.4

Bl 10 *(ten-chū / tiān zhù)* 

Zhen Jiu Jia Yi Jing (Der systematische Aku-Moxa Klassiker): «Am hinteren Haaransatz. In einer Vertiefung an der Außengrenze der großen Sehnen.»

Illustriertes Handbuch für Akupunktur und Moxa, Honma Shōhaku, 1955: Lateral der Trapeziussehnen, in einer Mulde auf der Haaransatzlinie.»

Lokalisation: Auf der hinteren Haaransatzlinie, am Ansatz des Musculus trapezius (Abb. 2.5)

Palpation: Der Ansatz des Trapezius ist häufig druckempfindlich. Manchmal, aber nicht immer, findet man diese Empfindlichkeit an der Standardlokalisation für Bl 10. Wichtig ist jedoch, stets den druckempfindlichsten Punkt zu wählen.

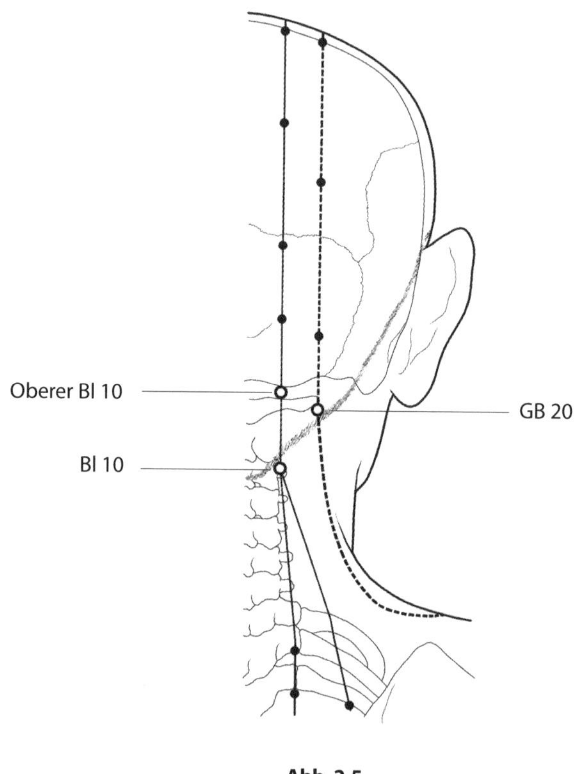

Abb. 2.5

Stichtechnik: Senkrecht 0,3–0,5 cun. Bei Patienten mit cerebrovaskulären Störungen darf man nur sehr oberflächlich nadeln. Bei diesen Patienten genügt es, unmittelbar nach Durchstechen der Haut (2–3 mm tief) die Nadel stecken zu lassen (siehe auch Du 15).

Indikation: Nackensteifigkeit, Kopfschmerzen, Bluthochdruck, jegliche Symptome oberhalb der Schulterlinie, Kopf, Halsschmerzen, verstopfte Nase, Schleudertrauma, HWS-Syndrom und Verrenkungen der Halswirbelsäule. Wenn die Occipitalregion sehr verspannt ist und an diesem Punkt kleine Gefäßspinnen sichtbar sind, ist es sehr gut, ein paar Tropfen Blut zu entnehmen. Ich persönlich benutze Bl 10 nicht so häufig wie GB 12, GB 20 oder den Punkt «Oberer Bl 10».

Oberer Bl 10 ([Ex HN-44] *kami-ten-chū / tiān zhù*) ★★★

Lokalisation: Am Ansatz des Muskel trapezius am Hinterkopf. Bl 10 liegt auf der Haaransatzlinie, der Punkt «Oberer Bl 10» 1 bis 1,5 cun oberhalb davon. (Abb. 2.5)

Palpation: Bei Palpation des Ansatzes des Musculus Trapezius am Hinterkopf können drei verschiedene Stellen druckempfindlich sein:

- in der Mitte des Sehnenansatzes (man palpiere etwas oberhalb davon)
- medial der Sehne (etwas nach lateral drücken)
- lateral der Sehne (etwas nach medial drücken). Meist ist dieser laterale Punkt der empfindlichste (Abb. 2.6).

Stichtechnik: Wenn Patienten kaum Erfahrung mit Akupunktur haben und sehr empfindlich sind, oder wenn sie unter Bluthochdruck oder cerebrovaskulären Störungen leiden, empfehle ich, oberflächlich (nur durch die Haut) zu stechen. Bei anderen Patienten kann man etwa 0,3–0,5 cun tief nadeln. Viele Patienten beschreiben ein sehr angenehmes Empfinden, wenn man diesen Punkt richtig trifft.

Indikation: Jegliche Symptome in der oberen Körperhälfte. Auch bei einer Überstimulierung des Gehirnes oder bei Aufregung. In der heutigen, stressigen Zeit benutze ich diesen Punkt bei fast allen Patienten. Außerdem ist dieser Punkt sehr hilfreich für Steifigkeit von Nacken und Schulter, Kopfschmerzen, Augenerkrankungen, gynäkologischen Beschwerden, Wechselbeschwerden oder Harninkontinenz. Bei Neuralgien am Hinterkopf verwende ich an diesem Punkt auch direkte Moxibustion.

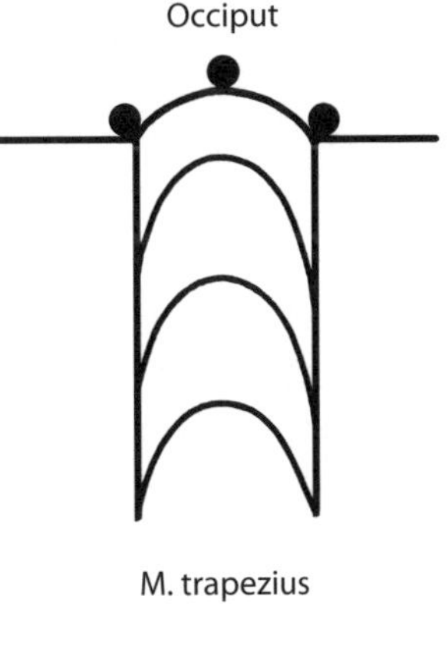

Abb. 2.6

Erläuterung: Wenn Patienten über Spannungen im hinteren Nackenbereich klagen, lass ich mir genau zeigen, wo diese liegen. Meist zeigen die Patienten auf GB 20, gefolgt von «Oberer Bl 10»; auf Bl 10 zeigen sie seltener. Wenn sich der Patient nicht ganz sicher ist, dann suche ich nach der Stelle; meist finde ich zusätzlich zu diesen drei Punkten auch Spannung bei GB 12 oder Yanagiyas GB 20. Sobald man den richtigen Punkt trifft, löst man eine schwer zu beschreibende Empfindung aus. Die Patienten schreien dann: «Das ist er!».

GB 20 *(fū-chi / fēng chí)* 

Líng Shū: «Beidseits von Du 16»

Lokalisation: in einer Vertiefung, in der Mitte zwischen Trapezius und Sternocleidomastoideus (Abb. 2.5). Die drei Punkte «Oberer Bl 10», Spitze des Processus mastoideus und GB 20 bilden ein auf dem Kopf stehendes Dreieck (Abb. 2.7).

Palpation: Um GB 20 links zu lokalisieren, soll der Patient auf der Behandlungsliege sitzen und man selbst steht dahinter. Den rechten Daumen lege man nun in eine Grube zwischen Trapezius und Sternocleidomastoideus links, den Zeigefinger in die Vertiefung auf der rechten Seite. Nun suche man den Punkt mit dem rechten Daumen, während die anderen vier Finger der rechten Hand Halt geben. Mit dem abgewinkelten Daumen suche man in kleinen Kreisen nach angespannten Sehnen und Verhärtungen. Man drücke dabei nach oben und medial. Manchmal jedoch liegt der Punkt lateral der Vertiefung, also am Hinterrand des Musculus Sternocleidomastoideus. In diesem Fall sollte man den Punkt mit der Spitze des Daumens durch kleine Hin und-her-Bewegungen (quer zur Faserrichtung) aufsuchen.

Um GB 20 auf der rechten Seite zu lokalisieren, drücke man analog mit dem linken Daumen. Liegt der Patient in Bauchlage, stehe ich häufig am Kopfende der Behandlungsliege und verwende zur Palpation den Mittelfinger. Manchmal stehe ich dabei auch seitlich und lokalisiere mit dem Daumen. Wenn man mit der Fingerspitze auf eine Verhärtungen stößt, verspüren die Patienten häufig eine starke Empfindung bis hinauf zu den Schläfen oder zum Scheitel.

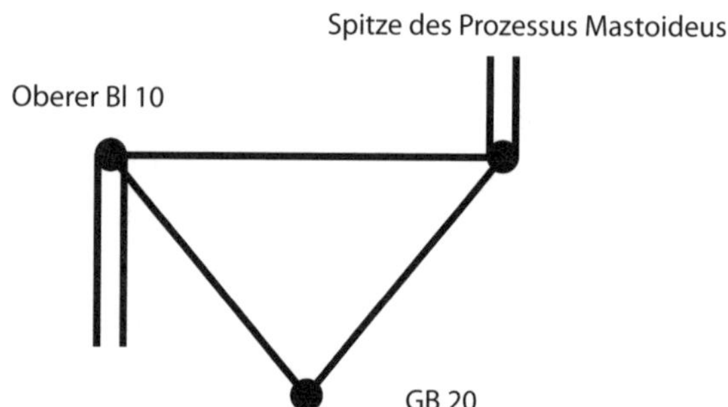

Abb. 2.7

Stichtechnik: man richte den Nadelwinkel nach vorne und leicht oben. Sobald die Nadelspitze auf eine harte Stelle trifft, löst dies eine Ausstrahlung ins Zentrum des Kopfes, zu den Augenrückseiten oder den Schläfen aus. Patienten ohne Akupunkturerfahrung sollten dabei in Bauch- oder Seitenlage liegen, andernfalls kann man GB20 auch im Sitzen nadeln.

Beim Nadeln von GB 20 muss man sehr vorsichtig vorgehen, weil die Arteria vertebralis, die sich mit der Arteria basilaris verbindet, darunter liegt. Bei Arteriosklerose braucht es noch mehr Vorsicht (d.h. bei allen älteren Patienten und auch bei cerebrovaskulären Erkrankungen). Bei Patienten mit cerebrovaskulären Erkrankungen und ohne Akupunkturerfahrung klopft man die Nadel mit dem Führungsröhrchen am besten nur ein und geht dann nicht mehr tiefer. Bei Patienten mit Vorerfahrungen in Akupunktur nadle man etwa 0,2–0,3 cun tief. Effektiv sind auch Intradermalnadeln.

Indikation: ich verwende GB 20 sehr häufig bei allen Symptomen oberhalb der Schultern. Vor allem bei Symptomen an Kopf, Augen und Nase sowie bei Schulter- und Nackensteifigkeit ist dies ein nützlicher Punkt, der sich durch sein sehr breites Anwendungsspektrum auszeichnet.

Erläuterung: Die wörtliche Übersetzung des Punknamens ist «Windteich». Die alten Chinesen dachten, dass sich in diesem Areal Wind sammeln könnte. Interessanterweise tragen mehrere Punkte an Nacken und Schultern das Zeichen für «Wind» in ihrem Namen. In alten Zeiten ging man vermutlich davon aus, dass äußerer Wind hier in den Körper eindringen könne. Weiters glaubte man, dass sich der Wind in der Folge in drei weitere Richtungen ausbreiten kann:

- nach oben und entlang des Blasenmeridians
- seitlich nach unten den Gallenblasen-Meridian entlang
- an der Vorderseite vom Gesicht abwärts im Verlauf des Magen- und Dickdarm-Meridians.

Tatsächlich fühlt sich im Anfangsstadium einer Erkältung der obere Nacken und Rücken kalt und schmerzhaft an. Wenn man in diesen Fällen die Technik des «contact needlings» anwendet oder nur sehr oberflächlich nadelt, löst man ein Schwitzen aus und die Verkühlung kann schnell ausheilen. Trotzdem sollte man in diesem Bereich immer sehr vorsichtig nadeln.

Kurz nach Eröffnung meiner Praxis machte ich einen Hausbesuch bei einem älteren Mann, der über Schwindel und Schmerzen im Hinterkopf klagte. Mir kam der Gedanke, dass das Vorzeichen eines Schlaganfalles sein könnten, also überprüfte ich Blutdruck und Reflexe. Da ich nichts Ungewöhnliches vorfand, führte ich eine ganz normale Behandlung durch. Als ich den Patienten ein paar Tage später erneut aufsuchte, erzählte man mir, dass er ohnmächtig geworden sei und ins Krankenhaus gebracht werden musste. Er hatte einen Schlaganfall erlitten. Ich könnte nun sagen, dass ich mich auf die Diagnose des Krankenhauses verlassen hatte oder einfach noch unerfahren gewesen sei. Aber egal wie man es sieht, das Behandeln der Occipitalregion kann sehr ernsthafte Folgen haben, wenn man nicht vorsichtig genug ist.

Manche Patienten weisen ausgeprägte Spannungen oder Steifigkeit in der Occipitalregion auf. In diesen Fällen ist es unklug, direkt Punkte in diesem Bereich zu behandeln und zu denken, die Gehirndurchblutung würde sich verbessern, wenn man so diese Spannung reduziert. Es gibt viele Wege, Verspannungen der Occipitalregion zu lindern. Die erste und effektivste Art ist eine Behandlung des Ben, der Wurzel der Krankheit, wie es in der Meridiantherapie durchgeführt wird. Dabei kommt insbesondere der Balance der Yang-Meridiane eine große Bedeutung zu (insbesondere Blasen-, Gallenblasen- und Dickdarm-Meridian). Die zweite Möglichkeit umfasst die Rücken-*Shu*-Punkte, *Du Mai*-Punkte oder die acht Sakrallöcher Bl 31 bis Bl 34 *(ryo, liáo)*, und nicht zuletzt Ohrpunkte, die bei derartigen Beschwerden sehr wirkungsvoll sind. Nach meiner persönlichen Erfahrung kann das Nadeln der Ohrzone «Occipitalregion» Spannungen in diesem Bereich sehr schnell reduzieren. Dennoch gilt zu bedenken, dass schon der Moxameister Fukaya Isaburo (1966) sagte: «Die schlechteste Strategie ist es, nur lokal Moxa einfach aus dem Grund anzuwenden, weil dort das Problem liegt».

Dasselbe gilt auch für die Akupunktur. In manchen Fällen ist es nötig, genau am Ort der Pathologie zu nadeln. Als alleinige Strategie ist das aber problematisch. Für optimale Ergebnisse muss man Lokal- und Fernpunkte anwenden können.

Yanagiyas **GB 20** *(yanagiya fū-chi)* 

Dieser Extra-Punkt wurde von Yanagiya 1955 in seinem *Handbuch der geheimen Ein-Nadel-Therapie* erwähnt (Abb. 2.8). Er wird angeführt als «Nummer 6: der Punkt für alle Augenerkrankungen». Dieses Buch von Yanagiya ist eine Abhandlung über Spezialpunkte, die Symptome mit nur einer Nadel lösen können.

Lokalisation: etwas oberhalb und posterior des Prozesses Mastoideus findet sich eine kleine Vorwölbung. Sie hat die Form eines auf dem Kopf stehenden Dreiecks.

Diese Vorwölbung fühlt sich wie ein Knorpel oder ein «harter Knubbel» an. Nahe dieser Vorwölbung findet man einen sehr druckempfindlichen Punkt mit starker Ausstrahlung bis in die Schläfen. (Abb. 2.9). Es ist derselbe Punkt wie der chinesische Extrapunkt Ex-HN-22b *(ān mián Nr. b).*

Palpation: mit den Mittelfingern palpiert man die Grenze des Occiputs und sucht nach einer Erhebung. Man kann dabei entweder vom Mastoid nach medial palpieren, oder vom Ansatz des Trapezius (Upper Bl 10) nach lateral. Der Punkt liegt auf der Spitze dieser auf dem Kopf stehenden Pyramide oder in einer kleinen Mulde lateral oder medial davon. Man wählt von diesen drei Lokalisationen die empfindlichste – meist ist das medial der Mulde. Am einfachsten lässt sich dieser Punkt in Seitenlage palpieren. dabei steht man hinter dem Patienten und drückt mit leicht rotierendem Mittelfinger nach kranial.

Stichtechnik: der Patient liegt auf der Seite, man selbst positioniert sich dahinter. Die Nadelspitze richtet man nach medial und oben, also diagonal hin zum gegenüberliegenden Auge. Nach Yanagiya (1955) liegt die richtige Tiefe zwischen 1,5 und 2 cun. Der Patient sollte eine Empfindung bis zu den Schläfen oder zum Augenhintergrund verspüren.
Ohne Widerstand beim Einstich lässt sich keine Ausstrahlung auslösen. Wenn dies der Fall ist, sollte man die Nadel entfernen und neu einstechen, bis man auf einen Widerstand stößt. Ich verwende eine 40 mm Nadel der Stärke 0,14 mm bis 0,16 mm und steche nur so tief, bis ich auf Widerstand stoße.

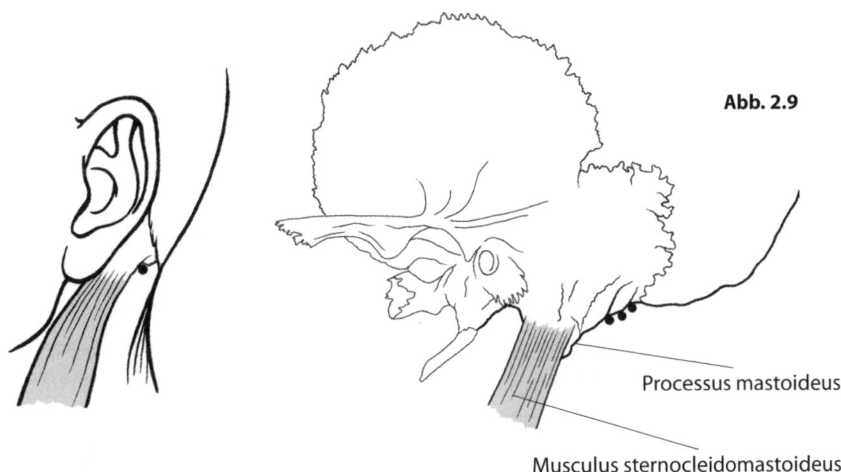

Abb. 2.9

Abb. 2.8

Indikation: Yanagiya zufolge sind Augenkrankheiten die Hauptindikation für dieser Punkt, vor allem oberflächliche Augenverletzungen. Es ist ein großartiger Punkt für kleinere Augenverletzungen und stumpfe Traumata des Auges. Außerdem ist es ein guter Punkt bei gestauten Augenvenen, übermäßigem Tränen und zur Verbesserung der Sehleistung. Ferner kann er bei Doppelbildern durch Lähmung des Nervus oculomotorius und bei Kopfschmerzen vor allem bei lateralen Kopfschmerzen, Migräne oder Schmerzen am Hinterkopf angewendet werden. Ich selbst benutze ihn auch für *katakori* (Steifigkeit von Nacken und Schultern).

Erläuterung: Dass GB 20 bei Augenerkrankungen hilfreich ist, ist allgemein bekannt. Yanagiyas GB 20 ist bei diesen Erkrankungen aber noch effektiver, man könnte ihn als eine Variation von GB 20 oder GB 12 betrachten. Angesichts seiner großartigen Wirkungen ist es jedoch passender, ihn als einen eigenständigen Punkt zu betrachten. Für Baba Hakkō, einen Pionier der Meridiantherapie, war GB 20 der Hauptpunkt zum Verbessern der Sehleistung. Seiner Ansicht nach sollte man nicht in die Verhärtung hineinstechen, sondern die Nadel einfach stecken lassen, sowie man die Oberfläche der Verhärtung erreicht hat. Schon während die Nadel steckt, sollte eine Verbesserung der Sehleistung merkbar sein. Ich habe diese Technik von Hakko gelernt und benutze sie bei Yanagiyas GB 20. Dieser ist mein Hauptpunkt zur Verbesserung der Sehleistung. Ich behandelte einst einen Mann, der den Sehtest für die Verlängerung des Führerscheines zweimal nicht bestanden hatte. Er war sehr dankbar, als er nach nur einer Behandlung den Sehtest bestand.

Früher kam es in Japan bei den Bauern häufig zu Augenverletzungen, denn damals musste man in den Reisfeldern das Unkraut noch per Hand ausreißen, wofür man sich bücken musste. Dabei kam es manchmal vor, dass man sich mit der Spitze eines Reisblattes ins Auge stach. Diese Blätter sind rasiermesserscharf und besitzen raue Ränder, und das kann leicht zu Verletzungen des Augapfels und daraus resultierenden Entzünden führen. Derartige Augenentzündungen behindern nicht nur das Sehen, man kann auch daran erblinden. Eines Tages kam ein Patient mit einer derartigen Beschwerde völlig verzweifelt zu mir, weil die Augenärzte ihm nicht hatten helfen können. Sofort nach Nadelung von Yanagiyas GB 20 verschwand der Schmerz, und die Entzündung war am nächsten Tag abgeklungen. Ich hatte mit diesem Punkt noch ähnliche fantastische Resultate. Mein Lehrer verwendete Yanagiyas GB 20 auch für Katarakt, aber da ist die Wirkung natürlich nicht so schnell wie bei Krankheiten der Augenoberfläche. Trotz allem ist es ein hilfreicher Punkt für alle Augenkrankheiten, einschließlich Glaukom und Retinitis centralis.

Manchmal berichten Patienten mit *katakori*, dass sich bei Nadelung von Yanagiyas GB 20 dieser Punkt wie das Zentrum der Spannung anfühle. Auch bei Steifigkeit bei GB 21 liegt die Problematik oft in Wirklichkeit im Occipitalbereich (zum Beispiel bei Occipitalneuralgie).

SJ 20 *(kaku-son / jiăo sūn)* 

Zhen Jiu Jia Yi Jing (Der systematische Aku-Moxa Klassiker): «Oberhalb des Ohres, in der Mitte. Beim geöffnetem Mund zeigt sich hier eine Vertiefung»

Illustriertes Handbuch der fernöstlichen Medizin, Akupunkturpunkte, Kinoshita Haruto und Shiroda Fumio, 1985: «An der Schläfe in der Nähe des höchsten Punktes der Ohrmuschel (= höchster Ohrpunkt].»

Illustriertes Handbuch für Akupunktur und Moxa, Honma Shōhaku, 1955: «Faltet man das Ohr nach vorne, dann findet man den Punkt auf der Haarlinie nahe der Spitze des gefalteten Ohres. Bei geöffnetem Mund bildet sich durch die Kontraktion des Musculus temporalis eine Vertiefung. Bei geschlossenem Mund verschwindet die Vertiefung»

Lokalisation: Bei nach vorne gefaltetem Ohr lokalisiere man den Punkt 0,3 cun oberhalb der Haarlinie, in der Nähe der Ohrspitze (Abb. 2.10).

Palpation: Man markiere sich im Bereich der Ohrspitze einen provisorischen Punkt. Die Fasern des Musculus temporalis lassen sich palpieren, wenn man die Finger mit etwas Druck vor und zurück bewegt. Man suche nach dem druckempfindlichsten Punkt. Beim Öffnen des Mundes entsteht durch die Bewegung des Muskels eine Vertiefung. Als Punkt sollte man aber nicht diese Vertiefung benutzen, sondern die Stelle mit der deutlichsten Reaktivität.

Stichtechnik: sehr oberflächlich, diagonal in Richtung Auge.

Indikation: SJ 20 ist sehr effektiv bei Tinnitus, man darf die Nadel dabei jedoch nur ein paar Millimeter tief stechen und darf keine Nadelausstrahlung erzeugen. Das könnte eventuell den Tinnitus verschlechtern. Bei Grauem Star sollte man Moxa anwenden.

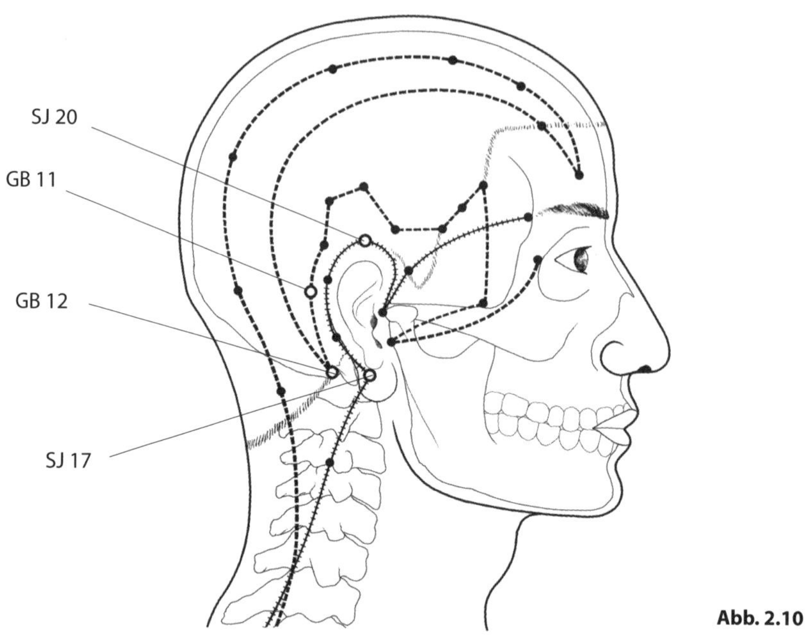

Abb. 2.10

SJ 17 *(ei-fū / yì fēng)* 

Zhen Jiu Jia Yi Jing (Der systematische Aku-Moxa Klassiker): «In einer Vertiefung hinter dem Ohr»

Lokalisation: In einer Vertiefung zwischen Mandibula und Mastoid (Abb. 2.10).

Palpation: man lege den Mittel- oder Zeigefinger auf die Grube zwischen Mandibula und Mastoid und fahre dann mit vertikalen Hin- und Herbewegung nach kranial. Findet man keine Verhärtung oder Reaktion vor, ist dieser Punkt auch nicht indiziert. Man wähle ihn nur bei Vorliegen einer Verhärtung. Bei Morbus Menière oder ähnlichen Störungen findet man an SJ 17 eine solche Verhärtung. Dadurch besitzt dieser Punkt auch einen gewissen diagnostischen Stellenwert. Um diesen Punkt für Diagnosezwecke zu palpieren, stelle man sich an das Kopfende der Behandlungsliege, der Patient liegt dabei in Bauchlage. Nun palpiere man gleichzeitig beide Seiten mit dem Mittelfinger, zur Behandlung sollte der Patient jedoch auf der Seite liegen.

Stichtechnik: Der Patient liegt in Seitenlage, die zu behandelnde Seite schaut nach oben; man kann die Nadel oberflächlich auf folgende zwei Arten einstechen:

- vertikal
- diagonal, nach vorne und oben

Bei Ohrbeschwerden wäre eine Ausstrahlung zu den Ohren erstrebenswert. Bei Tinnitus muss man jedoch eine starke Nadelempfindung vermeiden, denn das könnte das Ohrgeräusch verstärken. Anstelle von Akupunktur kann man auch drei Stück Fadenmoxa benutzen.

Indikation: dieser Punkt ist bei allen Ohrerkrankungen nützlich, auch bei Tinnitus, Schwerhörigkeit und Mittelohrentzündung. Genauso ist er bei sehr hartnäckigem Schwindel oder Fazialisparese hilfreich. Da er genau über der Speicheldrüse liegt, ist er natürlich auch bei Parotitis eine gute Wahl. Durch seine Nähe zur Kehle kann er bei Schmerzen oder Beschwerden im Halsbereich und auch bei Husten durch ein Problem im Halsbereich genadelt werden.

GB 11 *(atama-kyū-in / tóu qiào yīn)* 

Zhen Jiu Jia Yi Jing (Der systematische Aku-Moxa Klassiker): «Oberhalb des Mastoids und unterhalb des Occiputs. In der Hand lässt sich eine Bewegung erfühlen.»

Klarstellung zu den Akupunkturpunkten, Hara Nanyō, 1807: «Bewegung» bezieht sich auf die Pulsation einer Arterie. Darum heißt es «kann in der Hand gefühlt werden».

Okabe, 1974: 1,5 cun posterior der Mitte der Ohrmuschel. Man lokalisiere ihn in der Schädelnaht.

Palpation: wenn man direkt posterior des Ohres, innerhalb der Haarlinie mit den Fingern hin und her fährt, lassen sich die Fasern des Musculus occipitofrontalis ertasten. Dann suche man nach dem druckempfindlichsten Punkt, der entweder direkt am Muskel oder in der Vertiefung liegen kann. Wenn dies nicht ganz klar ist, dann sollte man etwas ober- und unterhalb palpieren.

Stichtechnik: Der Patient liegt in Seitenlage, die zu behandelnde Seite zeigt nach oben. Man steche sehr oberflächlich in Richtung oben oder unten und belasse die Nadel dann im Punkt.

Indikation: GB 11 ist ein guter Punkt für Tinnitus. Bei dieser Indikation darf man jedoch keine starke Stimulation anwenden, denn die könnte das Ohrgeräusch verstärken.

GB 12 *(kan-kotsu / wán gŭ)* 

Zhen Jiu Jia Yi Jing (Der systematische Aku-Moxa Klassiker): «hinter dem Ohr, 0,4 cun hinter der Haarlinie.»

Illustriertes Handbuch der fernöstlichen Medizin, Akupunkturpunkte, Kinoshita Haruto und Shiroda Fumio, 1985: «man palpiere (von der Spitze ausgehend) die Hinterwand des Mastoids. Unmittelbar danach erreicht man eine kleine Vertiefung. Das ist die untere Mastoid-Mulde. Der Punkt liegt an der Stelle, an der der Patient auf Druck eine starke, durchdringende Empfindung verspürt.»

Lokalisation: für GB 12 existieren zwei unterschiedliche Lokalisationen:

- *Lokalisation A:* am Unterrand des Mastoids, genau posterior des Ansatzes des Musculus sternocleidomastoideus (Abb. 2.10).
- *Lokalisation B:* etwas weiter kranial, in einer Mulde am Hinterrad des Mastoids (Abb. 2.11).

Palpation:

- *Lokalisation A:* man bewege die Spitze des Mittelfingers an der Spitze des Mastoids (Ansatz des Musculus Sternocleidomastoideus) hin und her. Danach drücke man fest an der Hinterkante der Mastoidspitze und suche den druckempfindlichsten Punkt.
- *Lokalisation B:* man palpiere ausgehend von der Spitze des Mastoids mit kleinen Kreisen am Knochen entlang (mit Druck gegen den Knochen) nach oben und suche die erste kleine Vertiefung. Man kann ebenso mit abgewickeltem Daumen palpieren. Am Hinterrand des Mastoids noch etwas weiter nach kranial käme man zu Yanagiyas GB 20.

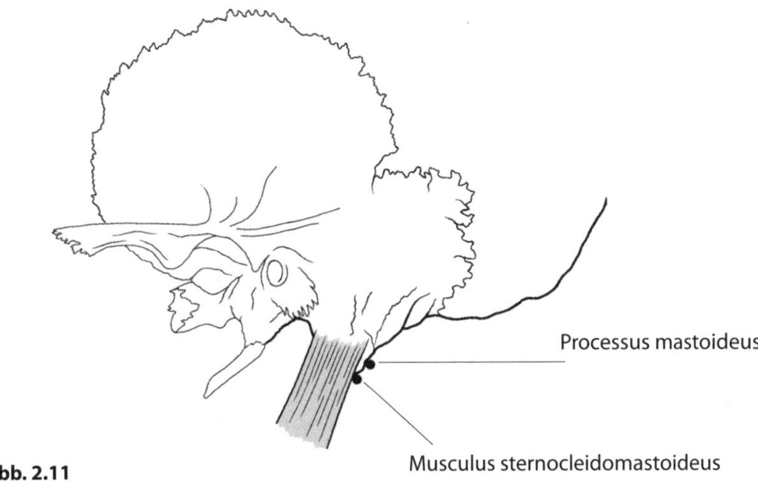

Abb. 2.11

Stichtechnik: Für beide Lokalisationen kann der Patient in Bauchlage liegen, besser wäre jedoch die Seitenlage. Einstichtiefe 0,2–0,5 cun.

- Lokalisation A: Nadelspitze nach anterior und superior in Richtung Ohröffnung.
- Lokalisation B: Nadelspitze Richtung anterior oder Richtung anterior und superior

Indikation: bei Schlaflosigkeit sollte man die Nadel verweilen lassen. Weitere Indikationen wären Ohrerkrankungen, Kopfschmerzen, *katakori* (siehe Erläuterungen bei Ma 12 und GB 21) und Hinterkopfschmerzen. In manchen Fällen können diese Symptome erst dann vollständig heilen, nachdem man GB 12 genadelt hat.

Erläuterung: im *Handbuch der geheimen Ein-Nadel-Technik* wird GB 12 als «Nummer 5, der Punkt für Ohrschmerzen» angeführt (Abb. 2.12):

> «An der hinteren Spitze des Mastoids, am Ansatz des Musculus sternocleidomastoideus. Bei leicht überstrecktem Kopf findet sich an der Ansatzstelle des Musculus sternocleidomastoideus eine leichte Vertiefung. Die Nadelspitze soll in Richtung Ohröffnung gerichtet sein. Man steche ganz langsam unterhalb der unteren und medialen Seite des Mastoids. Kommt es zu einer leichten Ausstrahlung ins Ohr, zieht man die Nadel etwas zurück. Ohne Ausstrahlung [ins Ohr] sollte man die Nadeln herausziehen und erneut einstechen.» (Yanagiya, 1950).

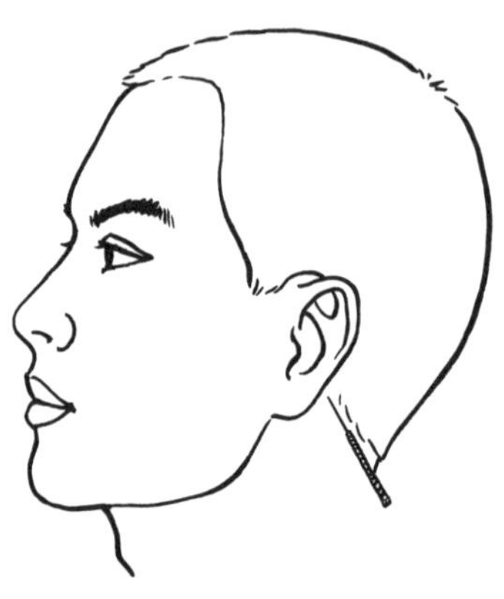

Abb. 2-12

Ein guter symptomatischer Ansatz wäre, im Areal der Hauptbeschwerde eine milde Nadelausstrahlung auszulösen. Bei Ohrerkrankungen sollte diese Empfindung klarerweise im Ohr zu fühlen sein. Hat man diese Technik einmal gemeistert, lässt sich diese Empfindung fast immer auslösen, am Anfang ist das aber gar nicht so einfach. Um diese Nadelausstrahlung auszulösen, kann man entweder definierte Punkte wie GB 12 nadeln, oder man palpiert um das Beschwerdeareal herum und sucht nach dem empfindlichsten Punkt oder den deutlichsten Knötchen.

Bl 2 *(san-chiku / cuán zhú)* 

Zhen Jiu Jia Yi Jing (Der systematische Aku-Moxa Klassiker): «In der Vertiefung am «Kopf der Augenbrauen», auch «Wurzel der Augenbrauen» genannt.»

Illustriertes Handbuch der fernöstlichen Medizin, Akupunkturpunkte, Kinoshita Haruto und Shiroda Fumio, 1985: «Am medialen Ende der Augenbrauen, oberhalb des Cantus medialis. Bei Palpation stößt man dort auf eine Vertiefung. Durch eine Hin- und Herbewegung mit dem Fingernagel ertastet man dort einen Strang – den Nervus supraorbitalis. Starker Druck löst eine starke, aber angenehme Empfindung in der ganzen Frontalregion aus. Genau hier liegt der Punkt.»

Lokalisation: in einer Grube am medialen Ende der Augenbraue. In diesem Areal gibt es an drei verschiedenen Orten druckempfindliche Punkte (Abb. 2.13):

- *Lokalisation A:* in einer flachen Vertiefung am medialen Ende der Augenbraue
- *Lokalisation B:* an der Kante des medialen oberen Winkels der Orbita
- *Lokalisation C:* zwischen A und B

Palpation: bei BL 2 gibt es auch drei verschiedene Arten der Palpation.

- *Lokalisation A:* Hier drückt man das mediale Ende der Augenbrauen nach medial und kranial.
- *Lokalisation B:* hier drückt man den mittleren und oberen Rand der Orbita mit Zeige- oder Mittelfinger. Man fährt dabei hin und her, als ob man die Finger zwischen Augapfel und Augenhöhle «hinein graben» wolle.
- *Lokalisation C:* man drücke mit der Fingerspitze unter kleinem Kreisen nach medial.

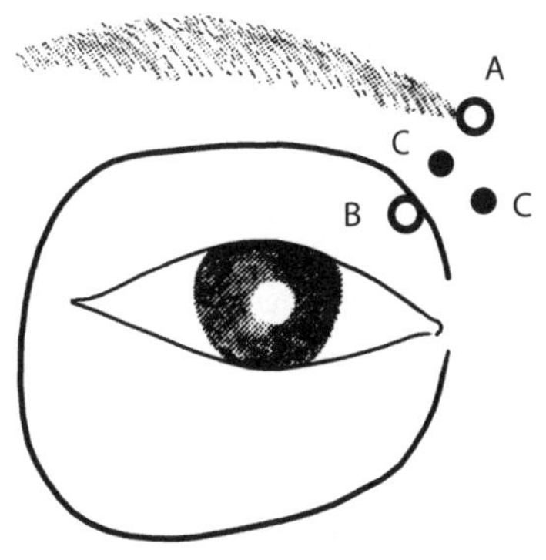

Abb. 2.13

Ich persönlich benutze am häufigsten die Lokalisation C, gefolgt von B und A. Die Lokalisationen B und C unterscheiden sich von der gängigen Lehrbuchlokalisation.

Stichtechnik: An den Lokalisationen A und B nadelt man nach medial, 0,1–0,2 cun tief. Danach dreht man die Nadel mit kleiner Amplitude und belässt sie im Punkt.

An der Lokalisation B richtet man die Nadelspitze in Richtung Augenhöhle. Beim Nadeln drücke man den Augapfel mit den Mittel-, Ring- und Kleinfinger der Unterstützungshand nach unten. Es genügt dazu ein ganz leichter Druck, als ob die Finger auf dem Auge ruhen würden. Nur so tief nadeln, bis man gerade das «Ankommen des Qi» fühlen kann. Meist ist das in 0,3 cun Tiefe der Fall, manchmal aber auch in 0,5 cun Tiefe.

Bei der Lokalisation B besteht das Risiko für eine Blutung oder ein blaues Auge. Am besten verwende man die dünnste Nadel und versuche, mit möglichst oberflächlichem Einstich ein gutes Ergebnis zu erzielen. An den Lokalisationen A und C ist ein Bluten hingegen sogar ein gutes Zeichen. Tritt etwas Blut aus, dann sollte man zwei oder drei Tropfen Blut aus dem Punkt pressen. Manchmal benutze ich an diesen Punkten sogar eine Dreikantnadel. Zu starkes Pressen kann aber bei Personen, die zu Stauung im Gesicht neigen oder empfindliche Blutgefäßen besitzen, zu einem Hämatom führen. Daher sollte man diesen Punkt nur bluten, wenn man in dieser Technik geübt ist.

Indikation:

- *Lokalisation A:* Fazialislähmung, Neuralgie
- *Lokalisation B:* Überanstrengung der Augen
- *Lokalisation C:* Neuralgie, Überanstrengung der Augen, Stauung bei Augenerkrankungen, Blutunterlaufene Augen, Verminderung der Sehschärfe.

Erläuterung: die Punkte um die Orbita herum und oberhalb des Prozesses Zygomaticus neigen besonders zum Nachbluten. Bl 2 sollte man daher besonders vorsichtig nadeln. Ein blauer Fleck an einem Punkt, der durch Kleidung bedeckt ist, ist nicht so schlimm. Aber ein Blaues Auge oder ein Blauer Fleck im Gesicht lässt sich schwer verbergen. Vor allem für Frauen ist das sehr unangenehm. Damals, als ich noch chinesische Nadeln benutzte, stach ich Ma 1 *(chéng qì)* bei meiner älteren Schwester senkrecht. Es blutete etwas nach und ich wusste nicht, was ich tun sollte. Das Unangenehme war, dass sie ihr Auge danach nicht mehr ganz öffnen konnte und das blaue Auge mehrere Wochen andauerte. Allein an diesen Vorfall zu denken ärgert mich immer noch. Um solche Vorfälle zu vermeiden, kann man als Alternative Fernpunkte verwenden. Yanagiyas GB 20 ist bei Überanstrengung der Augen, Sehverschlechterung oder anderen Augenerkrankungen sogar um vieles effektiver. Patienten, die das Risiko der Nachblutungen kennen, bitten mich meist darum, «den Punkt im Nacken» (Yanagiyas GB 20) anstatt «diesen Punkt im Gesicht» (Bl 2) zu nadeln.

Bl 1 *(sei-mei / jīng míng)* 

Zhen Jiu Jia Yi Jing (Der systematische Aku-Moxa Klassiker): «medial des inneren Cantus.»

Illustriertes Handbuch der fernöstlichen Medizin, Akupunkturpunkte, Kinoshita Haruto und Shiroda Fumio, 1985: in einer Vertiefung 0,1 cun medial des inneren Cantus.»

Lokalisation: in einer Vertiefung medial des inneren Cantus (Abb. 2.14).

Palpation: drückt man den medialen Teil des inneren Cantus, dann stößt man auf eine Vertiefung und einen Grat neben dem Nasenbein. In dieser Vertiefung palpiere man mit der Fingerspitze, als ob man den Fingernagel in die tiefste Stelle der Vertiefung drücken würde (Lokalisation A). Manchmal findet man die druckempfindlichste

Stelle direkt auf dem Grat (Lokalisation B). Die von mir am häufigsten benutzten Punkte liegen medial oder lateral der Lokalisation B; ich nenne sie daher Lokalisation C. Es handelt sich um die Öffnungen der Tränengänge (Abb. 2.15).

Stichtechnik:

- *Lokalisation A:* 0,1 cun, direkt in der Vertiefung, in Richtung medial.
- *Lokalisation B:* 0,1 cun vertikal im Grat. Die Nadel leicht drehen.
- *Lokalisation C* (auf beiden Seiten von B): Man nehme eine 40 mm x 0,14 mm Nadel und steche direkt in den Tränenkanal. Bei schmerzhaften Entzündungen der Tränendrüsen lässt sich dieser Schmerz lindern, indem man mit der Nadelspitze die Öffnung des Tränenganges leicht pikst oder darüber streicht.

Indikation: auch diese variiert je nach Lokalisation.

Lokalisation A und B: Neuralgie im Gesicht, schmerzhafte übermüdete Augen.

Lokalisation C: Störungen der Tränensekretion, vor allem, wenn sie mit Schmerzen verbunden sind.

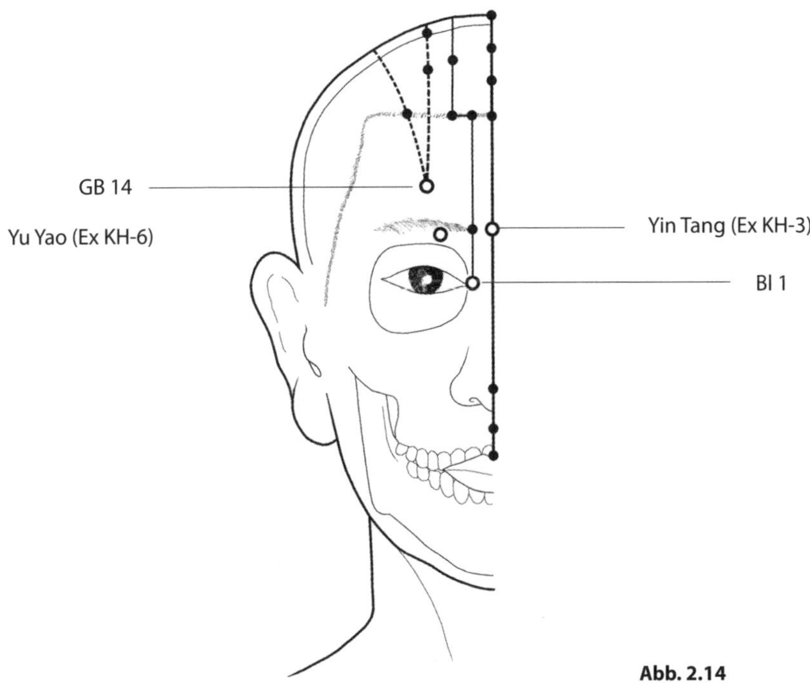

Abb. 2.14

Erläuterung: In meiner Nachbarschaft lebte eine ältere Dame, die großes Geschick darin hatte, winzig kleine Fremdkörper aus dem Auge zu entfernen. Von Zeit zu Zeit kann sie in meine Praxis, um sich von mir alte, aussortierte Nadeln zu holen. Sie nahm die Nadeln der Dimension 50 mm x 0,20–0,24 mm und umwickelte bei jeder Nadel den Nadelschaft mit einem Stück Papier. So ragte nur noch die Nadelspitze hervor. Mit diesem «Instrument» entfernte sie Staub und winzige Fremdkörper von der Hornhaut. Sie konnte sogar derart winzige Teilchen entfernen, bei denen der örtliche Augenarzt nichts hatte machen können.

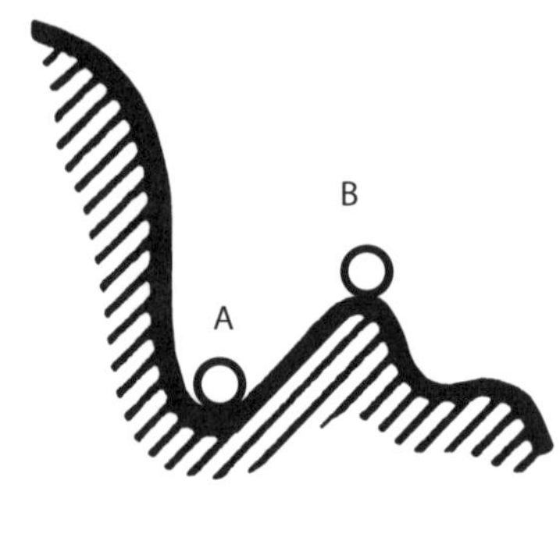

Abb. 2.15

Eine derartige Volksheilkunde war in der Gegend, aus der ich kam, nicht unüblich. Meine Mutter beispielsweise benutzte heiße Nadeln, um Hauteiterungen aufzustechen. Sie nahm eine relativ dicke Nadel und erhitzte die Spitze glühend rot, um dann die Eiterbeule in der Mitte aufzustechen. Diese Anwendung zählt zur «Feuernadel»-Technik. Ich selbst habe das nie erlebt, aber sie erzählte mir, dass die Leute sie früher häufig darum gebeten hätten. Diese interessanten Beispiele zeigen, in welchem Umfang man früher in der Volksheilkunde Nadeln eingesetzt hatte.

Di 20 *(gei-gō / yíng xiāng)* 

Zhen Jiu Jia Yi Jing (Der systematische Aku-Moxa Klassiker): «Oberhalb von Di 19, unterhalb der Nase, neben dem Nasenloch.»

Illustriertes Handbuch der fernöstlichen Medizin, Akupunkturpunkte, Kinoshita Haruto und Shiroda Fumio, 1985: «Am oberen Ende der Nasolabialfalte. 0,5 cun lateral des Nasenloches.

Klarstellung zu den Akupunkturpunkten, Hara Nanyō, 1807: «auf Höhe der Nasenflügel in der Nasolabialfalte. Der Punkt an der Stelle der stärksten Vorwölbung der

Nasenflügel wird «Nasenflügel-Punkt» genannt. Drückt man diesen Punkt mit der Fingerspitze genau auf Höhe der Nasenflügel in der Nasolabialfalte (Die Nasolabialfalte zeigt sich beim Lachen), führt das zu einer durchdringenden Empfindung in Nase und Oberkiefer. Genau hier lokalisiere man diesen Punkt.

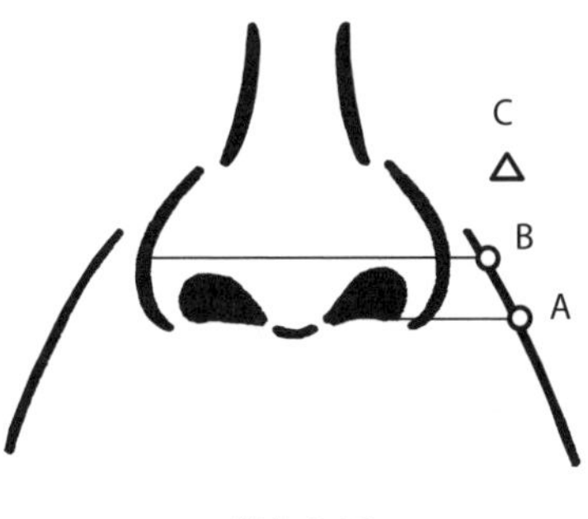

Abb. 2.16

Lokalisation: in der Nasolabialfalte auf Höhe der Nasenflügel oder seitlich neben dem Unterrand der Nasenöffnung (Abb. 2.16).

Palpation: Mit dem Zeige-oder Mittelfinger palpiere man am oberen Ende der Nasolabialfalte. Die druckempfindliche Stelle findet man häufig lateral davon. Genau auf Höhe des Oberrandes des Nasenflügels liegt noch ein weiterer Punkt, ungefähr ein fingerbreit lateral (Lokalisation C). Um diesen Punkt auf Druckempfindlichkeit zu prüfen, fahre man mit der Mittelfingerspitze diagonal hin und her.

Stichtechnik: Man richte die Nadelspitze diagonal nach oben. Die Stichtiefe kann hier relativ tief sein (bis zu 1 cun).

Indikation: Nasenerkrankungen wie zu viel Nasensekret, verstopfte Nase, Niesen oder Verlust des Geruchssinnes; Ohrerkrankungen wie ein «Blockadegefühl» oder Hörverlust.

Ex-HN 3 *(yin-dō / yìn táng)* 

(Xu, vierte 39): «in der Mitte zwischen den Augenbrauen»

(Yang, 1601): «in einer Vertiefung»

(Yanagiya, 1955): «Man streiche mit der Fingerspitze dreimal zwischen den Augenbrauen von Du 24 zum Nasenrücken. Dabei taste man nach Vertiefungen und Vorwölbungen am Schädelknochen unter der Haut. Kurz bevor man mit dem Finger die Augenbrauen erreicht, lässt sich beidseits eine Vorwölbung ertasten. Dabei gelangt die Fingerspitze in eine V-förmige Mulde zwischen den Augenbrauen. Und bevor die Fingerspitze über die untere Spitze dieses V hinaus fährt, erreicht man

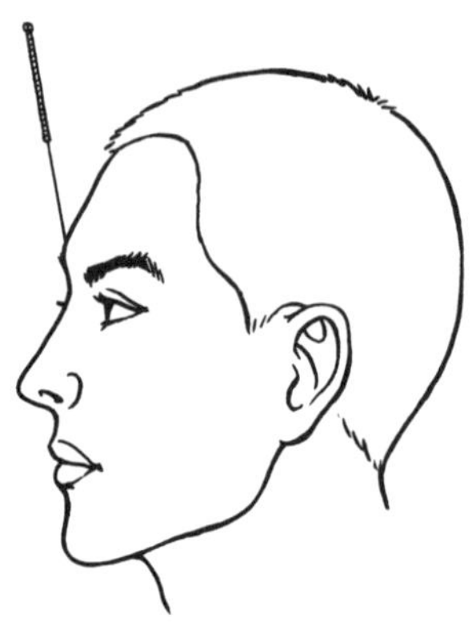

Abb. 2.17

eine kleine Vertiefung. Diesen Punkt sollte man benutzen, das ist der Extrapunkt HN-3.»

Lokalisation: in einer Vertiefung zwischen den Augenbrauen (Abb. 2.14).

Palpation: wenn man zwischen den Augenbrauen von oben nach unten bis zum Nasenrücken streicht, trifft man auf eine Mulde. Mit der Spitze des Mittel- oder Zeigefingers sollte man nun vertikal streichen, um die Lokalisation dieser Mulde zu bestätigen. Hat man sie gefunden, palpiere man mit der Fingerspitze horizontal und sucht dabei nach Druckempfindlichkeit. Mit horizontalen Bewegungen arbeitet man sich den Weg nach unten in die Mulde hinein.

Stichtechnik: man verwendet eine Nadel der Dimension 40 mm x 0,12–0,14. Die Spitze sticht man so weit nach unten wie möglich. Sollte man dabei mit der Nadelspitze den Nasenbein-Knochen berühren, dann ziehe man jene ein wenig zurück. Wenn der Patient eine Empfindung in der Nase wahrnehmen kann, ist dies ein gutes Zeichen (Abb. 2.17).

Indikation: Erkrankungen der Nase und der Nebenhöhlen

Erläuterung: Eine Sinusitis beginnt meist mit Niesen und Nasensekret. Bei schweren Fällen kommt so viel Nasensekret, dass der Patient sich wundert, wo so viel Flüssigkeit nur herkommen könne. Bei allergischer Rhinitis juckt der Bereich um die Augen und zusätzlich zur rinnenden Nase tränen die Augen. In Japan wird dies als *meijiru-hanaji* bezeichnet (wörtlich «Augen Saft–Nase Saft»). In manchen Fällen kann Rhinitis auch dickes Nasensekret, eine verstopfte Nase und frontale Kopfschmerzen bewirken. Mir selbst ging es letzten Winter so. Punkte wie Ex-KH 3, Di 20, Bl 2, Du 22 und Du 23 waren alle druckempfindlich, Ex-KH 3 aber war besonders druckempfindlich.Wenn ein Punkt sehr empfindlich ist, dann fühlt es sich gut an, wenn er genadelt wird. Am liebsten hätte man dann auch, dass die Nadel für immer in diesem Punkt verbleibt. Natürlich könnte man einfach Lokalpunkte auf diese Art nadeln, aber viel effektiver ist die Regulation jener Meridiane, die die Wurzel der Erkrankung darstellen.

Nasaler Auswurf, Tränen und Sputum stehen alle in Bezug zu den Körperflüssigkeiten. Das erinnert an *Líng Shū*, Kapitel 10. Im Abschnitt über die Symptome des Dickdarm-Meridians heißt es dort: «wenn das, was die dünnen Flüssigkeiten *(shin/jin)* kontrolliert, zu Krankheit führt». Bei vielen Symptomen mit Bezug zum Dickdarm-Meridian, kann man einen Bezug zu den dünnen Flüssigkeiten sehen. Der Dünndarm-Meridian hingegen kontrolliert die dicken Flüssigkeiten *(eki/yè)*. Von den Yin-Meridianen sind es Lunge, Milz und Nieren, die einen Bezug zu den Flüssigkeiten aufweisen. Bei meiner oben erwähnten Erkrankung konnten der Nieren- und der Dickdarm-Meridian meine Beschwerden klären. Ich benutzte Ni 10 als Meer-(Wasser)-Punkt und Di 2 als Quell-(Wasser)-Punkt[7].

GB 14 *(yō-haku / yáng bái)* 

Zhen Jiu Jia Yi Jing (Der systematische Aku-Moxa Klassiker): «Ein cun oberhalb der Augenbraue; genau oberhalb der Pupille.»

Illustriertes Handbuch für Akupunktur und Moxa, Honma Shōhaku, 1955: «ein cun oberhalb der Augenbrauenmitte. Wenn man diese Stelle mit dem Finger untersucht, stößt man auf eine Mulde im Knochen. Auf festen Druck hat der Patient eine Empfindung in den Kopf hinein. An dieser Stelle liegt dieser Punkt.»

Illustriertes Handbuch der fernöstlichen Medizin, Akupunkturpunkte, Kinoshita Haruto und Shiroda Fumio, 1985: «dieser Punkt liegt auf einer vertikalen Linie, die man beim geraden Blick durch die Pupille ziehen kann. Wenn man etwa 2 cm oberhalb des Oberrandes der Augenbraue mit der Fingerspitze drückt, kann man die Erhebung des Arcus superciliaris ertasten. Genau oberhalb dieser Erhebung liegt GB 14.»

Lokalisation: in einer Mulde ein fingerbreit oberhalb und etwas lateral der Augenbrauenmitte (Abb. 2.14).

Palpation: Etwa ein fingerbreit oberhalb der Augenbrauenmitte findet man im Knochen eine Erhöhung, einen Grat. Etwas lateral davon liegt eine kleine Mulde. Untersucht man dieses Areal mit der Mittelfingerspitze horizontal hin und her, lässt sich etwas ertasten, das sich wie eine Faser innerhalb der Mulde anfühlt. Dies ist

7 Die 5-Wandlungsphasen-Punkte *sei/jǐng, ei/yíng, yu/shū, kei/jīng,* und *gō/hé* müsste man wörtlich übersetzen als Brunnen-, Sprudel-, Transport-, Überquerungs- und Vereinigungs-Punkte. Dennoch werden hier im Text die bekannten Bezeichnungen *Brunnen, Quelle, Bach, Strom* und *Meer* benutzt.

der Nervus supraorbitalis, und wenn dieser entzündet ist, ist er leicht zu ertasten.

Stichtechnik: man nehme eine Nadel 40 mm mal 0,12 oder 0,14 mm und richte die Nadelspitze nach unten oder oben. Nadeltiefe 0,2–0,3 cun. Der Einstich muss schmerzlos erfolgen.

Indikation: Trigeminusneuralgie (des Nervus supraorbitalis). Bei sehr akuten oder sehr starken Schmerzen ist es besser, die gesunde Seite zu nadeln. Andere Indikationen wären überanstrengte Augen oder leichte Augenschmerzen beim Fernsehen, Stirnkopfschmerzen oder hängende Augenlider nach einer Fazialisparese.

Ex-KH 6 *(gyo-gō / yú yāo)* 

Yang, 1601: «in der Mitte der Augenbraue»

Yamashita, 1972: «dieser Punkt liegt in der Mitte der Augenbraue.»

Lokalisation: etwas medial des Mittelpunktes der Augenbraue. Im Foramen supraorbitalis (Abb. 2.14).

Palpation: wenn man mit der Fingerspitze ausgehend von Bl 2 im Verlauf der Augenbraue nach lateral palpiert, trifft man auf eine Mulde. Wenn man in dieser Mulde mit dem Zeigefinger horizontal hin und her palpiert, kann man etwas Faserartiges, Druckempfindliches ertasten.

Stichtechnik: Einstich nach schräg oben. Wenn man direkt ins Foramen supraorbitalis nadelt, kann man theoretisch sehr tief stechen, man sollte aber nur oberflächlich nadeln.

Indikation: Neuralgie des Nervus supraorbitalis, ermüdete Augen durch übermäßiges Lesen oder Fernsehen.

Ma 2 *(shi-haku / sì bái)* 

Zhen Jiu Jia Yi Jing (Der systematische Aku-Moxa Klassiker): «ein cun unter dem Auge. Auf der Wange, in einer Mulde im Jochbein.»

Illustriertes Handbuch für Akupunktur und Moxa, Honma Shōhaku, 1955: «ein cun

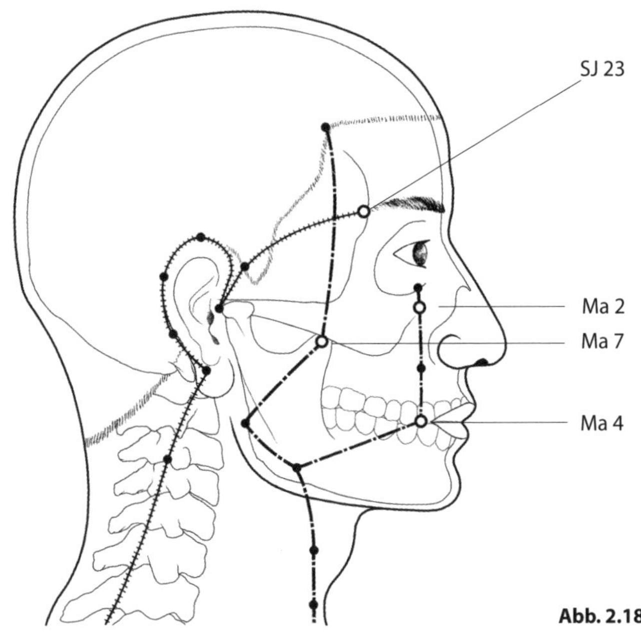

Abb. 2.18

unterhalb des Unterrandes der Augenhöhle. Hier kann man einen Gewebestrang ertasten, der vom inneren Augenwinkel zum unteren Ende des Os zygomaticus zieht. [Dieser Punkt] liegt am Oberrand dieses Muskels, direkt unterhalb der Pupille. Man lokalisiere ihn in der kleinen Knochenmulde.»

Lokalisation: ein fingerbreit unterhalb des Unterrandes der Augenhöhle, in einer Mulde (Abb. 2.18).

Palpation: fährt man mit der Fingerspitze am Mittelpunkt des Unterrandes der Augenhöhle mit leichten Druck hin und her, zeigt sich ein druckempfindlicher Punkt. Das ist Ma 1. Wenn man von dort gerade nach unten fährt, fällt man in eine Mulde. Die genaue Lokalisation von Ma 2 findet man, indem man die Fingerspitze in dieser Grube, und zwar an deren oberen Ende unter Druck leicht kreist und so einen druckempfindlichen Punkt auffindet.

Stichtechnik: vertikal und oberflächlich

Indikation: Fazialisparese, Lähmungen des Nervus oculomotorius.

Ma 4 *(chi-sō / dì cāng)* 

Ausführliche Darstellung der vierzehn Meridiane, Hua Shou, 1341: «0,4 cun lateral der beiden Mundwinkel.»

Illustriertes Handbuch der fernöstlichen Medizin, Akupunkturpunkte, Kinoshita Haruto und Shiroda Fumio, 1985: «0,4 cun lateral des Mundwinkels»

Lokalisation: unmittelbar lateral des Mundwinkels und medial der Nasolabialfalte. Manchmal lässt sich an dieser Stelle eine Pulsation ertasten. (Abb. 2.18)

Palpation: sollte die Pulsation unklar sein, dann lokalisiere man den Punkt genau in der Mitte zwischen Mundwinkel und Nasolabialfalte.

Stichtechnik: oberflächlich.

Indikation: Falls bei einer Fazialisparese der Musculus obicularis oris gelähmt ist und der Patient die Lippen nicht spitzen kann, dann appliziere man an diesem Punkt drei Stück Fadenmoxa.

Ma 7 *(ge-kann / xià guān)* 

Zhen Jiu Jia Yi Jing (Der systematische Aku-Moxa Klassiker): «unterhalb von GB 3, unterhalb des Knochens in einer Mulde nahe der Pulsation vor dem Ohr. Bei geschlossenem Mund findet man hier ein Loch. Bei Öffnen des Mundes schließt sich dieses Loch.»

Illustriertes Handbuch der fernöstlichen Medizin, Akupunkturpunkte, Kinoshita Haruto und Shiroda Fumio, 1985: «am Unterrand des Jochbeinbogens in einer Mulde anterior des Condylus mandibularis. Der Punkt liegt ungefähr 2 fingerbreit vor dem Ohr, unterhalb des Jochbeinbogens in einer Mulde anterior des Condylus mandibularis. Bei geöffneten Mund wandert der Processus condylaris nach vorne und verschließt so [das Loch].»

Lokalisation: Am Unterrand des Jochbeinbogens, unterhalb von GB 3 (Abb. 2.18).

Palpation: man startet unmittelbar vor dem Ohr und führe den Mittelfinger am Unterarm des Jochbeinbogens nach vorne. Man stößt dann auf vertikal verlaufende Muskelfasern, und der Punkt ist druckempfindlich.

Stichtechnik: senkrecht und oberflächlich (bis 5 mm in den Muskeln hinein). Bei Kiefergelenksproblemen und daraus resultierenden spontanen Schmerzen kann man auch eine Intradermalnadel benutzen.

Indikation: Kiefergelenkprobleme bei geöffneten Mund, und Schmerzen beim Zubeißen.

SJ 23 *(shi-chiku-kū / sī zhú kōng)* 

Zhen Jiu Jia Yi Jing (Der systematische Aku-Moxa Klassiker): «posterior der Augenbraue, in einer Mulde».

Illustriertes Handbuch der fernöstlichen Medizin, Akupunkturpunkte, Kinoshita Haruto und Shiroda Fumio, 1985: «etwas medial des äußeren Endes der Augenbraue. Dort, wo im Knochen eine leichte Vertiefung besteht. Fester Druck löst eine tiefe und durchdringende Empfindung aus.»

Lokalisation: in einer Mulde etwas medial des lateralen Endes der Augenbraue (Abb. 2.18).

Palpation: man lege die Fingerspitze senkrecht auf den Punkt und palpiere horizontal hin und her. Dadurch wird die Mulde deutlich.

Stichtechnik: sehr oberflächlich

Indikation: Fazialisparese

GB 1 *(dō-ji-ryō / tóng zǐ liáo)* 

Zhen Jiu Jia Yi Jing (Der systematische Aku-Moxa Klassiker): «lateral des Auges, 0,5 cun vom [äußeren] Cantus entfernt.»

Illustriertes Handbuch für Akupunktur und Moxa, Honma Shōhaku, 1955: «auf dem Knochen, 0,5 cun lateral des äußeren Kantus. Wenn man diese Stelle mit der Fingerspitze untersucht, trifft man auf eine flache Knochenmulde.»

Lokalisation: am lateral Rand der Augenhöhle (Abb. 2.19).

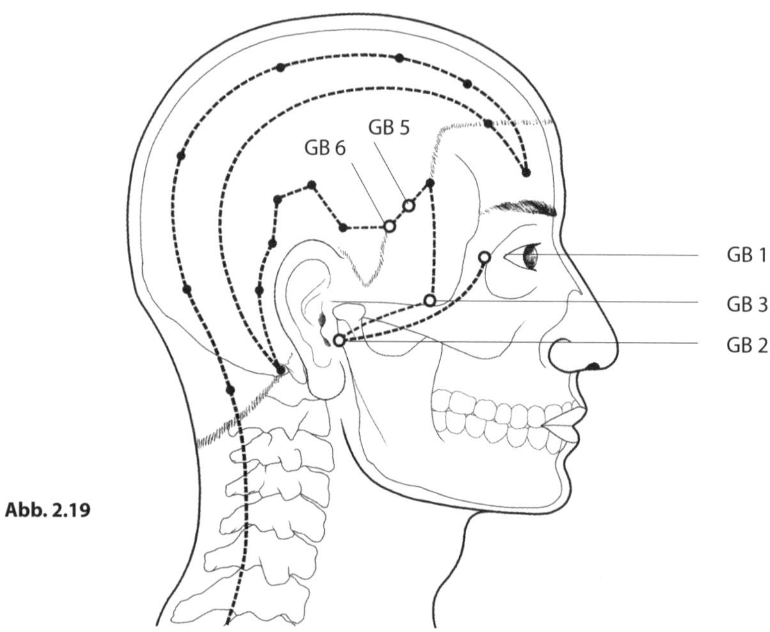

Abb. 2.19

Palpation: es gibt 3 unterschiedliche Lokalisationen (Abb. 2.20)

A. Man nähert sich dem Rand der Augenhöhle von lateral an und wählt den druckempfindlichsten Punkt.

B. Auf der lateralen Begrenzung der Augenhöhle liegt eine kleine Vertiefung. Um diese aufzufinden, muss man die Fingerspitze sowohl senkrecht als auch horizontal hin und her bewegen.

C. Man suche den druckempfindlichsten Punkt auf dem Muskel lateral der Augenhöhle.

Stichtechnik: sehr oberflächlich, die genaue Nadeltechnik variiert je nach *Lokalisation:*

A. 0,5 mm tief Richtung Auge.

B. Gerade so tief, um die Haut zu durchstechen, sehr oberflächlich.

C. Richtung Auge, sehr oberflächlich.

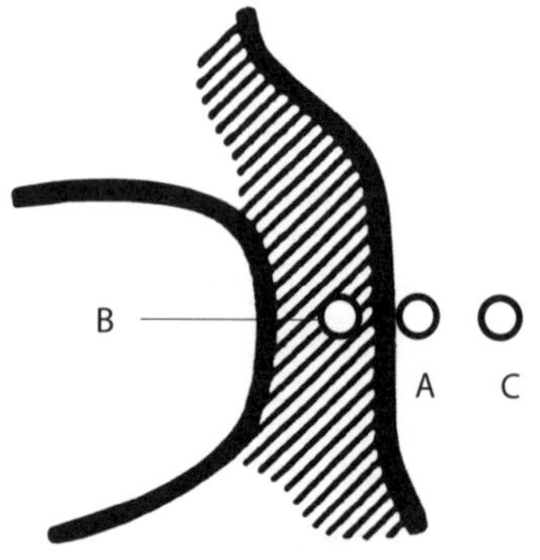

Abb. 2.20

Die Lokalisationen A und C neigen zum Nachbluten, man sollte daher sichtbare oberflächliche Venen vermeiden.

Indikation: Augenerkrankungen, vor allem der Augenoberfläche sowie Verletzungen des lateralen Augenanteils.

GB 2 *(chō-e / tīng huì)* 

Zhen Jiu Jia Yi Jing (Der systematische Aku-Moxa Klassiker): «in einer Vertiefung knapp vor dem Ohr. Man findet [ihn] bei geöffnetem Mund. Dort, wo man eine Pulsation ertasten kann.»

Illustriertes Handbuch der fernöstlichen Medizin, Akupunkturpunkte, Kinoshita Haruto und Shiroda Fumio, 1985: der Tragus ragt über die Ohröffnung hinaus. Die Kerbe unmittelbar darunter ist als Incisura intertragica bekannt. GB 2 lokalisiere man in der Vertiefung unmittelbar anterior der Incisura intertragica.

Lokalisation: anterior des äußeren Gehörganges am Rand der Mandibula (Abb. 2.19).

Palpation: Man platziere seinen Finger unmittelbar anterior der Ohröffnung. Dann soll der Patient den Mund etwas öffnen, sodass sich anterior des Tragus eine Mulde formt. Wenn man den Hinterrand der Mandibula von oben nach unten palpiert, trifft man auf eine druckempfindliche Stelle, an der der Finger einrastet. Häufig findet man an dieser Stelle ein kleines, reiskornartiges, nicht sehr hartes Knötchen. Manchmal findet man diese Reaktionen bei Dü 19, aber nach meiner Erfahrung liegen sie häufiger hier am unteren Ende – manchmal sogar noch etwas tiefer als die Incisura intertragica.

Stichtechnik: Senkrecht, sehr oberflächlich. Der Einstich ist einfacher bei leicht geöffnetem Mund. Wenn man aber dieses kleine Knötchen zum Ziel hat, kann der Mund geschlossen sein. In jedem Fall sollte der Patient den Mund nach dem Einstich schließen.

Indikation: Kieferschmerzen oder Ohrerkrankungen (z.B. Tinnitus).

GB 3 (*jō-kan / shàng guān*) 

Zhen Jiu Jia Yi Jing (Der systematische Aku-Moxa Klassiker): «Am Oberrand des vorderen Ohrabschnittes, an der Grenze des Os zygomaticus. Beim Öffnen des Mundes bildet sich an dieser Stelle ein Loch.

Illustriertes Handbuch für Akupunktur und Moxa, Honma Shōhaku, 1955: «An der oberen Begrenzung des Os zygomaticus, etwas posterior des vorderen Haaransatzes im Bereich der Koteletten.

(Okabe, 1974): «An der oberen Begrenzung in der Mitte des Jochbeinbogens. Bei geöffneten Mund bildet sich hier eine Mulde.»

Lokalisation: An der oberen Begrenzung des Os Zygomaticus, auf der Grenze des Haaransatzes (Abb. 2.19).

Palpation: Mit der Fingerspitze fahre man an der oberen Begrenzung des Jochbeinbogens in Richtung Occiput. Sobald man die Haaransatzlinie erreicht hat, bewege man die Fingerspitze mit Druck hin und her, um Muskelfasern zu ertasten. Man suche den schmerzhaftesten Punkt. Manchmal liegt dieser 0,2–0,3 cun innerhalb der Haarlinie.

Stichtechnik: an der Innenseite des Jochbeinbogens entlang; diagonal und nach unten, 0,3–5 cun tief.

Indikation: Zahnschmerzen, Neuralgie im Gesichtsbereich.

GB 5 (*ken-ro / xuán lú*) 

Zhen Jiu Jia Yi Jing (Der systematische Aku-Moxa Klassiker): «im Zentrum der Schläfe»

Illustriertes Handbuch für Akupunktur und Moxa, Honma Shōhaku, 1955: «auf der Schläfe am hinteren Ende der Haaransatzlinie. Ein cun unterhalb von GB 4. Beim Kauen kann man hier Bewegungen des Musculus temporalis ertasten.»

Lokalisation: Ein cun anterior und superior von GB 6 (Abb. 2.19).

Palpation: Zuerst lokalisiere man GB 6. Dann taste man mit der Mittelfingerspitze auf Höhe der Augenbrauen mit Kreisen nach den Fasern des Musculus temporalis. GB 6 liegt am Hinterrand des Musculus temporalis an der druckempfindlichen Stelle. Dann fahre man mit dem Finger ein cun in Richtung oben und vorne. Durch Kreisen mit der Fingerspitze suche man die härteste Stelle, dort liegt GB 5.

Stichtechnik: vertikal oder diagonal in Richtung Füße, ungefähr 3 mm tief. Achtung: an dieser Stelle kann es leicht nachbluten. Wenn sich dieses Punkt sehr hart anfühlt oder bei gestauter Zirkulation im Kopf, kann man diesen Punkt sogar bewusst etwas blutenlassen.

Indikation: Schläfenkopfschmerz, Migräne, Trigeminusneuralgie, Zahnschmerzen.

GB 6 *(ken-ri / xuán lí)*

Zhen Jiu Jia Yi Jing (Der systematische Aku-Moxa Klassiker): «am Unterrand der Schläfen.»

Okabe, 1974: «auf der Haaransatzlinie, auf Höhe des Augenbrauenoberrandes.»

Lokalisation: Am Musculus temporalis auf Höhe der Augenbraue; ein cun unterhalb von GB 5 (Abb. 2.19)

Palpation: durch Kreisen mit der Mittelfingerspitze ertaste man die Fasern des Musculus temporalis auf Höhe der Augenbrauen. GB 6 ist ein angespannter, druckempfindlicher Punkt am Hinterrand des Musculus temporalis.

Stichtechnik, Indikation: analog zu GB 5

Erläuterung: man vergleiche die Reaktionen an GB 5 und GB 6 und nadle den Punkt mit der stärksten Reaktion. Sehr häufig ist es bei Kopfschmerzen ausreichend, Gallenblasen-Punkte am Bein zu behandeln. Bei sehr chronischen Fällen muss man aber auch Punkte an der Schläfe nadeln.

Punkte an Nacken und Schulter

Ma 9 *(jin-gei / rén yíng)* 

Zhen Jiu Jia Yi Jing (Der systematische Aku-Moxa Klassiker): «Der große Puls an Nacken. Dort, wo man eine Pulsation spüren kann. Auf beiden Seiten des Kehlkopfes. Man benützt ihn, um das Qi der 5 Yin-Organe zu bestimmen.»

Illustriertes Handbuch für Akupunktur und Moxa, Honma Shōhaku, 1955: «An der Nackenvorderseite, 1,5 cun seitlich des Kehlkopfes. Oberhalb der Pulsation der Arteria carotis.»

Lokalisation: an der Stelle, an der die Pulsation der A. carotis am stärksten ist (Abb. 2.21).

Palpation: Den Mittelfinger platziere man an die Stelle der stärksten Pulsation und palpiere hin und her, um eine kleine Mulde aufzufinden (die Gabelung der Arterie carotis). Sollte dies schwierig, kann man auch die Haut anheben und die Nadel an der dicksten Stelle der Haut einstechen. Diese Technik wende ich an, wenn ich bei Ma 9 eine Intradermalnadel setzen möchte.

Stichtechnik: senkrecht, oberflächlich, bis zur Wand der Carotis. Da dies ein sehr empfindlicher Punkt ist, ist eine einfache Einstichtechnik oder milde Manipulation mit einer dünnen Nadel am besten.

Indikation: Halsschmerzen, Heiserkeit, das Gefühl, als «ob etwas im Hals stecken würde». Bei Halsschmerzen kann man einseitig eine Intradermalnadel setzen.

Erläuterung: Ma 9 liegt direkt über der A. carotis communis in der Nähe des Sinus caroticus, der Barorezeptoren für Blutdruckveränderungen enthält. Shirota Bunshi, ein Schüler von Sawada Ken, entwickelte eine Nadeltechnik für Bluthochdruck, Asthma und chronische Schmerzzustände wie Arthritis. Dabei wird die Nadelspitze bis zur Wand der A. carotis eingestochen. Man belässt die Nadel, der Nadelgriff

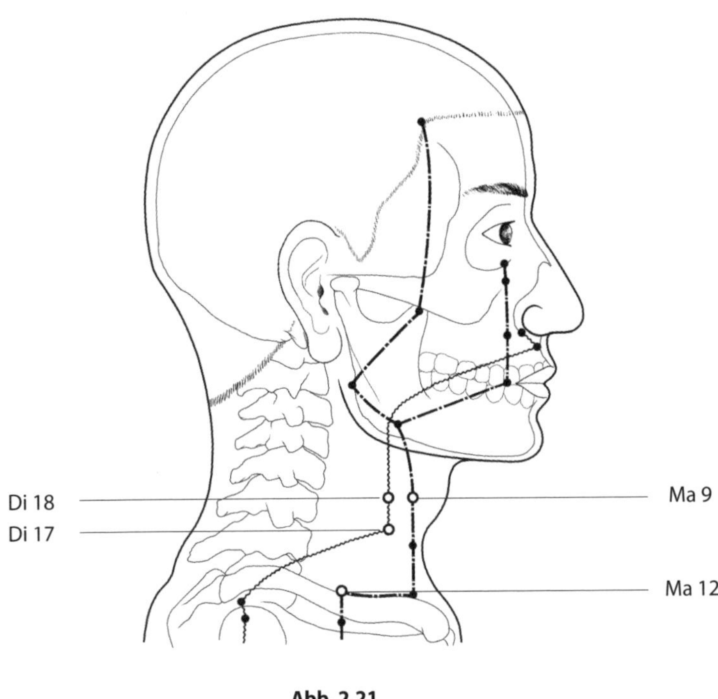

Abb. 2.21

bewegt sich dann mit der Pulsation der Arterie hin und her. Ich persönlich wende diese Stichtechnik an Ma 9 nicht an und lasse hier die Nadeln auch nicht liegen.

Pulsdiagnose an Ma 9 *(jingei / rén yéng)* scheint noch älter zu sein als die radiale Pulsdiagnose. *Jingei* bedeutet «Pulsdiagnose» und bezieht sich auf das Vergleichen des Carotispulses mit dem Radialispuls. Dies wird sowohl im *Sù Wèn* als auch im *Líng Shū* erwähnt. In Japan begann Dokei Ogura in den fünfziger Jahren diese Methode wieder zum Leben zu erwecken und wendete sie seither erfolgreich in seiner Praxis an. Er palpiert den Carotis-Puls am sitzenden Patienten mit Daumen und Zeigefinger einer Hand beidseitig. Gleichzeitig palpiert er mit Zeigefinger, Mittelfinger und Ringfinger der anderen Hand den Radialispuls. Ich persönlich habe diese Technik noch nie benutzt. Es zeigt einfach, dass es mehrere Zugänge zur Pulsdiagnose gibt, die man als Akupunkteur erfolgreich einsetzen kann.

Di 17 *(ten-tei / tiān dǐng)* 

Zhen Jiu Jia Yi Jing (Der systematische Aku-Moxa Klassiker): «Oberhalb von Ma 12 auf einer horizontalen Linie mit Di 18. 1,5 cun posterior zu Ma 11.»

Illustriertes Handbuch für Akupunktur und Moxa, Honma Shōhaku, 1955: «die Arterie beidseits des Kehlkopfes ist Ma 9, genau daneben liegt der Punkt Di 18. [Von diesem Punkt aus] fahre man über den Musculus sternocleidomastoideus; Di 17 liegt ein cun unterhalb [von Di 18] und auf der Rückseite des Musculus sternocleidomastoideus.»

Lokalisation: Ich lokalisiere diesen Punkt etwa drei fingerbreit oberhalb von Ma 12. Er liegt knapp ober dem Hinterrand des Musculus sternocleidomastoideus (Abb. 221).

Palpation: Man forme mit dem Daumen einen Haken und palpiert mit der Daumenspitze von Di 18 nach unten, bis man eine Projektion eines Wirbels ertastet. Der Punkt liegt an der druckempfindlichsten Stelle, dort wo es auf Druck in Richtung Schultern und Arme ausstrahlt.

Stichtechnik: die Nadelung erfolgt in sitzender Position. Man verwende eine Nadel der Dimension 30 mm x 0,12mm/0,14mm und nadle vorsichtig schräg nach posterior. Man steche unter Drehen langsam ein. Sobald die Nadelspitze die Oberfläche der Verhärtung erreicht hat, löst dies eine angenehme Empfindung aus, die sich bis zum Areal GB 20, zum Oberarm, zwischen die Schulterblätter, zu Brustbereich, Ohr und Kehle erstreckt. Tiefe Nadelung und dicke Nadeln sind unbedingt zu vermeiden.

Man sollte den Patienten nach seinen Empfindungen fragen und die Gewebeverhärtung im Punktareal ertasten, während man langsam einsticht. Danach steht es einem frei, etwas tiefer ins Zentrum der Verhärtung zu stechen oder an deren Oberfläche zu stoppen. Solange man die Nadel nicht mit Absicht und Gewalt in die Verhärtung einsticht, ist alles in Ordnung. Bei der ersten Behandlung gehe man besser auf Nummer sicher und belasse die Nadelspitze an der Oberfläche des Knötchens. Mit der Zeit wird der Punkt weicher und als Folge die Nadel von selbst tiefer eindringen.

Indikation: dieser Punkt ist sehr gut für *katakori* (siehe auch Ma 12 und GB 21) geeignet, vor allem, wenn Probleme im Bereich von Ohr oder Hals vorliegen. Außerdem ist dies ein guter Punkt bei Spannungen zwischen den Schulterblättern, bei Thoracic Outlet Syndrom, Taubheit in den Händen oder einem Blockadegefühl der Kehle.

Ma 12 *(ketsu-bon / quē pén)* 

Zhen Jiu Jia Yi Jing (Der systematische Aku-Moxa Klassiker): «in einer Vertiefung hinter dem Schlüsselbein»

Illustriertes Handbuch für Akupunktur und Moxa, Honma Shōhaku, 1955: «in der Fossa supraclavicularis auf der Medioclavicularlinie. Man kann in diesem Bereich schmerzhafte Gewebestränge palpieren.»

Lokalisation: An der Pulsationsstelle in der Fossa supraclavicularis (Abb. 2.21).

Palpation: wenn man mit der Fingerspitze im Bereich der Fossa supraclavicularis sanft hin und her fährt, stößt man auf vertikale Muskelfasern. Der richtige Punkt liegt in der Nähe jeder Stelle, an der man mit leichtem Druck eine Pulsation ertasten kann. Hier suche man nach der härtesten Stelle. Bei zu starkem Druck kann man Taubheit oder Missempfindungen in den Armen auslösen.

Stichtechnik: auch an diesem Punkt sollte man ähnlich wie an Di 17 dünne Nadeln ganz vorsichtig zum Einsatz bringen. Hat man eine milde, angenehme Nadelausstrahlung in den Oberarm oder in den Bereich zwischen den Schulterblättern ausgelöst, ist das ein Zeichen dafür, dass man die richtige Tiefe genadelt hat. Ich persönlich behandle Punkte in der Fossa supraclavicularis üblicherweise im Sitzen. Auf jeden Fall muss man das Risiko eines Pneumothorax oder eines Nadelkollapses berücksichtigen. Man vermeide also dicke Nadeln, zu tiefes Nadeln und starke Manipulation. Wer denkt «je tiefer der Einstich und je stärker die Stimulation, desto besser», für den sind diese Punkte nicht geeignet.

Indikation: katakori, Taubheit der Arme, Schmerzen im oberen Rücken, Organpathologien.

Erläuterung: katakori (Schulter-Nacken-Steifigkeit) ist eine sehr unangenehme Sache. Ich selbst hatte zweimal ein starkes *katakori* gehabt, einmal in meiner Jugend bei einer Pleuritis, und einmal in jüngster Zeit. Dass Verklebungen infolge einer Pleuritis ein schreckliches *katakori* bewirken können, ist bekannt. Ich kann mich daran erinnern, dass damals Punkte wie Bl 17, Bl 43, Dü 11, Pe 4, GB 21, GB 34 und GB 41 genadelt wurden. Niemals werde ich vergessen, wie schmerzhaft das Moxa an GB 21 war. Der Grund für mein *katakori* in jüngster Zeit ist mir nicht klar. Zuerst versuchte ich es über symptomatische Punkte selbst zu behandeln. Ich suchte nach dem Hauptspannungspunkt, konnte diesen aber nicht finden. Dann ließ ich ungefähr 10 junge Akupunkteure aus meiner Studiengruppe ihr Glück versuchen, aber keiner von ihnen konnte den «Nagel auf den Kopf treffen». Je weniger sie diesen trafen, desto schlimmer schien man katakori zu werden. Ich wurde immer genervter.

Die Spannung schien sich unter GB 21 zu konzentrieren, also entschloss ich mich noch einmal zu einer Selbstbehandlung. Nach mehreren Versuchen fand ich schließlich heraus, wie ich die Nadelspitze an den richtigen Punkt bringen konnte. Dieser Punkt bewegte sich etwas hin und her, lag aber im Wesentlichen im Gebiet zwischen Ma 12 und Di 17. Ich konnte die Nadelausstrahlung unter GB 21, hinein zwischen die Schulterblätter und sogar in die Mitte meines Kopfes spüren. Möglicherweise lag die Ursache für mein *katakori* in irgendeiner HWS-Fehlhaltung oder an den Musculi scaleni.

Der nächste Schritt in der Behandlung von *katakori* sieht bei mir so aus: der Patient setzt sich auf die Behandlungsliege, ich stehe dahinter. Nun lege ich beide Hände auf die Schultern, die 4 Finger nach vorne und den Daumen nach hinten gerichtet. Dann palpiere ich beide Seiten gleichzeitig mit einer Schabebewegung von Ma 12 hin zu GB 21. Auf diese Art und Weise lassen sich leicht die härtesten Punkte aufspüren. Es heißt, dass die Japaner besonders anfällig für *katakori* sind. Nach meiner Erfahrung trifft dies generell für Menschen mit Rundrücken oder nach vorne gezogenen Schultern zu, und bei diesen Patienten finden sich auch aktive Punkte in der Fossa supraclavicularis.

GB 21 *(ken-sei / jīan jǐng)* 

Zhen Jiu Jia Yi Jing (Der systematische Aku-Moxa Klassiker): «in einer Mulde auf der Schulter, oberhalb von Ma 12, vor dem dicken Knochen.»

Illustriertes Handbuch für Akupunktur und Moxa, Honma Shōhaku, 1955: «am Vorderrad des Trapezius in der Medioclavicularlinie. Mit anderen Worten, direkt oberhalb von Ma 12. Fester Druck an dieser Stelle ist schmerzhaft. In alten Zeiten

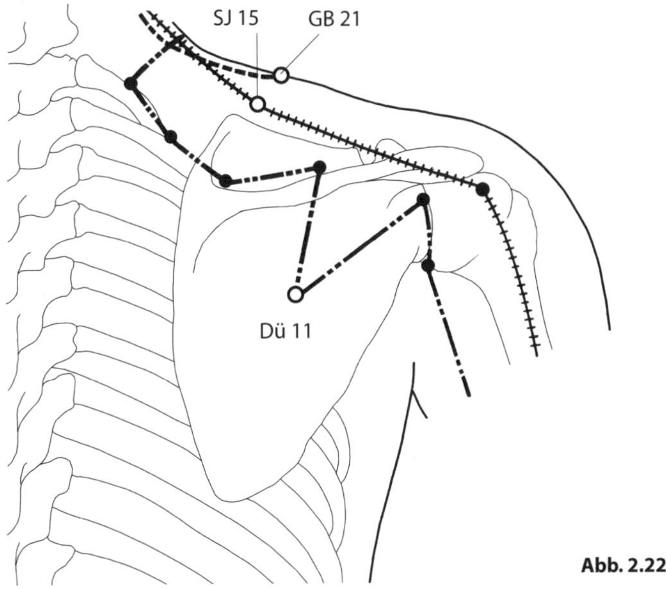

Abb. 2.22

hieß es, dass, wenn man den Zeige-, Mittel-und Ringfinger auf die Schulter lege, GB 21 unter dem Mittelfinger zu liegen käme.»

Illustriertes Handbuch der fernöstlichen Medizin, Akupunkturpunkte, Kinoshita Haruto und Shiroda Fumio, 1985: «in der Mitte zwischen dem Prozessus spinosus des siebenten Halswirbels und der Acromionspitze. Der Punkt liegt an jener Stelle, von der es auf Druck in den vorderen Nacken zieht.»

Lokalisation: am Vorderrad des Trapezius, etwas anterior der Mitte zwischen Prozessors spinosus von C7 und der Acromionspitze. An der Auflagestelle der Rucksackträger. Unter dem Mittelfinger, wenn man drei Finger auf diese Stelle legt (Abb. 2.22).

Palpation: ausgehend von Di 16 palpiert man mit dem Mittelfinger mit leichtem Druck in Richtung Nacken. Ungefähr in Mitte der Medioclavicularlinie trifft man auf eine Verhärtung. Die Lokalisierung variiert von Patient zu Patient und auch bei ein und demselben Patienten kann sie von Zeit zu Zeit variieren. Manchmal liegt diese Verhärtung weiter vorne näher bei Ma 12. Wenn man dieses Areal mit Daumen, Zeige-, Mittel- und Ringfinger kneift, dann sagen die Patienten meist «ja, das ist der». Das ist klarerweise nicht die exakt gleiche Lokalisation, als wenn man selber den Punkt sorgfältig lokalisiert. Nadeln sollte man dann den reaktivsten Punkt.

Stichtechnik: der Patient liegt in Bauchlage, das Gesicht Richtung Boden. Man steht auf der linken Seite und nadelt vertikal. In diese Position kann man recht tief nadeln – bei einer 40 mm Nadel sollte man in etwa nach 2 cm eine Verhärtung antreffen und einen elastischen Widerstand verspüren. Weniger gut wäre es, wenn die Nadel sich ohne Widerstand einstechen oder herausziehen ließe. In diesen Fällen sollte man die Nadel erneut einstechen oder sie bis knapp unter die Haut zurückziehen und den Nadelwinkel ändern. Es ist so, als ob man einen in der Luft schwebenden Akupunkturpunkt lokalisieren wolle: Zurückziehen, erneut einstechen, etwas drehen, und irgendwann wird man auf den richtigen Punkt stoßen. Hat man den richtigen Punkt gefunden, kommt es zu einer Ausstrahlung in Richtung Hinterkopf, Ohr, Auge, Hals und Schläfen; oder es strahlt zwischen die Schulterblätter, in den Brustbereich oder sogar bis zum Bauch aus. Im Grunde strahlt es dorthin aus, wo der Patient die Spannung verspürt.

Im Sitzen nadle ich vertikal und nur oberflächlich. Hier genügt eine oberflächliche Nadelung, um eine Ausstrahlung auszulösen. Diese Technik wende ich oft am Ende einer Behandlung an. Eine weitere gute Technik stammt aus Yanagiyas Buch *Leitfaden zur geheimen Ein-Nadel-Technik*: «Man hebe den Trapezius zwischen Daumen und den restlichen Finger ab und nadle horizontal von vorne nach hinten.»

Indikation: katakori, Kopfschmerzen, Zahnschmerzen, Erkrankungen oberhalb der Schultern, Bluthochdruck, Arteriosklerose, und um Senilität vorzubeugen. Für Zahnschmerzen oder Trigeminusneuralgie sollte man viele kleine Moxakegel direkt abbrennen. Bei inneren oder gynäkologischen Erkrankungen kann dieser Punkt den Magen entspannen.

Erläuterung: Bei *katakori* lässt die Steifigkeit augenblicklich nach, sobald die Nadel an diese Verhärtung stößt. Unabhängig davon, woher es kommt, spüren die Patienten bei *katakori* die Spannungen um die Nackenbasis herum. Manchmal fühlen Patienten die Steifigkeit bei GB 21, bei der Palpation ist dieser Punkt dann jedoch häufig unauffällig. In derartigen Fällen würde es natürlich nichts bringen, dort zu nadeln. Nadelt man in diesen Fällen jedoch Punkte rund um GB 20 (wie zum Beispiel Yanagiyas GB 20), dann verspüren die Patienten manchmal eine starke Ausstrahlung hin zum schmerzhaften Areal (GB 21). Aus diesem Grund ist das Behandeln von *katakori* keine einfache Sache. Andere Punkte, die *katakori* bei GB 21 lindern können, sind unter anderem: Bl 15, Bl 17, Bl 41, Bl 42, Bl 43, SJ 15, Dü 12 oder Ma 12. GB 20 oder GB 21 sind wichtige Punkte bei Stressneigung oder Überlastung der Arme und Hände.

Schon in den Klassikern wird die Gefahr eines Nadelkollaps bei GB 21 betont. In seinem Buch *Kurze Abhandlung über Akupunktur und Moxibustion* schreibt Ishizaka Sōtetsu:

> «Es scheint, dass man diesen Punkt nur bei schwerwiegenden Symptomen nadeln solle. Manche Patienten werden ohnmächtig, wenn der Zhōng Mài (Sōmyaku)[8] irrtümlich genadelt wird.» (Sōtetsu, 1812)

Ein Nadelkollaps ist sowohl für Patient als auch Therapeut eine unangenehme Sache. *Ishizaka Sōkei*, der Schwiegersohn von Ishizaka Sōtetsu beschreibt dies wie folgt:

> «Zu einem Nadelkollaps kommt es, wenn die Akupunktur Benommenheit auslöst. Manche Patienten werden sogar ohnmächtig. Dies kann auch einem erfahrenen Akupunkteur widerfahren. Ausgelöst wird das Ganze durch einen empfindlichen Kontakt mit dem Zhōng Mài. Anfänger kriegen es mit der Angst zu tun und wissen nicht, was sie nun tun sollen.» (Sōkei, 1860)

Dies spiegelt auch meine eigene Erfahrung wider. Als Therapeut kann einem dabei ebenfalls der kalte Schweiß kommen! Der Patient wird blass und muss manchmal erbrechen oder wird sogar inkontinent. Das genügt, um selbst in Ohnmacht zu fallen. In Extremfällen ist man dann geneigt, die Rettung zu rufen. *Ishizaka Sōkei* gibt dafür folgende Instruktionen:

> «Nicht nervös werden. Mit einem Handtuch Nase und Mund des Patienten zuhalten. Dann drücke man fest mit drei Fingern der anderen Hand ungefähr ein cun unterhalb von Ren 15; dadurch wird der Patient wieder erwachen.» (Sōkei, 1860).

Eines Tages wurde einem Patienten meines Lehrers nach Nadelung von Ma 12 übel, und er schien sich nicht zu bessern. Mein Lehrer rief einen Arzt aus der Nachbarschaft um Hilfe. Dieser massierte den Unterbauch und das half. Ich habe mir dann auch diese Methode angewöhnt und sie funktioniert. *Ishizaka Sōkei* gibt noch die weiteren Anweisungen:

> «Eine weitere gute Idee ist es, Di 10 zu nadeln. Rührt der Nadelkollaps von einer Nadel auf der rechten Körperseite her, dann nadle man Di 10 auf der linken Seite. Sobald der Patient wieder bei sich ist, ist es auch gut, ihm

8 Der *Zhōng Mài (sōmyaku)* ist ein Bereich um die Lunge herum, an dem sich viele Meridiane und Gefäße treffen. Manchmal wird er auch mit «Brustgefäße» übersetzt.

die Rezeptur Xiè Xīn Tāng (Sha Shin Tō, Dekokt, um das Epigastrium zu drainieren) zu verabreichen.»[9] (Sōkei, 1860).

Ebenso ist das kontralaterale Nadeln von Di 10 und Ma 36 gut zur Wiederbelebung geeignet. Eine andere Möglichkeit wäre ein starker Tee.

SJ 15 *(ten-ryō / tiān liáo)* 

Zhang, 1624: «ein cun direkt hinter GB 21.»

Illustriertes Handbuch für Akupunktur und Moxa, Honma Shōhaku, 1955: «ein cun oberhalb des Scapulawinkels und ein cun hinter GB 21. Auf Druck bildet sich hier eine Mulde; direkt in der Mitte oder rechts und links davon findet man eine harte Stelle, die aber nicht der Knochen ist. Der Punkt liegt genau an dieser Stelle.»

Lokalisation: Knapp oberhalb und etwas medial des oberen Scapulawinkels (Abb. 2.22).

Palpation: Zwei fingerbreit oberhalb und medial des oberen Winkels der Scapula stößt man auf ein hartes Knötchen.

Stichtechnik: senkrecht, sehr oberflächlich.

Indikation: katakori (Erklärung dazu siehe Ma 12 und GB 21).

Dü 11 *(ten-sō / tiān zōng)* 

Zhen Jiu Jia Yi Jing (Der systematische Aku-Moxa Klassiker): «hinter Dü 12, in einer Mulde unter dem großen Knochen.»

Illustriertes Handbuch für Akupunktur und Moxa, Honma Shōhaku, 1955: «unter dem Mittelpunkt der Spina scapulae; nahe am Zentrum der Fossa infraspinata. Auf Druck findet man hier auf einigen Muskelfasern einen schmerzhaften Punkt.» (Abb. 2.22)

9 Diese Rezeptur ist auch bekannt unter dem Namen *san ou sha shin tō (Sān Huáng Xiè Xīn Tāng)*, und besteht aus folgenden Kräutern: Rhizoma Coptidis *(ou ren/huáng lián)*, Radix Scutellariae *(ou kin/Huáng Qín)* und Radix et Rhizoma Rhei *(dai ou/Dà Huáng)*.

Lokalisation: Drei fingerbreit unterhalb des Mittelpunktes der Spina scapulae.

Palpation: bei der Palpation des Bereiches unter der Spina scapulae trifft man auf vertikal-diagonal nach unten-medial verlaufende Muskelfasern. Wenn man mit der Fingerspitze über diese Muskelfasern horizontal hin und her fährt, trifft man auf einen Punkt, der auf Druck einen durchdringenden Schmerz auslöst. Der Patient sollte hierfür sitzen oder in Bauchlage liegen. Da dieser Punkt sehr empfindlich ist, sollte man nur sanft drücken. Der Punkt kann in einem relativ großen Areal liegen, folglich sollte man die gesamte Fossa infraspinata palpieren. Manchmal liegt der schmerzhafteste Punkt auch deutlich tiefer als die Standardlokalisation.

Stichtechnik: diagonal nach medial oder nach lateral oben. Wenn man in die Muskelfasern einsticht, kann die Faszirkulation eine dünne Nadel (0,14 mm oder dünner) verbiegen. Dennoch würden dicke Nadel eine zu starke Stimulation und Schmerzen verursachen. Ich persönlich verwende oft direkte Moxibustion.

Indikation: Schmerzen und Taubheit der Arme. Bei Menschen, deren Arme beruflich bedingt starken Belastungen ausgesetzt sind, ist Dü 11oft druckschmerzhaft. Andere Indikationen wären Schulterbeschwerden, Beschwerden im Bereich des Brustkorbes oder der Brüste sowie Husten und Fieber bei einem Infekt.

Dü 9 *(kein-tei / jiān zhēn)* 

Zhen Jiu Jia Yi Jing (Der systematische Aku-Moxa Klassiker): «unter der Acromionspitze, auf der Hinterseite von Di 15 in der Mitte der dortigen Vertiefung.»

Illustriertes Handbuch für Akupunktur und Moxa, Honma Shōhaku, 1955: «am Rücken, ungefähr ein cun oberhalb der Axillarfalte. Mit etwas Druck kann man an dieser Stelle den Unterrand des Schultergelenkes ertasten.»

Illustriertes Handbuch der fernöstlichen Medizin, Akupunkturpunkte, Kinoshita Haruto und Shiroda Fumio, 1985: «man lege die Finger auf das hintere Ende der Axillarfalte und fahre dann seitlich (medial oder lateral) der Muskelfasern nach oben.» (Abb. 2. 23).

Lokalisation: in der Mitte zwischen Axillarfalte und Dü 10 (Unterrand des Acromions).

Palpation: in der Mitte zwischen Axillarfalte und lateralem Rand des Acromions

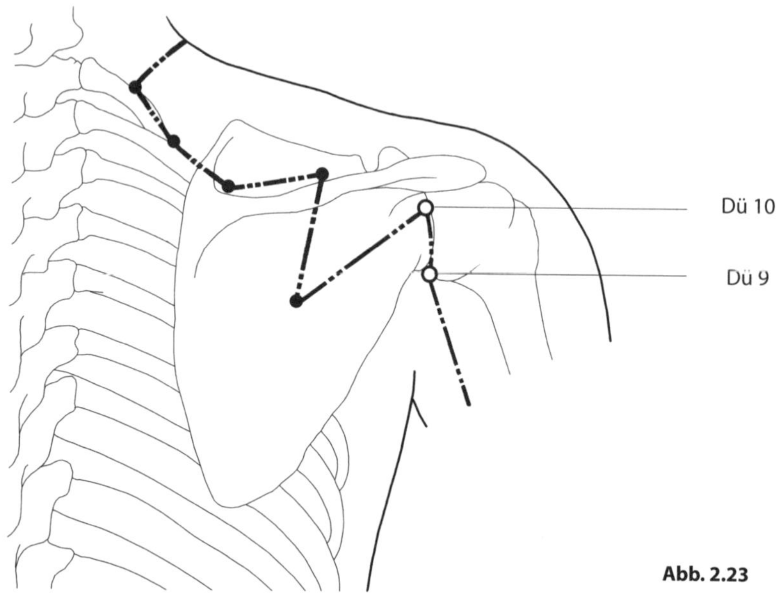

Abb. 2.23

verläuft diagonal ein Muskel (die hinteren Fasern des M. deltoideus). Hier palpiere man mit dem Mittelfinger horizontal und suche nach der härtesten Stelle. Findet man diese Reaktion am oberen Ende des Muskels, dann handelt es sich um Dü 10.

Stichtechnik: Senkrecht. Oberflächlich oder bis zu einer Tiefe von 0,3 cun. Ich nadle diesen Punkt meistens in Seitenlage, der Oberarm ruht dabei am Körper. Bei Frozen Shoulder sollte man die Nadel liegen lassen.

Indikation: Frozen Shoulder und andere Schultergelenkspathologien.

Di 15 *(ken-gū / jiān yú)* 

Zhen Jiu Jia Yi Jing (Der systematische Aku-Moxa Klassiker): «am Ende der Schulter, zwischen den beiden Knochen.»

Illustriertes Handbuch für Akupunktur und Moxa, Honma Shōhaku, 1955: «beim Anheben des Armes formen sich zwei Gruben. Lokalisiere diesen Punkt in der vorderen diese beiden Gruppen.»

Palpation: Man palpiere vom Ende des Acromions nach anterior und suche dabei nach gespannten Muskelfasern. Ist dieser Bereich druckempfindlich, dann nadle genau dort. Wenn nicht, dann lokalisiere Di 15 in der Vertiefung.

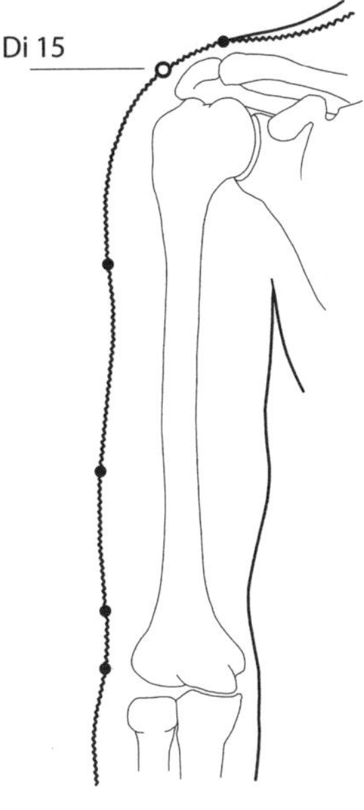

Abb. 2.24

Stichtechnik: bei Entzündungen der Rotatorenmanschette oder der Supraspinatussehne nadle man horizontal in die Vertiefung hinein (parallel zum Fußboden). Der Patient soll dabei sitze. Man nadelt demzufolge nach medial Richtung Gelenk, bis zu 1 cun tief. Wenn der Raum zwischen den Knochen sehr klein ist, dann ist es schwierig, tief zu nadeln. In diesen Fällen soll der Patient den Arm 90° anheben und man nadelt ins Gelenk hinein. In Seitenlage suche man nach einem schmerzhaften Punkt nahe am Humeruskopf. Man nadle sehr oberflächlich und belasse die Nadel.

Indikation: Schultergelenkspathologien

Du 14 *(dai-tsui / dà zhuī)* 

Zhen Jiu Jia Yi Jing (Der systematische Aku-Moxa Klassiker): «oberhalb des 1. Wirbels in einer Vertiefung.»

Illustriertes Handbuch für Akupunktur und Moxa, Honma Shōhaku, 1955: «im Zwischenraum zwischen den Dornfortsätzen von C7 und Th1.»

Lokalisation: zwischen den Dornfortsätzen von C7 und Th1. (Abb. 2.25).

Palpation: man bewege einen Finger mit etwas Druck zwischen den Dornfortsätzen hin und her. Du 14 liegt zwischen der größten Erhebung am Nacken (C7) und dem Wirbel darunter (Th1). Bei nach vorne gebeugtem Kopf markiere man die Spitze von C7. Beim Aufrichten wandert diese Markierung nach unten zwischen die Dornfortsätze zum Punkt Du 14. Wenn man sich nicht sicher ist, welches der

7. Halswirbel ist, lässt man den Patienten den Kopf nach rechts und links drehen. Der letzte sich noch bewegende Wirbel ist C7.

Stichtechnik & Indikation: direktes Moxa im Frühstadium einer Erkältung oder eines Infektes. Am effektivsten sind 15–50 Moxakegel. Diese Methode hilft auch sehr gut bei Rhinitis. Bei Erkältungen kann man anstatt Moxa auch Kontaktnadelung um Du 14 herum anwenden. Bei Pathologien der Halswirbelsäule, und wenn dieser Punkt auf Klopfen empfindlich ist, solle man eine Nadel sehr oberflächlich an Du 14 oder am lateralen Rand des Wirbels liegen lassen (wo auch immer die druckempfindlichste Stelle liegt).

Punkte an Rücken und Hüfte

Du 12 *(shin chū / shēn zhù)* 

Zhen Jiu Jia Yi Jing (Der systematische Aku-Moxa Klassiker): «im Gelenk unter dem 3. Wirbel. In Bauchlage.»

Illustriertes Handbuch für Akupunktur und Moxa, Honma Shōhaku, 1955: «am Rücken, unter dem Prozessus spinosus des 3. Brustwirbels.»

Lokalisation: zwischen den Prozessi spinosi von Th3 und Th4 (Abb. 2.25).

Palpation: wenn der Patient sitzt oder in Bauchlage liegt, palpiere man horizontal zwischen den Prozessi spinosi hin und her. Palpationsbefunde zwischen den Dorn-

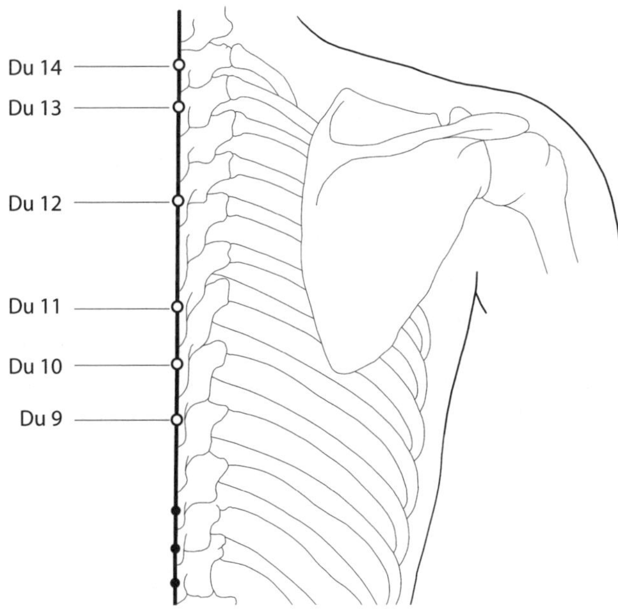

Abb. 2.25

fortsätzen lassen sich leichter palpieren, wenn der Patient entspannt in Bauchlage liegt. Zwischen C7 und Th1 sind diese Veränderungen nicht einfach zu palpieren, aber unterhalb von Th3 sind die Palpationsveränderungen recht auffällig. Der Raum zwischen den Prozessi spinosi ist hier breiter, es zeigt sich eine deutliche Vertiefung. Diese mag sich schwammig anfühlen oder wie ein Muskel und eine Sehne anstatt eines Knochens. Man sollte sich ganz auf die Fingerspitzen fokussieren und das Aufspüren dieser Palpationsbefunde üben.

Stichtechnik: sehr oberflächlich; die Nadel im Punkt belassen. Oder direkte Moxibustion.

Indikation: Infektionen des Respirationstraktes. Auch bei neurologischen Störungen kann dieser Punkt mit Akupunktur oder Moxa behandelt werden, wenn sich hier Auffälligkeiten palpieren lassen.

Du 11 *(shin dō / shén dào)*

Zhen Jiu Jia Yi Jing (Der systematische Aku-Moxa Klassiker): «Im Gelenk unter dem 5. Wirbel. Der Patient liegt in Bauchlage.»

Illustriertes Handbuch für Akupunktur und Moxa, Honma Shōhaku, 1955: «am Rücken, unterhalb des Dornfortsatzes des 5. Brustwirbels.»

Lokalisation: zwischen den Dornfortsätzen von Th5 und Th6 (Abb. 2.25).

Palpation: Man bewege die Finger mit Druck zwischen den Dornfortsätzen hin und her. Am besten ist Du 11 in Bauchlage zu lokalisieren. «Hin und her» ist aus Sicht des Akupunkteurs in diesem Fall ein «nach vor und zurück». Leichter Druck genügt, um Auffälligkeiten zu finden. Wenn sich auf diese Art und Weise keine Auffälligkeiten finden lassen, dann fahre man mit den Knöcheln einer losen Faust an den Dornfortsätzen oberhalb und unterhalb von Du 11 hin und her. In manchen Fällen findet man nämlich die druckempfindlichen Stellen oder Verhärtungen nicht zwischen den Wirbeln, sondern am Außenrand der Dornfortsätze. Für eine genaue Untersuchung ist es sogar notwendig, ganz um die Dornfortsätze herumzutasten.

Stichtechnik: sehr oberflächlich; die Nadel liegen lassen. Alternativ kann man auch direktes Moxa anwenden.

Indikation: Störungen des Nervensystems, vor allem des autonomen Nervensystems.

Erläuterung: im Moxa-Behandlungsstil von Fukaya kommt Auffälligkeiten zwischen Du 12 bist Du 8 eine große Bedeutung für Störungen des Nervensystems zu. Hierzu zählen psychosomatische oder stressassoziierte Beschwerden wie auch Schlaflosigkeit und Reizbarkeit. Auch Shiroda Bunshi erwähnt in seinem Buch *Grundlegende Studien der Akupunktur- und Moxatherapie* «Störungen des Nervensystems» als eine Indikation für Du 11. Im Buch *Sammlungen von herausragenden Akupunkteuren von Gao Wu* werden als Indikation für Du 11 u. a. «Jubel-Niedergeschlagenheit» und «Vergesslichkeit-Aufschrecken» genannt. Okabe Sodo erwähnt in seinem Buch *Meridiantherapie für Akupunktur und Moxa*, dass Patienten mit Störungen des Nervensystems bei direkter Moxabehandlung in den Zwischenwirbelräumen zwischen Th3 und Th8 schmerzunempfindlich sind. Sobald sie jedoch die Hitze spüren können, kommt es zur Besserung der Beschwerden. Okabe bezeichnete diese Punkte daher als «Nervenpunkte» *(shin kei ten / shén jīng diăn)*. Und es ist tatsächlich so, dass man bei Patienten mit Störungen des autonomen Nervensystems oder mit psychosomatischen Beschwerden häufig Auffälligkeiten im oberen Bereich des *Du Mai* findet; meistens an Du 10 oder Du 11. Man kann sogar das Stressniveau eines Patienten durch Druckempfindlichkeit an diesen Punkten bestimmen. Wenn man hier Auffälligkeiten vorfindet, liegen Sorgen oder Stress vor.

In Japan gibt es einen Witz, der mit folgenden Worten eines Wahrsager beginnt: «Du hast ein Problem, das du niemandem erzählen kannst, stimmt das?». Tatsächlich scheinen Auffälligkeiten bei Du 11 wirklich nur dann aufzutreten, wenn ein Patient ein derartiges Problem hat. Statt der direkten Frage «machen Sie sich über irgendetwas Sorgen?» es ist meist günstiger zu fragen «Hatten Sie zuletzt etwas Stress?».

Das Gesicht von Menschen mit Schlafstörungen sieht häufig aus wie das eines Fuchses, da die Augenwinkel etwas nach oben zeigen. Nach der Behandlung, unter anderem mit direktem Moxa an den reaktiven *Du Mai*-Punkten, geht es den Patienten besser und ihr Gesichtsausdruck entspannt sich. Es genügt ein Blick, um zu erkennen, dass es ihnen besser geht.

Dünne Menschen mit vorstehenden Dornfortsätzen haben normalerweise keine deutlichen Auffälligkeiten an den *Du Mai*-Punkte. In derartigen Fällen sucht man diese reaktiven Punkte besser an der Seitenkante der Dornfortsätze oder am inneren Blasenmeridian und behandelt diese Punkte. Meiner Erfahrung nach ist es jedoch besser, nervöse Störungen über Moxa an den reaktiven *Du Mai*-Punkten zwischen Du 9 und Du 11 zu behandeln als am Seitenrand der Dornfortsätze oder am Blasenmeridian.

Du 10 *(rei-dai / líng tái)* 

Lokalisation: zwischen den Dornfortsätzen des 6. und 7. Brustwirbels (Abb. 2.25).

Palpation: In Bauchlage. Man verwendet dieselbe Technik wie bei Du 11 beschrieben.

Stichtechnik: Siehe Du 11.

Indikation: Störungen des Nervensystems, Brustschmerzen, Husten, Keuchen.

Du 9 *(shi-Yō / zhì yáng)* 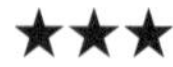

Zhen Jiu Jia Yi Jing (Der systematische Aku-Moxa Klassiker): «Im Gelenk unter dem 7. Wirbel. Der Patient liegt in Bauchlage.

Illustriertes Handbuch für Akupunktur und Moxa, Honma Shōhaku, 1955: «auf dem Rücken, unterhalb des Dornfortsatzes des 7. Brustwirbels.»

Lokalisation: Zwischen den Dornfortsätzen des von Th7 und Th8 (Abb. 2.25).

Palpation und Stichtechnik: Analog zu Du 11.

Indikation: Störungen des Nervensystems und des Gastrointestinaltraktes. Zusammen mit Bl 17, der auf derselben Höhe liegt, ist Du 9 sehr wirksam beim Gefühl, «als ob das Essen im Hals stecken bliebe» oder auch bei einem Blockadegefühl in der Speiseröhre.

Du 6 *(seki-chū / jì zhōng)* 

Zhen Jiu Jia Yi Jing (Der systematische Aku-Moxa Klassiker): «Im Gelenk unter dem 11. Wirbel. Der Patient liegt in Bauchlage.»

Lokalisation: Zwischen den Dornfortsätzen von Th11 und Th12 (Abb. 2.26).

Palpation: Wenn der Patient in Bauchlage liegt, kann man den Dornfortsatz des 4. Lendenwirbels an der Kreuzung von *Du Mai* und der Verbindungslinie der bei-

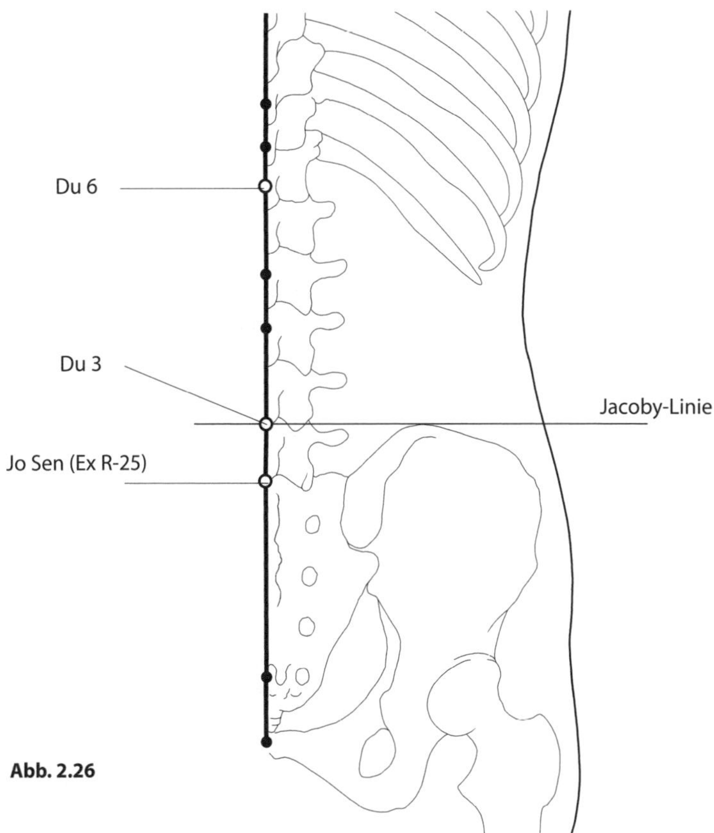

Abb. 2.26

den Darmbeinschaufel lokalisieren. Diese Verbindungslinie liegt meist auf Höhe des Dornfortsatzes von LWK 4. Von dieser Stelle aus gehe man nach oben und palpiere zwischen Th11 und Th12. Eine andere Lokalisationsmöglichkeit wäre die Kreuzungsstelle von *Du Mai* und der Verbindungslinie zwischen dem Acromion und dem obern-lateralen Ende der kontralateralen Darmbeinschaufel. Jegliche Reaktion zwischen den Dornfortsätzen der unteren Brustwirbel kann als «Du 6» betrachtet und dementsprechend behandelt werden.

Indikation: Diabetes: direktes Moxa, wenn an diesem Punkt eine Auffälligkeit zu ertasten ist.

Erläuterung: ich begann nach Auffälligkeiten an Du 6 zu suchen, nachdem ich von der Beziehung zwischen diesem Punkt und Diabetes in *Fukayas* Buch *Geschichten aus einer Moxa-Praxis* gelesen hatte. Und tatsächlich, an Du 6 oder an den anderen unteren Brustwirbeln findet man häufig Auffälligkeiten bei Diabetes. Folglich kann man bei einem auffälligen Palpationsbefund an einem dieser Punkte eine Glukosurie vermuten. Da aber nicht alle Diabetiker an diesem Punkt Palpationsauffälligkeiten vorweisen, lässt sich die Diagnose eines Diabetes nicht allein auf Grund der Palpation von Du 6 stellen.

Ein Akupunkturkollege in meiner Nähe litt seit vielen Jahren an Diabetes. Also beschloss ich eines Tages abzuklären, ob er an Du 6 eine Reaktion hatte. Er trug gerade einen Anzug, also konnte ich die Kreuzung zwischen *Du Mai* und der Diagonalen zwischen Acromion und Darmbeinschaufel nur erahnen. Ich fand eine eingesunkene Stelle an seiner Wirbelsäule. Mein Finger schien auf Druck dort unter seinem Aufschrei «Das tut weh!» förmlich einzusinken. Da ich diese Reaktion bei ihm auslösen konnte, obwohl er angezogen war, muss sie also sehr stark gewesen sein. Analog war auch sein Diabetes sehr fortgeschritten.

Du 3 *(yō-kann / yāo yáng guān)* 

Sù Wèn: «Im Zwischenraum unter dem 16. Wirbel. Im Sitzen.»

Illustriertes Handbuch für Akupunktur und Moxa, Honma Shōhaku, 1955: am Unterrand des Dornfortsatzes des 4. Lendenwirbels. Der Mittelpunkt der Verbindungslinie der beiden Darmbeinschaufeln trifft genau auf die Unterkante des 4. Lendenwirbels. Daher liegt [Du 3] in der Vertiefung etwas unterhalb davon.»

Lokalisation: in einer Vertiefung unterhalb der Kreuzung des *Du Mai* mit der Verbindungslinie der Oberkante der beiden Darmbeinschaufeln (Abb. 2.26.)

Palpation: man palpiere mit leichtem Streichen oder mit Druck mit dem Mittelfinger in dieser Vertiefung hin und her. Der Punkt liegt an einer schwammigen oder druckempfindlichen Stelle.

Stichtechnik: senkrecht, oberflächlich. Als Alternative kann man eine Intradermalnadel setzen oder direktes Moxa applizieren.

Indikation: Schmerzen im unteren Rücken oder Ischias.

Ex-R25 *(jō-sen / shí qī zhuī xià)* 

Der Extrapunkt Ex-R25, der in Japan «Oberhalb des Sakrums» *(Jō-sen)* genannt wird, wurde durch Akabane populär gemacht. In China wird er als «Unter dem 17. Wirbel» *(Shí Qī Zhuī Xià)* bezeichnet.

Akabane: auf der Mittellinie zwischen [dem Dornfortsatz] 5. Lendenwirbel und Kreuzbein.

Lokalisation: auf dem *Du Mai* zwischen 5. Lendenwirbel und Kreuzbein (Abb. 2.26).

Palpation: die Kreuzungsstelle zwischen der Wirbelsäule und der Verbindungslinie zwischen den beiden Darmbeinschaufeln entspricht dem Punkt Du 3. Ex-R 25 liegt einen Wirbel darunter. Dieser Raum zwischen LWK 5 und Kreuzbein ist etwas weiter als die Zwischenräume zwischen den Lendenwirbeln. Man palpiere mit dem Mittelfinger mit etwas Druck in dieser Vertiefung hin-und-her- oder hinauf-und-hinunter. Oder man benutze ein Klopfen oder ganz sanftes Darüberstreichen.

Wenn bei Schmerzen im unteren Rücken dieser Punkt nicht empfindlich ist, dann sollte man seitlich davon suchen. Häufig findet man dann genau an der Kante des Dornfortsatzes einen reaktiven Punkt, der so schmerzhaft ist, dass die Patienten aufspringen. Zum Auffinden dieses Punktes drücke man mit dem Mittelfinger von lateral kommend in Richtung Wirbelsäule: die gesamte laterale Linie beidseits bis zum Sakrum hinunter. Manchmal liegt dieser empfindliche Punkt neben dem Dornfortsatz, manchmal seitlich des Zwischenwirbelraumes.

Stichtechnik: bei Schmerzen im unteren Rücken mit Schäden an den Bandscheiben oder Bändern kann man eine größere Anzahl von direktem Moxa abbrennen oder eine Intradermalnadel setzen. Sollte der Bereich lateral von Ex-R 25 druckempfindlich sein, kann man an dieser Stelle senkrecht 0,5 bis 1 cun nadeln, am besten mit einer guten Nadelausstrahlung.

Indikation: Bandscheibenvorfall mit Schmerzen im unteren Rücken; Ischias, Störungen des Urogenitalsystems, Hämorrhoiden.

Erläuterung: ich untersuche bei allen Patienten mit Schmerzen im unteren Rücken die Mittellinie oberhalb des Kreuzbeins und finde hier an Ex-R 25 oder Du 3 sehr häufig eine Vertiefung, Vorwölbung oder einen druckschmerzhaften Punkt. Der

Aktive Punkt lässt sich mit Akupunktur oder Moxa behandeln. In manchen Fällen findet man aber viele Aktive Punkte am Rücken und möchte die Anzahl der zu behandelnden Punkte vermutlich minimieren. In diesen Fällen ist Ex-R25 oder ein Punkt in diesem Bereich zu bevorzugen, v.a. bei zentralem Rückenschmerz, bei extremer Druckempfindlichkeit oder bei eingeschränktem Vor- und Rückbeugen.

Bei Bandscheiben- oder Bandschäden ist Akupunktur alleine nicht ausreichend. In diesen Fällen braucht man eine größere Anzahl von Moxa (> 15 Stück). Damit lässt sich der Schmerz schnell lindern. Sollten am Tag nach der Akupunktur immer noch starke Schmerzen bestehen, ist meist der schmerzhafte Intervertebralpunkt, welcher am Vortag mit Moxa behandelt wurde, verschwunden oder zumindest stark gebessert. Stattdessen findet man dann Veränderungen im darüber- oder darunterliegenden Zwischenwirbelraum.

Zu Beginn meiner Praxis kam eines Tages ein junger Mann mit akuten Rückenschmerzen zu mir, die er sich beim Ausgraben von Wurzelgemüse zugezogen hatte. Das Gebiet um Ex-R25 trat sichtbar hervor und war extrem schmerzhaft. Andere reaktive Punkte gab es keine (besser gesagt, war ich damals noch nicht fähig, andere aufzufinden). Nach 20 Moxakegel war der Schmerz vollkommen verschwunden. Auch jetzt nach 35 Jahren, kommt dieser Mann von Zeit zu Zeit mit Schmerzen im unteren Rücken zu mir. Interessanterweise ist auch jetzt nach all diesen Jahren Ex-R25 immer noch der empfindlichste Punkt.

Du 2 *(yō-yu / yāo shū)* 

Zhen Jiu Jia Yi Jing (Der systematische Aku-Moxa Klassiker):
«unter dem 22. Wirbel».

Illustriertes Handbuch für Akupunktur und Moxa, Honma Shōhaku, 1955: «unterhalb des 4. Kreuzbeinsegmentes. Man fahre mit dem Finger vom Steißbein nach kranial. Nach etwa 3 cun kann man die Vertiefung des Hiatus sakralis ertasten. Diese Stelle liegt unmittelbar medial und distal des 4. Sakralloches bzw. Bl 34.»

Wang, 1165: «in einer tiefen Mulde. Man lokalisiere diesen Punkt in Bauchlage, der Körper soll entspannt sein. Beide Hände müssen unter der Stirn liegen und der Rumpf muss gestreckt sein.»

Lokalisation: zwischen Kreuzbein und Steißbein (Abb. 2.27).

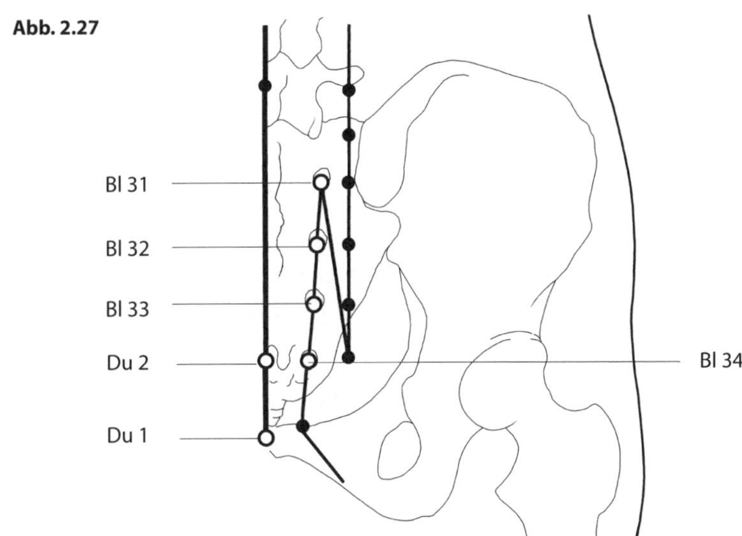

Abb. 2.27

Palpation: man fahre mit dem Finger vom Steißbein nach kranial. Sobald man in eine leichte Vertiefung fällt, palpiere man in kleinen Kreisen und suche nach Auffälligkeiten.

Stichtechnik: senkrecht, oberflächlich.

Indikation: Akupunktur bei Hämorrhoiden und Kreuzbeinschmerzen. Direktes Moxa bei Verstopfung.

Erläuterung: manche Patienten klagen über bewegungsunabhängige Steißbeinschmerzen. Sollte man in diesen Fällen keine Auffälligkeiten an Du 2 oder Du 1 (am Steißbein) vorfinden, dann untersuche man Bl 32. Meistens lässt sich durch Nadeln dieses Punktes der Schmerz lindern.

Bl 12 *(fū-mon / fēng mén)* 

Zhen Jiu Jia Yi Jing (Der systematische Aku-Moxa Klassiker): «beidseits der Basis des 2. Wirbels; beide [liegen] 1,5 cun [von der Mittellinie] entfernt.»

Illustriertes Handbuch für Akupunktur und Moxa, Honma Shōhaku, 1955: «1,5 cun lateral der Unterkante des Dornfortsatzes des 2. Brustwirbels».

Illustriertes Handbuch der fernöstlichen Medizin, Akupunkturpunkte, Kinoshita Haruto und Shiroda Fumio, 1985: «auf der Medio-Interscapularlinie auf Höhe des Zwischenraumes zwischen den Dornfortsätzen des 2. und 3. Brustwirbels. Die Medio-Interscapularlinie ist eine senkrechte Linie in der Mitte zwischen der medialen Grenze der Scapula und der Körpermittellinie.»

Lokalisation: 1,5 cun lateral des Zwischenraumes zwischen den Dornfortsätzen von Th 2 und Th 3 (Abb. 2.28).

Palpation: bei der Lokalisation soll der Patient sitzen oder auf dem Bauch liegen. Man lege den Mittelfinger auf den Punkt und palpiere in kleinen Kreisen oder horizontal hin und her.

Stichtechnik: senkrecht und oberflächlich (0,2–0,3 cun tief). Wenn man die Nadel im Punkt belässt, dann so oberflächlich, dass sie auf der Haut zu liegen kommt. Eine andere Möglichkeit ist die Kontaktnadelung.

Indikation: Erkrankungen des oberen Respirationstraktes mit Niesen, Nasensekret oder Halsschmerzen. Wenn eine Infektion mit der Zeit tiefer in die Lunge wandert, dann wandert auch die Palpationsveränderung zu Bl 13 und Bl 15 und schließlich bis Bl 17.

Bl 12 ist auch ein effektiver Punkt für Beschwerden der Halswirbelsäule und Nackensteifigkeit (durch Nackenverrenkung) mit bewegungsabhängigen Schmerzen. Bei akuten fiebrigen Krankheiten oder intensiven Schmerzen im Nacken und oberen Rücken sollte man die Nadeln an Bl 12 nur oberflächlich liegen lassen (in Bauchlage). Ich behandelte einmal einen Patienten mit Nackenverrenkung, indem ich Nadeln in seinem oberen Rücken liegen ließ. Am nächsten Tag war der Schmerz sogar schlimmer und der Patient entwickelte leichtes Fieber. Ich muss also zu tief genadelt haben. Bei der nächsten Behandlung nadelte ich also nur ganz oberflächlich und entfernte die Nadel sofort, worauf sich die Schmerzen sofort besserten.

Bl 13 *(hai-yu / fèi shū)*

Zhen Jiu Jia Yi Jing (Der systematische Aku-Moxa Klassiker): «beidseits der Basis des 3. Wirbels; beide [liegen] lateral [der Mittellinie].»

Illustriertes Handbuch der fernöstlichen Medizin, Akupunkturpunkte, Kinoshita Haruto und Shiroda Fumio, 1985: «1,5 cun seitlich der Unterkante des Dornfort-

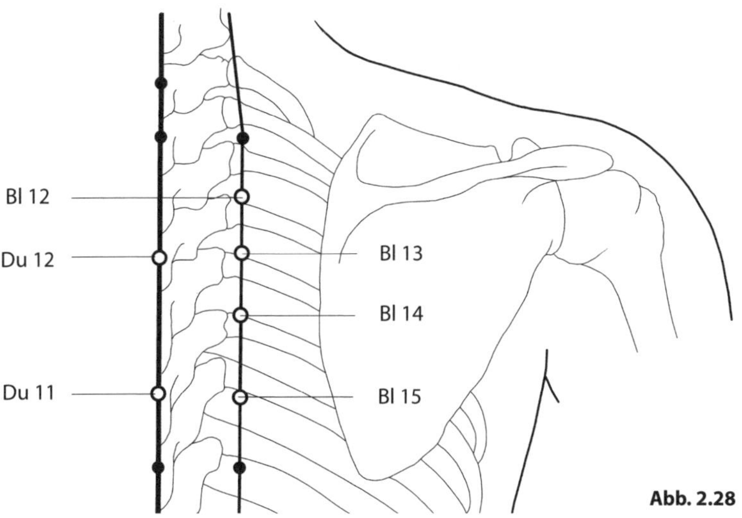

Abb. 2.28

satzes des 3. Brustwirbels. In den meisten Fällen liegen die Punkte am inneren Ast des Blasenmeridians von Bl 12 bis Bl 23 mittig auf den Rückenstreckern. In diesen Fällen lässt sich an [diesem Punkt] ein dicker Muskelstrang palpieren.»

Lokalisation: 1,5 cun lateral des Zwischenraumes zwischen den Dornfortsätzen von Th 3 und Th 4 (Abb. 2.28).

Palpation: Lokalisation im Sitzen oder in Bauchlage, wobei die Lokalisation im Sitzen einfacher ist. Wenn man mit dem Mittelfinger und etwas Druck hin und her fährt, lässt sich eine Verhärtung auffinden. Die meisten Verhärtungen im Interscapularbereich liegen zwischen Bl 13 und Bl 15 sowie um Bl 43 herum. Veränderungen zwischen Bl 13 und Bl 15 scheinen sich jedoch von jenen um Bl 43 zu unterscheiden. Für weitere Erklärungen hierzu siehe Bl 43.

Stichtechnik: Senkrecht und sehr oberflächlich. Die Nadelspitze sollte bis zur Verhärtung reichen, aber man sollte so oberflächlich wie möglich nadeln. Sobald die Nadelspitze die Verhärtung berührt, kommt es zur Ausstrahlung in Richtung GB 21 und GB 20. Bei entzündlichen Gelenkserkrankungen in der oberen Körperhälfte lässt sich diese Entzündung mit mehr als 10 direkten Moxakegel lindern.

Indikation: Reaktionen im Bereich dieses Punktes zeigen sich vor allem bei Entzündungen in der oberen Körperhälfte. Außerdem ist dieser Punkt sehr effektiv für *katakori* (Nacken- und Schultersteifigkeit), respiratorische Erkrankungen und Intercostalneuralgie.

Erläuterung: Bei schmerzhaften Gelenksbeschwerden in der oberen Körperhälfte (zum Beispiel in der Schulter), muss man an die Möglichkeit einer Bursitis denken. Bei stark eingeschränkter Beweglichkeit in der Schulter denkt man klarerweise schnell an das Syndrom der «Frozen Shoulder». Im Anfangsstadium ist es jedoch oft schwer, zwischen einer Bursitis oder Arthritis oder einer Kombination dieser beiden zu unterscheiden. Auch unauffällige Laborwerte schließen eine rheumatoide Arthritis nicht sicher aus. Ich höre oft von Fällen, in denen es nach physikalischer Therapie oder Physiotherapie zu entsetzlichen Gelenksschwellungen kommt. Ist also die Differentialdiagnose zwischen eine Bursitis oder Arthritis unklar, sollte man nach Reaktionen im Bereich von Bl 13 suchen. Bei einer ausgeprägten Verhärtung oder Druckempfindlichkeit an dieser Stelle ist eine Entzündung im Gelenk selbst sehr wahrscheinlich. Bei einer Bursitis ist der Bereich um Bl 13 hingegen selten verhärtet oder druckempfindlich.

Bl 14 *(ketsu-in-yu / jué yīn shū)* 

Zhen Jiu Jia Yi Jing (Der systematische Aku-Moxa Klassiker): «beidseits der Basis des 4. Wirbels; beide [liegen] lateral [der Mittellinie].»

Illustriertes Handbuch der fernöstlichen Medizin, Akupunkturpunkte, Kinoshita Haruto und Shiroda Fumio, 1985: «1,5 cun seitlich der Unterkante des Dornfortsatzes des 4. Brustwirbels.

Lokalisation: 1,5 cun lateral des Zwischenraumes zwischen den Dornfortsätzen von Th 4 und Th 5 (Abb. 2.28).

Palpation: In Bauchlage sollte man ein kleines Polster zwischen Kinn und Ren 22 legen. Die Arme sollen dieses Polster umfassen. Eine andere Möglichkeit wäre, das Polster unter die Brust zu legen, sodass der Patient den Nacken gerade halten kann. Der Vorteil an dieser Position ist, dass man gleichzeitig Punkte am oberen und unteren Rücken behandeln kann. Eine andere, noch einfachere Lösung ist ein Kopfstützpolster. Für die genaueste Lokalisation von Bl 14 ist es jedoch am besten, wenn der Patient sitzt. Dann verwende man die gleiche Technik wie bei Bl 13 und bewege den Mittelfinger unter Druck seitlich hin und her.

Stichtechnik: senkrecht, sehr oberflächlich

Indikation: analog zu Bl 13 und Bl 15. Anders ausgedrückt, steht Bl 14 in Verbindung zu Bl 13 und Bl 15 oder kann anstatt dieser beiden Punkte verwendet werden.

Bl 15 *(shin-yu / xīn shū)*

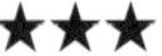

Zhen Jiu Jia Yi Jing (Der systematische Aku-Moxa Klassiker): «beidseits der Basis des 5. Wirbels; beide [liegen] lateral [der Mittellinie].»

Illustriertes Handbuch der fernöstlichen Medizin, Akupunkturpunkte, Kinoshita Haruto und Shiroda Fumio, 1985: «1,5 cun seitlich der Unterkante des Dornfortsatzes des 5. Brustwirbels.»

Lokalisation: 1,5 cun lateral des Zwischenraumes zwischen den Dornfortsätzen des 5. und 6. Brustwirbels (Abb. 2.28).

Palpation: analog zu Bl 14. Man palpiere mit dem Mittelfinger seitlich hin und her.

Stichtechnik: senkrecht oder schräg, oberflächlich. Die beste Wirkung erzielt man bei einer oberflächlichen Nadelung mit milder, angenehmer Nadelausstrahlung hin zu Schulter oder in den Brustbereich.

Indikation: Herzerkrankungen, Brustschmerzen, Palpitationen, Herzrhythmusstörungen, Störungen des Nervensystems und Kurzatmigkeit. In diesen Fällen findet man die Palpationsbefunde meistens links. Bei Husten oder anderen Erkrankungen der Atemwege können die Reaktionen genauso rechts auftreten. Analog zu Bl 13 findet man bei arthritischen Beschwerden in der oberen Körperhälfte häufig auch Auffälligkeiten bei Bl 15. Folglich kann man den Bereich zwischen Bl 13 und Bl 15, manchmal hinunter bis zum Bl 16 als *ein* durchgängiges Reaktionsareal betrachten. In diesem Bereich behandle ich normalerweise jeweils nur einen Punkt auf einer Seite oder beidseitig. Bei sehr ausgeprägten Befunden oder wenn sie sich über einen größeren vertikalen Bereich erstrecken, behandle ich die 2 auffälligsten Verhärtungsstellen auf der betroffenen Seite mit Moxa.

Erläuterung: ein japanisches Sprichwort besagt «die Sandkörner am Strand kann man zählen, die Gründe für unsere Sorgen jedoch nicht.» Man muss gar nicht die jüngsten wirtschaftlichen Probleme erwähnen, denn das Leben in Japan war schon immer durch Familie und soziale und geschäftliche Verpflichtungen stressig. Menschen mit einer Yin-Konstitution sind sehr empfindlich und machen sich ständig Sorgen. Ihr Reaktionsmuster unterscheidet sich vollständig von jenem der Yang-Konstitutionstypen. Yang-Typen können selbst dann unbeschwert leben, wenn sie keine Ahnung haben, wie sie am nächsten Tag etwas zu essen bekommen.

Wenn sich jemand ständig sorgt, nennt man es in Japan «das Herz abmühen» *(shin-ro)*. Bei mentalem Stress kommt es linksseitig zu Rückenverspannungen. Bei der Palpation stößt man auf viele Verhärtungen im gesamten Gebiet zwischen Bl 13 und Bl 20. Werden diese Verhärtungen nicht gelöst, kommt es zu einem starken Druckgefühl im Rücken, das sich bis in die linke Brustregion ausbreiten kann. Die besorgten Patienten lassen häufig ein EKG machen, nur um zu erfahren, dass sie sich «keine Sorgen machen müssten». Gelegentlich erhalten sie die nebulöse Diagnose einer «Dysfunktion des autonomen Nervensystems». Sie geben vor, nicht besorgt zu sein, weil sie selber daran glauben wollen, dass es ihnen gut geht – auch wenn sie sich in Wirklichkeit nicht wohl fühlen. Andere Patienten können wiederum wahnsinnig werden, weil niemand zu verstehen scheint, was sie durchmachen.

Selbst wenn das EKG keine Auffälligkeiten zeigt, sollte man diese Spannungen nicht chronisch werden lassen. Irgendwann kann es zu einem pathologischen EKG-Befund kommen und der Patient muss einen Nitrospray mit sich tragen. Sobald man diese Rückenspannungen mit Akupunktur und Moxa löst, verschwindet auch das Druckgefühl. Nadelt man bei Bl 15 und berührt mit der Nadelspitze den richtigen Punkt, dann kommt es zu einer Ausstrahlung genau in das Beschwerdeareal. Diese Ausstrahlung wirkt sehr beruhigend und kann die Beschwerden sehr effektiv lösen. Solange der Einstich oberflächlich ist, ist die Sache ungefährlich. Problematisch wird's, wenn man diese Nadelausstrahlung durch eine tiefe Nadelung im Rücken auslösen möchte. Ein zu tiefer Einstich kann einen Pneumothorax verursachen, und in den Klassikern wird davor und vor anderen Komplikationen gewarnt:

> «Sticht man in das Herz, kommt es innerhalb von einem Tag zum Tode.
> Als Reaktion wird Rülpsen ausgelöst.
>
> Sticht man In die Lunge, kommt es innerhalb von 3 Tagen zum Tode.
> Als Reaktion wird Husten ausgelöst.
>
> Sticht man in die Leber, kommt es innerhalb von 5 Tagen zum Tod.
> Als Reaktion wird [verwirrtes] Sprechen ausgelöst.
>
> Sticht man in die Niere, kommt es innerhalb von 6 Tagen zum Tode.
> Als Reaktion wird Niesen ausgelöst.
>
> Sticht man in die Milz, kommt es innerhalb von 10 Tagen zum Tode.
> Als Reaktion wird Sodbrennen ausgelöst.»
>
> (*Sù Wèn*, Kapitel 52)

Man kann sich leicht vorstellen, wie es in der Han-Dynastie mit den damaligen dicken und langen Nadeln zu solchen Zwischenfällen kommen konnte. Aber auch heute noch muss man vorsichtig sein, wenn man lange, dicke chinesische Nadeln benutzt.

Diese Spannungen im 256 linksseitig lassen sich am besten durch eine Kombination von Bl 15 mit Punkten wie Ren 17, Ma 12, Ni 23 und den linken Axillarpunkt lösen. Noch besser wäre es, die Meridian-Dysbalance im Sinne einer Wurzelbehandlung auszugleichen. Wenn man zum Beispiel bei Milz-Leere Mi 3 und Pe 7 tonisiert, werden die Resultate noch besser sein.

Als Rücken-*Shu* Punkt des Herzens kann man Bl 15 bei Herzbeschwerden heranziehen. Das Qi des Herzens zeigt sich auf der Yang-Seite an Bl 15 und auf der Yin-Seite an Ren 14. Es ist zu vermuten, dass Rücken-*Shu*-Punkt und Alarm-*Mu*-Punkt (auf der Vorderseite) in einer ständigen Interaktion zueinander stehen. In seinem Werk *Akupunkturpunkt Diagnose* empfiehlt Gai Guo-Cai Bl 14 für die Diagnose und Therapie von Herzerkrankungen. Meiner eigenen Erfahrung zufolge findet man bei Herzerkrankungen die Auffälligkeiten häufiger an Bl 15 und etwas seltener am linken Axillarpunkt. Zu Abklärung einer Herzerkrankung kann man Bl 14 und den linken Axillarpunkt palpieren und zusätzlich auch Ren 14 und Ren 17. Die Zuordnung von Bl 15 als Rücken-*Shu*-Punkt und Ren 14 als *Mu*-Punkt ist ein tolles System. Vielleicht war man in alten Zeiten der Ansicht, dass alleine das Ausbalancieren der Meridiane bei Erkrankungen der Organe nicht ausreichen würde. Oder man benutzte damals die Systeme der Organe und der Meridiane unabhängig voneinander, und man benutzte für Organerkrankungen die Rücken-*Shu*-Punkte und die Mu-Punkte. Im großen Ganzen liegen die Rücken-*Shu*-Punkte und die *Mu*-Punkte in der Nähe der korrespondierenden Organe, sodass sich an diesen Punkten Auffälligkeiten leicht zeigen können.

> «Jene Körperstellen, die Qi von den Organen absaugen und [an denen das Qi] eintritt, nennt man Shu [Punkte]. Denn allgemein betrachtet liegt der Bauch von den Organen etwas weiter entfernt als der Rücken. Daher nadle man den Bauch und verwende am Rücken primär Moxa. Am Rücken liegen Stellen, an denen sich das Qi der Organe sammelt. Daher nennt man diese Stellen Shu [Punkte].» (Okamoto, 1693)

Diesem Zitat zufolge liegen die *Mu*-Punkte weiter von den Organen entfernt, sodass das Risiko einer irrtümlichen Verletzung der Organe geringer ist. Außerdem heißt es, dass sich das Organ-Qi an den Rücken-*Shu*-Punkten sammle. Man war der Meinung, dass am Rücken Moxa sicherer sei als zu nadeln. Diese Aussagen basieren zweifellos auf der oben zitierten Passage des *Sù Wèn*.

Bl 17 *(kaku-yu / gé shū)* 

Zhen Jiu Jia Yi Jing (Der systematische Aku-Moxa Klassiker): «beidseits der Basis des 7. Wirbels; beide [liegen] 1,5 cun lateral [der Mittellinie].»

Illustriertes Handbuch der fernöstlichen Medizin, Akupunkturpunkte, Kinoshita Haruto und Shiroda Fumio, 1985: «1,5 cun seitlich der Unterkante des Dornfortsatzes des 7. Brustwirbels. In vielen Fällen lassen sich hier dicke Muskelfasern palpieren»

Lokalisation: 1,5 cun lateral des Zwischenraumes zwischen den Dornfortsätzen des 7. und 8. Brustwirbels (Abb. 2.29).

Palpation: der Dornfortsatz des 7. Brustwirbels liegt auf der Verbindungslinie der Unterkanten der beiden Schulterblätter oder ein wenig weiter kaudal. Er ist somit einfach aufzufinden. Man denke daran, dass die Reaktionen an den Punkten zwischen B 17 und Bl 25 tendenziell etwas weiter lateral sind als die weiter kranial gelegenen Veränderungen. Meistens liegt der Patient für die Lokalisation in Bauchlage. Bei schwieriger Punktlokalisation sollte der Patient sitzen.

Stichtechnik: sehr oberflächlich schräg nach unten. Trifft man den richtigen Punkt, kommt es manchmal zu einer Ausstrahlung in Richtung Schultern oder noch wei-

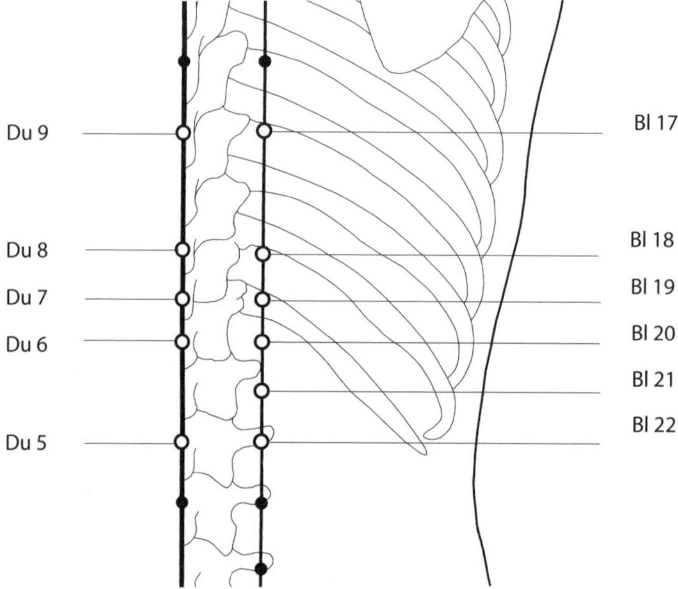

Abb. 2.29

ter. Als Grundregel sollte man am Rücken immer oberflächlich nadeln. Man sollte sich auch von dem Glaubenssatz lösen, dass man für einen guten Behandlungserfolg tief nadeln solle. Während eines Asthmaanfalls ist das Risiko eines Pneumothorax besonders hoch, sogar bei oberflächlichem Nadeln. Manche Therapeuten stechen daher schräg nach medial, aber ich frage mich dennoch, ob man wirklich tief nadeln muss.

Indikation: Bl 17 ist der Rücken-*Shu*-Punkt des Zwerchfells. Der Begriff «Zwerchfellstörung» bezieht sich auf Schluckstörungen, Essen, «das im Hals stecken bleibt» oder der Neigung zu Erbrechen. Bl 17 ist also für Blockaden oberhalb des Magens indiziert, sowohl wenn der Patient Appetit hat oder auch nicht. Als einflussreicher Punkt des Blutes kann er auch für Blutpathologien angewendet werden. Bei Frauen findet man an diesem Punkt häufig Auffälligkeiten bei Dysmenorrhoe oder in den Wechseljahren. Daher sollte man bei allen Frauen Mi 6 und Bl 17 untersuchen.

Bl 18 *(kan-yu / gān shū)* 

Zhen Jiu Jia Yi Jing (Der systematische Aku-Moxa Klassiker): «beidseits der Basis des 9. Wirbels; jeweils 1,5 cun lateral [der Mittellinie].»

Illustriertes Handbuch der fernöstlichen Medizin, Akupunkturpunkte, Kinoshita Haruto und Shiroda Fumio, 1985: «1,5 cun seitlich der Unterkante des Dornfortsatzes des 9. Brustwirbels. In den dort dicken Muskelfasern.»

Lokalisation: 1,5 cun lateral des Zwischenraumes zwischen den Dornfortsätzen des 9. und 10. Brustwirbels (Abb. 2.29).

Palpation: dieselbe Technik wie bei Bl 17. Man palpiere mit dem Mittelfinger seitlich hin und her.

Stichtechnik: schräg nach unten, sehr oberflächlich.

Indikation: Bl 18 ist indiziert, wenn bei einer Dysbalance des Leber-Meridians an diesem Punkt eine Reaktion vorliegt. Bei Leber-Krankheiten ist dies häufig beim rechten Bl 18 der Fall. Manchmal ist dieser Punkt dann rechts vorgewölbt oder vermehrt behaart. Bei Schmerzen oder Steifigkeit im mittleren Rücken und gleichzeitig starker Reaktion an Bl 18 ist eine Erkrankung der Leber naheliegend. Weitere Einsatzgebiete für diesen Punkt sind Störungen des autonomen Nervensystems (zum Beispiel Schlafstörungen) oder eine Arthritis im Knie ohne Schwellung.

Bl 19 *(tan-yu / dăn shū)* 

Zhen Jiu Jia Yi Jing (Der systematische Aku-Moxa Klassiker): «beidseits der Basis des 10. Wirbels; jeweils 1,5 cun lateral [der Mittellinie].»

Illustriertes Handbuch der fernöstlichen Medizin, Akupunkturpunkte, Kinoshita Haruto und Shiroda Fumio, 1985: «1,5 cun seitlich der Unterkante des Dornfortsatzes des 10. Brustwirbels.»

Lokalisation: 1,5 cun lateral des Zwischenraumes zwischen den Dornfortsätzen von Th 10 und Th 11 (Abb. 2.29).

Palpation: dieselbe Technik wie bei Bl 18.

Stichtechnik: 45° schräg nach unten oder medial. Meistens oberflächlich, aber manchmal steche ich eine 40 mm Nadel bis zur Hälfte ein.

Indikation: auf der rechten Seite für Gallenblasen-Erkrankungen. Moxa ist an diesem Punkt ebenfalls effektiv.

Erläuterung: Bei Sodbrennen, Übelkeit und Spannungen in der Magengrube sollte man immer auch an die Gallenblase denken. Die Haupt-Muster sind:

- Leber-Leere und Gallenblasen-Fülle
- Milz-Leere und Leber-Gallenblasen-Fülle

Meistens ist der Puls an der Guan-Position links an der Oberfläche gespannt. Außerdem findet sich häufig rechts von Du 7 eine starke Reaktion (Du 7 liegt lateral des Zwischenraumes zwischen Th 10 und Th 11. Zur Lokalisation fahre man von der Verbindungslinie zwischen den beiden Darmbeinschaufeln sechs Zwischenwirbelräume nach kranial). Es ist unglaublich, mit welcher Konstanz diese Reaktion bei Gallenblasenerkrankung auftritt. Diese Reaktion kann man auch ober- oder unterhalb oder beidseits von Du 7 (am dortigen *Hua Tuo Jia Ji*-Punkt) antreffen. Am besten untersucht man diesen Punkt, indem man mit der Spitze des Mittelfingers von lateral der Wirbelsäule jeweils nach medial drückt. Sind gleichzeitig rechtseitig GB 34, Ma 19 oder Ma 20 druckempfindlich, dann ist die Wahrscheinlichkeit einer Gallenblasenerkrankung sehr hoch. Nadelt man in diesen entsprechenden *Hua Tuo Jia Ji*-Punkt, strahlt es manchmal ins Gallenblasenareal aus. Moxa wäre ebenfalls eine effektive Variante. Dieser Extrapunkt kann, wenn er sehr auffällig ist, effektiver sein als BL 19.

Bl 20 *(hi-yu / pí shū)* 

Zhen Jiu Jia Yi Jing (Der systematische Aku-Moxa Klassiker): «beidseits der Basis des 11. Wirbels; jeweils 1,5 cun lateral [der Mittellinie].»

Illustriertes Handbuch der fernöstlichen Medizin, Akupunkturpunkte, Kinoshita Haruto und Shiroda Fumio, 1985: «1,5 cun seitlich der Unterkante des Dornfortsatzes des 11. Brustwirbels.»

Lokalisation: 1,5 cun lateral des Zwischenraumes zwischen den Dornfortsätzen des 11. und 12. Brustwirbels (Abb. 2.29).

Palpation: dieselbe Technik wie bei Bl 18.

Stichtechnik: senkrecht oder diagonal nach unten. Da es an dieser Stelle sicher ist, tief zu nadeln, kann man 0,5 bis 2 cm tief stechen. Sobald man die richtige Tiefe erreicht hat, lösen sich Spannungen im Bauch und im Oberbauch oder Unterbauch lässt sich eine Bewegung erfühlen.

Indikation: diesen Punkt kann man anwenden, wenn eine Reaktion an dieser Stelle auftritt und gleichzeitig eine Dysbalance des Milz-Meridians vorliegt. Eine weitere Indikation wären abdominelle Spannungen im Rahmen von Magen-Darm-Beschwerden. Für lokale Spannungen im Bauchraum könnte man genauso Bl 17 wählen, wenn jedoch gleichzeitig ein vermehrter oder verminderter Appetit vorliegt, dann ist Bl 20 der Punkt der Wahl. Eine weitere Indikation wären geschwollene, schmerzhafte Knie. Der Punkt eignet sich sehr gut für die Heimbehandlung mit direktem Moxa. Da die Milz die Ausscheidung von Flüssigkeiten unterstützt, kann man Bl 20 für Ödeme (Gesicht oder Extremitäten), Bauchplätschern auf Palpation (häufig ein Zeichen für eine Absorptionsstörungen), Durchfall oder auch Herz- und Nieren-Erkrankungen anwenden. Folglich besitzt Bl 20 ein breites Anwendungsspektrum.

Erläuterung: Bei jeglicher Meridianpathologie der Milz suche ich nach einer Reaktion an dieser Stelle. Wie jedoch ließe sich der Punkt anwenden, wenn man sich nicht sicher ist, ob eine Störung im Milz-Meridian vorliegt?

Die primäre Funktion der Milz ist die Verdauung. Milz und Magen arbeiten ständig zusammen, um Nahrung und Flüssigkeiten in nachhimmlisches Qi umzuwandeln und dieses zu allen Organen zu senden. Bei einer schwachen Milz ist also der gesamte Körper betroffen. Ein wichtiges Zeichen für eine gesunde Milz sind ein guter Appetit und eine gesunde Verdauung. Patienten mit einer guten Milz sprechen auch sehr gut auf Akupunktur an, Patienten mit einer Lungen- oder Milz-Leere hingegen langsamer. Dies lässt sich nicht ändern, da diese Patienten einfach zu wenig Vitalität haben, um schnell zu regenerieren. Solche Patienten erkennt man daran, dass sie dünn sind oder dass ihre Haut dünn ist, wenig Glanz hat oder zu Faltenbildung neigt. Manche dieser Patienten haben auch Schlafstörungen, oder sie werden nachmittags sehr schläfrig und können sich bei schwierigen oder langweiligen Unterhaltungen kaum wach halten. Bei derartigen Beschwerden soll man immer darauf achten, Bl 20 und Punkte am Milz-Meridian zu nadeln.

Bl 21 *(i-yu / wèi shū)* 

Zhen Jiu Jia Yi Jing (Der systematische Aku-Moxa Klassiker): «beidseits der Basis des 12. Wirbels; jeweils 1,5 cun lateral [der Mittellinie].»

Illustriertes Handbuch der fernöstlichen Medizin, Akupunkturpunkte, Kinoshita Haruto und Shiroda Fumio, 1985: «1,5 cun seitlich der Unterkante des Dornfortsatzes des 12. Brustwirbels.»

Lokalisation: 1,5 cun lateral des Zwischenraumes zwischen den Dornfortsätzen des 12. und 13. Brustwirbels (Abb. 2.29).

Palpation: dieselbe Technik wie bei Bl 20.

Stichtechnik: Siehe Bl 20.

Indikation: bei einer starken Reaktion an diesem Punkt kann man ihn alternativ oder zusätzlich zu BL 20 benutzen.

Bl 22 *(san-shō-yu / sān jiāo shū)* 

Zhen Jiu Jia Yi Jing (Der systematische Aku-Moxa Klassiker): «beidseits der Basis des 13. Wirbels; jeweils 1,5 cun lateral [der Mittellinie].»

Illustriertes Handbuch der fernöstlichen Medizin, Akupunkturpunkte, Kinoshita Haruto und Shiroda Fumio, 1985: «1,5 cun seitlich der Unterkante des Dornfortsatzes des 1. Lendenwirbels.»

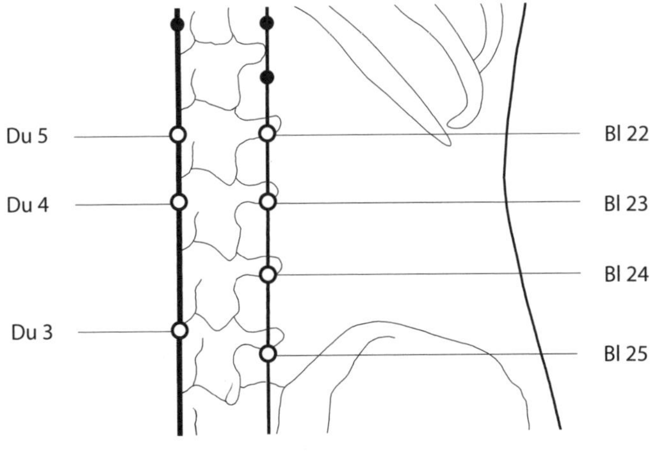

Abb. 2.30

Lokalisation: 1,5 cun lateral des Zwischenraumes zwischen den Dornfortsätzen des 1. und 2. Lendenwirbels (Abb. 2.29 und Abb. 2.30).

Palpation: dieselbe Technik wie bei Bl 20. Manchmal bitte ich die Patienten, sich mit den Armen hochzudrücken und ein Hohlkreuz zu machen. Durch dieses Rückbeugen der Rückenstrecke lässt sich die Verhärtung leichter auffinden. Manchmal benutze ich auch ein leichtes Klopfen.

Stichtechnik: senkrecht, 0,5–2 cm tief.

Indikation: bei subfebrilen Temperaturen im Rahmen einer Pyelonephritis oder Nephritis kann man diesen Punkt zusätzlich oder als alternativ zu Bl 23 nadeln. Weitere Indikationen wären verminderte Flüssigkeitsausscheidung oder Schmerzen im unteren Rücken ohne Auslöser. Bei Schulkindern mit einer orthostatischen Albuminurie kann man an diesem Punkt eine Intradermalnadel setzen.[10]

Erläuterung: Rückenschmerzen ohne Auslöser (also nicht durch Bewegung verursacht) zu behandeln ist nicht einfach. Bei Bandscheibenschäden oder Ischias lagere ich die Patienten meistens in Seitenlage. Ich benutze nur wenige Punkte und drücke einen Punkt, um zu überprüfen, ob das den Schmerz lindern oder beseitigen kann. Ist dies der Fall, dann belasse ich die Nadel in diesem Punkt und beobachte, wie das

10 Die orthostatische Albuminurie ist eine seltene, gutartige Proteinurie bei jungen Menschen. Diese tritt nur im Stehen auf und verschwinden im Liegen, folglich tritt es nicht nachts oder beim Schlafen auf. Man vermutet als Ursache eine schwache Konstitution mit einer verstärkten lumbalen Lordose, welche die Nierenvene abdrückt.

den Schmerz beeinflusst. Manchmal ist das alles, was es braucht, aber manchmal wird der Schmerz dadurch sogar schlimmer. Die Reaktion auf das Nadeln dieser Punkte variiert stark. Manchmal können auch viele Moxakegel an einem einzigen Punkt zur Besserung führen. Der Schlüssel ist, jeden einzelnen Punkt individuell und sehr sorgfältig zu behandeln. Benutzt man zu viele Punkte, verschlimmern sich oft die Schmerzen und man bringt sich selbst in Schwierigkeiten.

Eine andere Variante der «Rückenschmerzen ohne Auslöser» sind Nierensteine. In schlimmen Fällen krümmen sich die Patienten von Schmerz – allein das mitanzusehen ist schon schmerzhaft. Es genügt, BL 22 und Bl 23 nur ganz sanft mit den Handknöcheln zu streichen, und der Patient springt auf vor Schmerz. Also muss man die entsprechenden Punkte sehr sanft untersuchen. Sollte schon ein ganz leichtes Klopfen den Schmerz auslösen, ist das Abgehen von Nierensteinen sehr wahrscheinlich. Zur Behandlung wähle man Bl 22 und Bl 23. Wenn man 40 mm tief nadelt, kann die Ausstrahlung den Hauptschmerzpunkt erreichen. Das ist die direkte Methode. Sicherer und effektiver ist aber die indirekte Methode, denn wie so oft, ist eine Behandlung der Wurzel die beste Wahl. Man könne zum Beispiel tonisierende Punkte wie Mi 3, Lu 9 oder Ni 7 oberflächlich nadeln und im Anschluss lokal den Rücken behandeln.

Bl 23 *(jin-yu / shèn shū)*

Zhen Jiu Jia Yi Jing (Der systematische Aku-Moxa Klassiker): «beidseits der Basis des 14. Wirbels; jeweils 1,5 cun lateral [der Mittellinie].»

Illustriertes Handbuch der fernöstlichen Medizin, Akupunkturpunkte, Kinoshita Haruto und Shiroda Fumio, 1985: «1,5 cun seitlich der Unterkante des Dornfortsatzes des 2. Lendenwirbels.»

Lokalisation: 1,5 cun lateral des Zwischenraumes zwischen den Dornfortsätzen des 2. und 3. Lendenwirbels (Abb. 2.29).

Palpation: die Punkte am inneren Blasenast ab Bl 23 und unterhalb davon liegen tendenziell etwas weiter medial als die Punkte darüber. Man drücke mit der Spitze des Mittelfingers in Richtung Wirbelsäule oder suche nach klopfschmerzhaften Stellen.

Stichtechnik: senkrecht, 0,5 cm (oberflächlich) – 2 cm (tief).

Indikation: Bl 23 ist bei einem Ungleichgewicht im Nieren-Meridians indiziert. Typische Symptome dafür wären Schwindel, Tinnitus, Gehörverlust, Energiemangel oder verminderte Belastbarkeit. Andere Indikationen wären Nierenerkrankungen, Blutungen der inneren Organe und schlechte Flüssigkeitsausscheidung.

Bl 25 *(dai-chō-yu / dà cháng shū)* 

Zhen Jiu Jia Yi Jing (Der systematische Aku-Moxa Klassiker): «beidseits der Basis des 16. Wirbels; jeweils 1,5 cun lateral [der Mittellinie].»

Illustriertes Handbuch der fernöstlichen Medizin, Akupunkturpunkte, Kinoshita Haruto und Shiroda Fumio, 1985: «1,5 cun seitlich der Unterkante des Dornfortsatzes des 4. Lendenwirbels.»

Lokalisation: 1,5 cun lateral des Zwischenraumes zwischen den Dornfortsätzen des 4. und 5. Lendenwirbels (Abb. 2.29).

Palpation: man palpiere mit dem Mittelfinger über den Muskelstrang hin und her. Sollte der Punkt reaktiv sein, dann kann man etwas Hartes, Knorpelartiges ertasten. In diesen Fällen macht es Sinn, diesen Punkt zu nadeln. Sollte jedoch das gesamte Areal steif wie ein Brett sein, wie bei Schmerzen im unteren Rücken häufig der Fall, dann lässt sich dieser Punkt nur schwer differenzieren. In solchen Fällen soll der Patient die Winkelstellung der Füße ändern, die Knie etwas abwinkeln oder sich auf die Seite legen. Manchmal muss man mit starkem Druck suchen, um eine Verhärtung auffinden zu können. Mit dem Daumen hat man mehr Kraft, er ist aber nicht so feinfühlig. Mein Trick ist, den Zeigefinger auf den Mittelfinger zu legen und so den Druck auf den Mittelfinger zu verstärken und damit in kleinen Kreisbewegungen oder hin und her, quer zu den Muskelfasern zu palpieren.

Stichtechnik: senkrecht. Auch wenn man an diesem Punkt sehr tief stechen könnte, erziele ich meistens in einer Tiefe von 15–30 mm die besten Resultate. Sobald ich merke, dass die Nadelspitze die Verhärtung berührt, berichten die Patienten häufig über eine Ausstrahlung tief in den Rücken hinein oder in die Beine. Wenn ich dann noch tiefer steche, verschwindet der Widerstand an der Nadelspitze und analog auch die Empfindung des Patienten. Mit dem Verschwinden der Empfindung verschwindet auch der Effekt.

Indikation: Schmerzen im unteren Rücken oder den Beinen.

Erläuterung: bei Bandscheibenvorfällen oder Rückenschmerzen durch eine Pathologie in den Intervertebralgelenken ist es wichtig, verhärtete Punkte zwischen Bl 23 und Bl 27 aufzuspüren und zu nadeln. Diese Verhärtungen zu lokalisieren ist jedoch nicht immer so einfach. In meinen jungen Jahren hatte ich Schwierigkeiten, druckempfindliche Punkte und Verhärtungen im Bereich von Bl 25 aufzufinden. Da ich keine Reaktion ertasten konnte, hielt ich auch den dortigen Punkt für nicht so wichtig. Mit einer zunehmend genaueren Palpation fand ich jedoch mit der Zeit tief liegende Verhärtungen. Diese Verhärtungen sind deshalb so schwierig aufzufinden, weil bei Patienten mit unteren Rückenschmerzen dieses gesamte Areal angespannt ist und dieses Gebiet bei der Palpation unwillkürlich noch weiter angespannt wird. Außerdem lassen sich Aktive Punkte mit dem Daumen nur schwer auffinden. Wie schon bei Bl 23 erwähnt, ist auch hier der Mittelfinger am besten zum Aufzuspüren von Verhärtungen geeignet. Das gilt auch für andere Punkte im unteren Rücken wie Bl 26 oder Bl 27. Da diese Punkte bei unteren Rückenschmerzen jedoch von essenzieller Bedeutung sind, ist es wichtig, die eigenen Palpationskünste mehr und mehr zu verfeinern.

Beckenkamm-Punkt *(chō kotsu-ten /cháng gŭ diăn)* ★★★

Lokalisation: dieser spezielle Punkt liegt am Kreuzungspunkt der Linie vertikalen Linie (ausgehend vom medialen Schulterblattrand) und dem Beckenkamm. Diese Kreuzungsstelle liegt nahe der lateralen Begrenzung der Ansatzstelle der Rückenstrecker am Beckenkamm (Abb. 2.31).

Palpation: man suche zuerst die Ansatzstelle der Rückenstrecker am Beckenkamm. Von dort ausgehend suche man deren laterale Begrenzung. Nun palpiere man mit dem Mittelfinger am Beckenkamm entlang mit Druck Richtung Mittellinie. Man drücke dabei so, als ob man sich hinter die Darmbeinschaufel eingraben wolle. Mit einem rein senkrechten Druck lassen sich die relevanten Verhärtungen nicht aufspüren. Man drückt also unmittelbar oberhalb der Darmbeinschaufel in einem 30° Winkel nach unten. Dabei bewege man die Fingerspitze quer zur Faserrichtung hin und her. Verhärtungen können im gesamten medialen Anteil des Beckenkammes auftreten. Manchmal liegen diese etwas lateral der Medioscapularlinie, meist aber medial. Diese Verhärtungen zeigen sich entweder als harte Bänder oder als Spannungslinien, und der Schlüssel dabei ist, mit der Fingerspitze entlang des Darmbeinkammes hin und her zu palpieren.

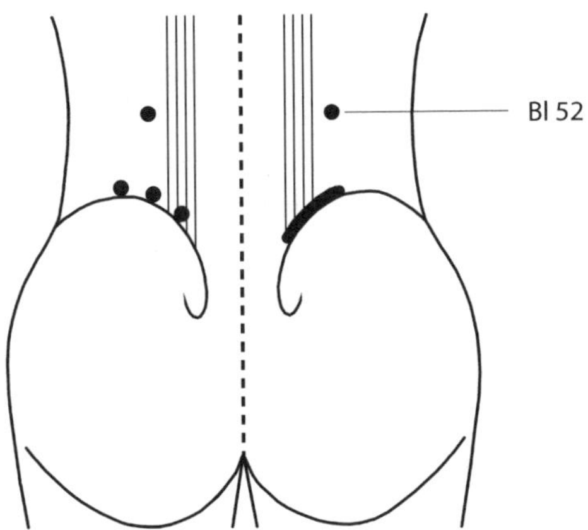

Abb. 2.31

Stichtechnik: man benutze eine Nadel der Abmessung 40 mm x 0,14 – 0,16 mm und steche nach schräg unten. Sobald des Qi angekommen ist, spürt man in einer Tiefe zwischen 10 und 30 mm einen starken Widerstand an der Nadelspitze. Es fühlt sich an, als ob die Muskeln die Nadelspitze umfassen würden.

Indikation: Myofasziale Rückenschmerzen, vor allem, wenn der Schmerz bei Beugen oder Strecken der Wirbelsäule auftritt, chronische Schmerzen im unteren Rücken, Rückenschmerzen bei bettlägrigen Patienten, ISG-Störungen, Leistenschmerzen oder müde Beine.

Erläuterung: die japanischen Vertreter des WHO-Akupunkturpunktkomitees berichteten 1959 erstmals über die Neuen Punkte und Extrapunkte, welche in die WHO-Akupunkturpunkt Liste aufgenommen werden sollten. Einer dieser Punkte war Ex-23 *(yo gi / Yāo Yí)* in der Nähe des von mir benutzten Punktes. Seine Lokalisation wurde in der japanischen Ausgabe des Buches *Akupuncture: A Comprehensive Text,* als «3 cun lateral des Dornfortsatzes des 4. Lendenwirbels» beschrieben (Abb. 2.32). Obschon dieser Punkt in der Nähe meines Punktes liegt, ist es nicht derselbe Punkt, also nannte ich meinen Punkt «Beckenkamm-Punkt». Dieser Beckenkamm-Punkt hat keine feste Lokalisation. Meistens liegt er medial der Innenkante des Schulterblattes, also medial des äußeren Blasenastes. Manchmal überschneidet er sich jedoch mit Bl 25 oder Bl 26. Trotz seiner variablen Lokalisation ist ein Charakteristikum des Beckenkamm-Punktes, dass er auf dem Oberrand des Beckenkammes liegt.

Dieser Beckenkamm-Punkt ist bei dünnen Patienten leicht zu finden, bei übergewichtigen Menschen hingegen ist er oft schwierig zu lokalisieren. Manchmal muss man fast «raten», sobald man ihn jedoch mit der Nadel genau trifft, ist der Effekt fantastisch. Die Schmerzen lösen sich mit einer einzigen Nadel auf. Man sollte eine dünne Nadel verwenden, 40 mm x 0,14 mm (Stahl) oder 40 mm x 16 mm (Silber). Derartig dünne Nadeln muss man langsam und mit Sorgfalt einstechen, nicht mit Gewalt. Sobald man den richtigen Punkt erreicht hat, kommt es zu einer Art Widerstand oder die Nadel wird sehr schwer. Selbst wenn die Patienten es nicht sofort spüren können, erreicht meist nach wenigen Momenten eine Ausstrahlung den Hauptschmerzbereich. Dieses Gefühl eines «Volltreffers» ist wundervoll, aber schwer zu beschreiben. Man erreicht keinerlei Effekt, wenn die Nadel ohne Widerstand durch den Punkt hindurchgeht.

Eine derartige Nadelausstrahlung ist für schnelle Resultate wichtig, zumindest gilt das für diesen Beckenkamm-Punkt. Bei muskulösen Patienten, bei denen zwischen Muskel und Darmbeinschaufel kein Spalt ist, kann man eine etwas dickere Nadel verwenden, zum Beispiel 40 mm x 0,16 mm (als Stahlnadel). Wenn die gesamte Muskulatur am Beckenkamm jedoch gleichförmig verspannt ist, ist dieser Beckenkamm-Punkt nicht indiziert. Dann sollte man nach anderen Punkten mit klarer Palpationsreaktion suchen.

Die Einstichtiefe des Beckenkamm-Punktes variiert von Mensch zu Mensch und hat nur sehr wenig mit dem Körperbau des Patienten zu tun. Manchmal muss man bis zu 60 mm tief nadeln. Wenn man an der Nadelspitze keinerlei

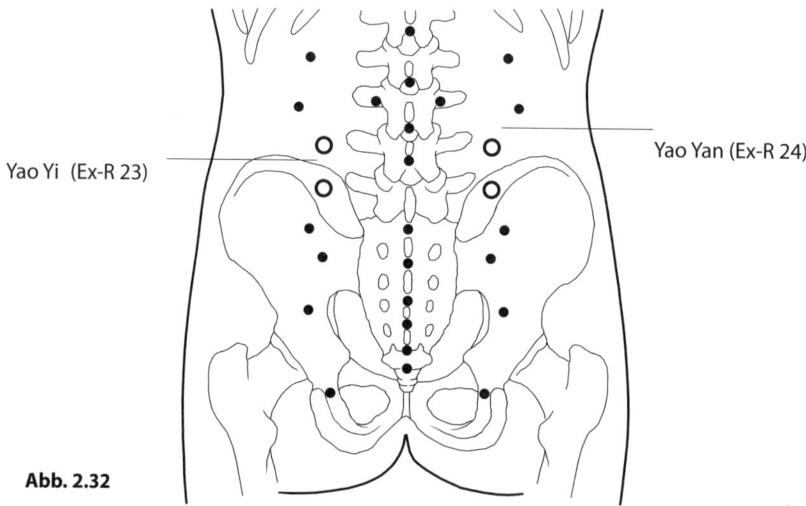

Abb. 2.32

Widerstand oder kein «Ankommen des Qi» spürt, dann soll man die Nadel zurückziehen, erneut palpieren und erneut einstechen. Bis zu dreimal kann man dies machen, aber nicht öfter. Sonst könnte es am Tag nach der Behandlung zur Schmerzverschlimmerung kommen. Direkte Behandlungstechniken können sehr effektiv sein, aber auch einen gegenteiligen Effekt haben, bei indirekten Techniken ist diese Gefahr hingegen viel geringer. Wer den Beckenkamm Punkt schnell und präzise lokalisieren und nadeln kann, der ist ein echter Profi. Nach ein paar Behandlungen wandert die Reaktion am Beckenkamm-Punkt in Richtung medial, was den Punkten wie Bl 25 oder Bl 26 entspricht.

Seit ich diesen Punkt zum ersten Mal im *Journal of Japanese Acupuncture and Moxibustion* (Shudo, 1975) vorstellte, halte ich Ausschau nach Referenzen zu ähnlichen Punkten. Meinem Punkt am nächsten kommt der Punkt «untere Rückenschmerzen» *(Yaō Tòng)*, der im *Atlas of Off-Meridian Miscellaneous Points for Acupuncture* (Hao, 1973) beschrieben wurde (Abb. 2.33). Die Lokalisation dieses Punktes wird wie folgt beschrieben: «2 cun lateral des Punktes zwischen den Dornfortsätzen des 4. und 5. Lendenwirbels. 0,5 cun lateral von Bl 25.» Aber auch diesem Punkt wird genauso wie dem Extrapunkt Ex-B 23 eine punktuelle Lokalisation zugeschrieben; womit er sich von meinem Konzept einer Lokalisationslinie entlang des Beckenkammes unterscheidet.

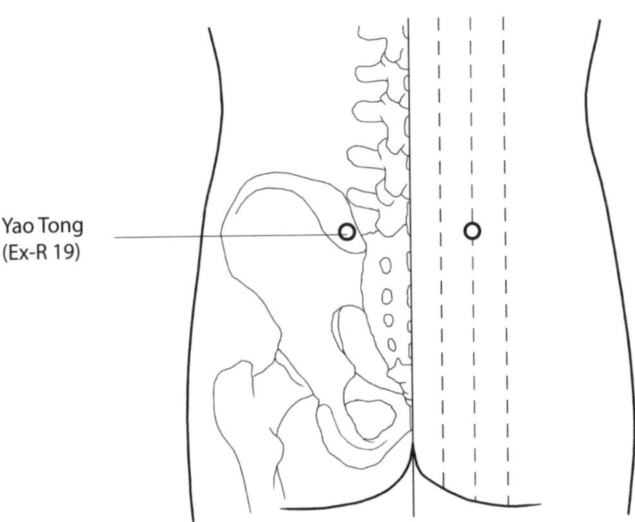

Abb. 2.33

Bl 27 *(shō-chō-yu / xiăo cháng shū)* 

Zhen Jiu Jia Yi Jing (Der systematische Aku-Moxa Klassiker): «beidseits der Basis des 18. Wirbels; jeweils 1,5 cun lateral [der Mittellinie]»

Lokalisation: Der Extrapunkt Ex-B 25 *(jō-sen / Shí Qī Zhuī Xià)* liegt zwischen dem 5. Lendenwirbel und dem Kreuzbein. Bl 27 liegt 1,5 cun lateral und einen Sakralwirbel unterhalb davon, also seitlich des 1. Sakralloches.

Palpation: die Verbindungslinie der Oberkante der beiden Darmbeinschaufeln kreuzt die Wirbelsäule auf bzw. unterhalb des Dornfortsatzes des 4. Lendenwirbels. Diese Linie kann man benutzen, um die Punkte Bl 25, Bl 26 und Bl 27 zu lokalisieren. Eine andere Möglichkeit für die Lokalisation von Bl 27 wäre, zuerst Bl 32 am medialen distalen Ende des hinteren Darmbeinkammes lokalisieren, und dann Bl 31 oberhalb davon. Bl 27 wiederum liegt lateral von Bl 31. Die Reaktionsareale am Blasenmeridian liegen umso weiter medial, je weiter man nach distal kommt.

Stichtechnik: wie bei BL 25 beschrieben, aber weniger tief.

Indikation: gynäkologische Erkrankungen, Arthritis in den unteren Gliedmaßen, Hämorrhoiden.

Erläuterung: BL 26 liegt zwischen Bl 25 und Bl 27 und scheint die Wirkungen beider Punkte zu umfassen. Zu seinen Indikationen zählt man daher Schmerzen im unteren Rücken und Ischias, zusätzlich zu den oben erwähnten Indikationen. Man verwende Bl 26 immer dann, wenn die Reaktionen dort stärker sind als an den benachbarten Punkten.

Bl 32 *(yi-ryō / cì liáo)* 

Zhen Jiu Jia Yi Jing (Der systematische Aku-Moxa Klassiker): «im 2. Zwischenraum. In der Vertiefung beidseits der Wirbelsäule [am Sakrum]».

Lokalisation: im 2. Sakralloch (Abb. 2.34).

Palpation: am mittleren unteren Winkel der hinteren Darmbeinschaufeln findet sich häufig eine Vertiefung, die sich auf Druck teigig anfühlt. Man palpiere mit dem Mittelfinger in kleinen Kreisen, Druckrichtung senkrecht.

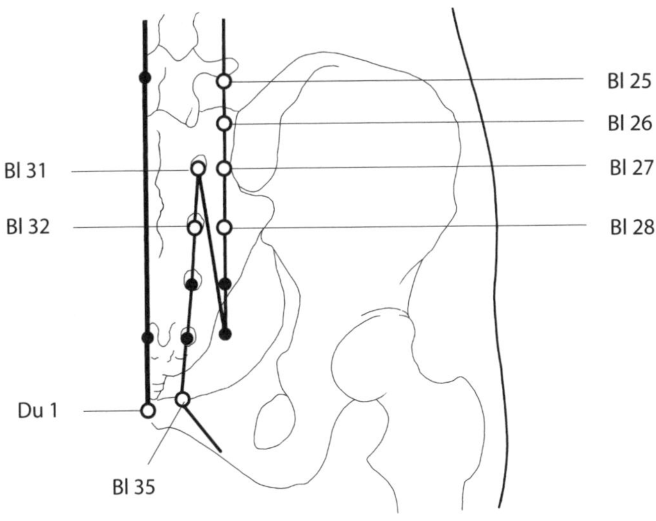

Abb. 2.34

Stichtechnik: senkrecht. Am besten ist es, wenn die Nadelspitze das Foramen sakrale erreicht. Wenn es schwierig ist, dieses Loch zu treffen, dann gehe man auf die andere Seite der Behandlungsliege und nadle schräg nach oben.

Indikation: Erkrankungen des Urogenitaltraktes, Hämorrhoiden, Steißbeinschmerzen

Erläuterung: Fukaya Isaburo schrieb in seinem Buch *Stories from a Moxibustion Practice* über BL 32 folgendes: «ein druckempfindlicher Punkt bei Ischias und ein unverzichtbarer Punkt, um die Schmerzen zu beenden. Sollte er nicht effektiv sein, dann füge man Bl 37 hinzu».

Auch Shiroda erwähnt in seinem Buch *Basic Study of Acupuncture and Moxibustion* diesen Punkt als einen Schlüsselpunkt bei Neuralgie (Ischias). Auf der anderen Seite berichtet Kinoshita Haruto in seinem Buch *Treatments of sciatica*, dass das Nadeln von Bl 32 in manchen Fällen den Ischiasschmerz verschlechtern könne. Da ich selbst diesen Punkt für Ischias nicht benutze, kann ich dazu keinen Kommentar abgeben. Es werden noch andere Faktoren mitspielen, wenn Therapeuten gegenteilige Resultate erzielen.

Was mir sofort einfällt, wenn ich Bl 32 erwähne, sind Hämorrhoiden. Ich hatte als Teenager einmal eine Bauchfellentzündung, und am Tag nachdem die ausgeheilt war, spielte mein Lieblings-Baseballteam im örtlichen Stadion. Diese

Gelegenheit konnte ich einfach nicht auslassen. Ich sah mir das ganze Spiel von den Betonstufen aus an. Zwei oder drei Tage später hatte ich ein unangenehmes Gefühl im After und bekam blutende Hämorrhoiden. Diese heilten nicht ab, und schließlich bildete sich eine Analfistel. Täglich wurde der Verband im Krankenhaus gewechselt, aber die Hauptfistel in der Größe eines Bleistiftes wollte und wollte nicht abheilen. Mein Arzt wollte mich operieren, aber mein Akupunkteur Meister Miura riet mir davon ab, denn er meinte, das könnte meine Tuberkulose wieder aufflammen lassen.

Kurz darauf untersuchte mich Meister Miura gründlich. Ich kann mich noch immer an die fast unerträglich schmerzhafte Palpation von Bl 32 erinnern. Der ganze Bereich um diesen Punkt herum war ein riesiger schmerzhafter Punkt. Aber statt zu heilen, bildeten sich 5 neue offene Stellen um die Analfistel und die Tuberkulose flammte wieder auf.

Durch diese neuen offenen Stellen war es zu aufwändig, tägliches ins Krankenhaus zu gehen, also führte ich den Verbandswechsel selbst durch. Meister Miura behandelte mich weiter mit Akupunktur. Ich kann mich nicht mehr an die genauen Punkte erinnern, aber er sagte, sie seien in einer Vertiefung in der Nähe von Bl 32 gewesen; vielleicht lagen sie näher bei Bl 53. Er benutzte eine 60 mm lange Nadel und führte diese fast die gesamte Länge ein. ich verspürte dabei ein schwer zu beschreibendes Gefühl im After, aber es fühlte sich gut an. Nach ein paar dieser lokalen Behandlungen besserte sich mein Zustand so weit, dass sich keinen Verband mehr brauchte. Die Kraft der Naturheilkunde ist wirklich bemerkenswert!

Bl 35 *(e-yō / huì yáng)* 

Zhen Jiu Jia Yi Jing (Der systematische Aku-Moxa Klassiker): «beidseits des Steißbeins»

Lokalisation: «0,5 cun beidseits der Steißbeinspitze.»

Palpation: der Patient liegt auf der Seite, dass untere Bein gestreckt und das obere gebeugt (Abb. 2. 35). Das gebeugte Knie soll auf der Liege liegen, man selbst stehe auf der Bauchseite des Patienten. Man palpiere das Steißbein vom Kreuzbein ausgehend bis zur Steißbeinspitze. Auf halber Strecke bleibt man mit dem Finger förmlich «hängen». Durch Hin- und Her-Bewegen lässt sich hier eine Verhärtung ertasten. Je dünner der Patient ist, desto weiter oben liegt dieser Punkt.

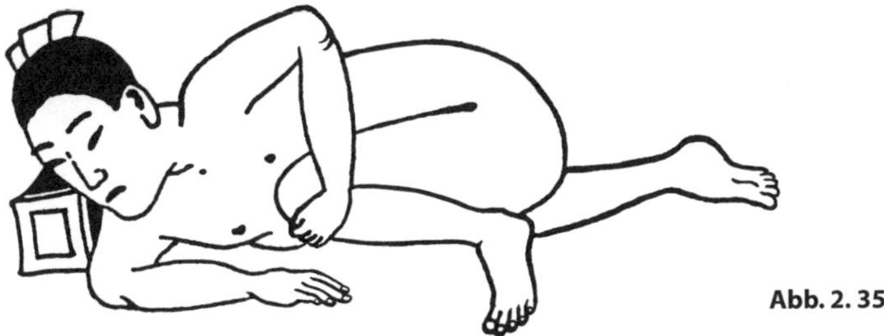

Abb. 2. 35

Stichtechnik: Man nadelt in der oben beschriebenen Position. Sobald man eine Tiefe von 50-60 mm erreicht, verspürt der Patient ein Gefühl im Anus. Bei dünnen Patienten genügt eine Tiefe von etwa 50 mm. Sollte die Empfindung anderswo als im After auftreten, muss man die Nadeln wieder herausziehen, erneut palpieren und erneut nadeln. Als Nadel verwende man eine dicke Nadel (0,2–0,24 mm).

Indikation: Hämorrhoiden. Bei Verstopfung durch eine Enddarmstörung nadle man links.

Gluteuspunkt *(den-atsu)* 

(Kinoshita, 1968): «Den Mittelpunkt zwischen dem oberen mittleren Eck des Trochanter major und der Spina Iliaca posterior Superior nenne ich «Gluteuspunkt» *(danatsu)*.»

Lokalisation: in der Mitte zwischen Trochanter major und Spina iliaca posterior superior (Abb. 2.36).

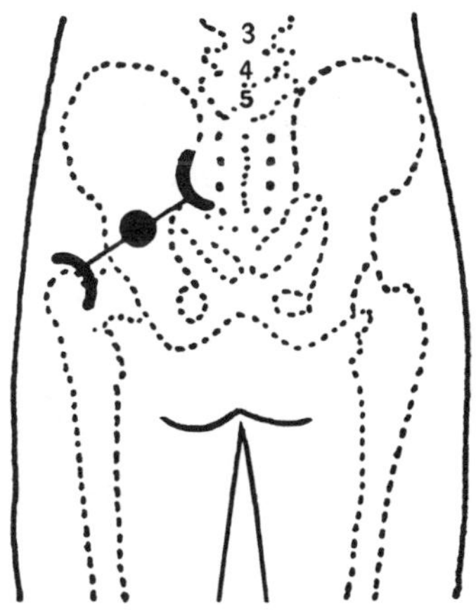

Abb. 2.36

Palpation: der Punkt kann auch in Bauchlage lokalisiert werden, am genausten findet man ihn jedoch in Seitenlage. Zuerst lokalisiere man den Mittelpunkt zwischen Trochanter major und Spina Iliaca posterior superior. Mit festem Druck und kleinen Kreisen mit Daumen oder Mittelfinger suche man nach einer Verhärtung. Falls man nichts ertasten kann, kneife man und suche so nach einer leicht geschwollenen Stelle oder Hautverdickung. Verhärtungen in der Muskulatur palpiert man mit festen Mittelfingerdruck oder, indem man sanft mit den Fingerknöcheln über dieses Areal streicht.

Stichtechnik: wenn der Patient auf dem Bauch liegt, verwende man eine 50 mm Nadel. In Seitenlage genügt eine 40 mm Nadel. Man steche senkrecht bis zur Verhärtung. In Seitenlage wandert der Punkt weiter zur Oberfläche, weshalb man nicht so tief nadeln muss.

Indikation: Ischias, Hämorrhoiden, Piriformis-Syndrom.

Erläuterung: selbst wenn das Hauptsymptom eigentlich Schmerzen im unteren Rücken sind, ist häufig der Gluteuspunkt sehr kneifempfindlich. Dann ist eine Beteiligung des Ischias zu vermuten.

Manche Patienten klagen über nächtliche Knieschmerzen. Häufig ist der Bereich um das Knie kaum druckempfindlich oder entzündet, aber der Gluteuspunkt oder Bl 59 sind sehr druckempfindlich. Ich gehe davon aus, dass sich in diesem Fall der Ischiasnerv ins Knie projiziert. In diesen Fällen dient die Palpation dieses Punktes auch der diagnostischen Abklärung.

Vor einiger Zeit kam es wieder zu einem Rückfall meiner Hämorrhoiden und sie bluteten einige Zeit lang. Bei einem Treffen unserer Akupunkturgesellschaft konnte ich meinen sehr geschätzten Kollegen Kagiono Masashi zu einer Behandlung überreden. Er begann die Behandlung mit direktem Moxa am unteren Rücken und Hüftbereich. Am Gluteuspunkt links spürte ich gar keine Hitze. Also brannte er mehrere Dutzend Moxakegel an diesen Punkt ab, bis ich Hitze wahrnehmen konnte. Am nächsten Tag war die Blutung vorbei. Zwei Wochen lang wurde ich mit direktem Moxa am Gluteuspunkt behandelt, bis sich die Hitzeempfindlichkeit dort normalisiert hatte.

Bl 42 *(haku-ko / pò hù)* 

Sù Wèn: «für die Lokalisation soll der Patient im Fersensitz sitzen.»

Wang, 1027: «in einer tiefen Mulde»

Zhen Jiu Jia Yi Jing (Der systematische Aku-Moxa Klassiker): ««beidseits der Basis des 3. Wirbels; jeweils 3 cun lateral [der Mittellinie]»».

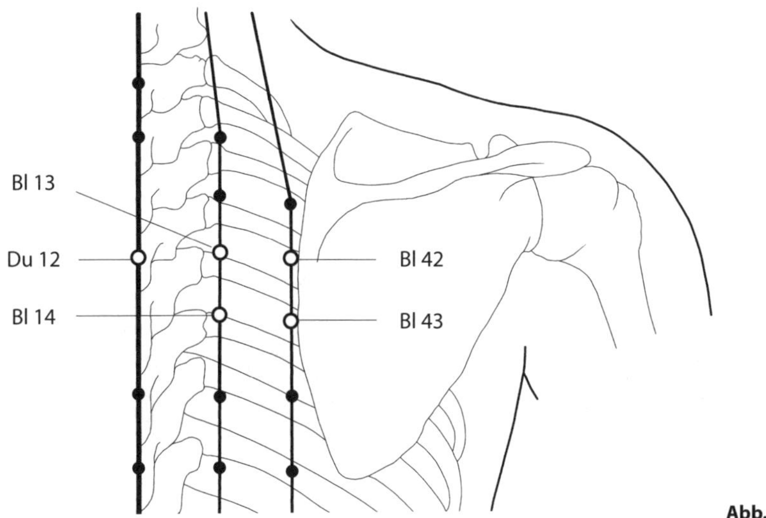

Abb. 2.37

Illustriertes Handbuch für Akupunktur und Moxa, Honma Shōhaku, 1955: «die Punkte von Bl 41 bis hinunter zu Bl 54 liegen am lateralen Rand des Musculus erector spinae, vier fingerbreit lateral des *Du Mai*. Die sechs Punkte von Bl 41 bis Bl 46 werden oft vom medialen Rand des Schulterblattes bedeckt. Daher [muss der Patient so gelagert werden], dass sich die Schulterblätter öffnen. Wenn der Patient die Ellbogen aneinander führt, wie es im Buch *Schwierig zu erlernende Punktlokalisationen* [Ichizaka, 1835] beschrieben wird, erleichtert das die Lokalisation.» (Abb. 2.38)

Lokalisation: lateral von Bl 13; bei seitlich angelegten Armen an der Mittelkante der Scapula. (Abb. 2.37)

Palpation: die Rückenpunkte werden meistens in Bauchlage lokalisiert und behandelt. Die Punkte Bl 41 und Bl 42 hingegen lokalisiert man am besten am sitzenden Patienten. Durch Verschränken der Arme treten etwaige Auffälligkeiten deutlicher hervor.

Stichtechnik: senkrecht oder schräg, oberflächlich, die Nadelspitze nach kranial gerichtet. Auch mit einer oberflächlichen Stichtechnik lässt sich eine gute Nadelausstrahlung auslösen.

Indikation: Taubheit der Arme, Nackensteifigkeit, schmerzhaft eingeschränkte Rotation des Kopfes.

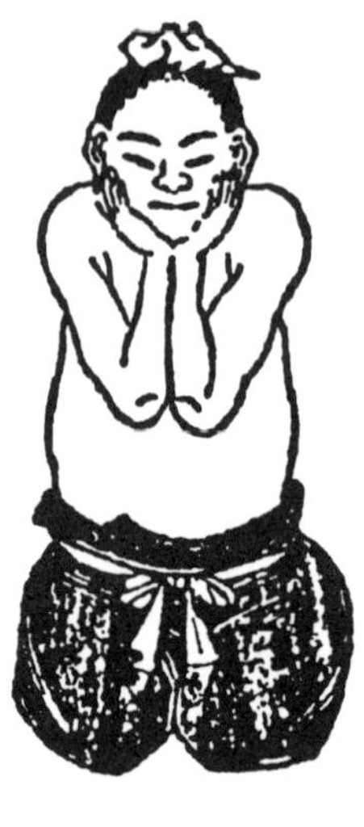

Abb. 2.38

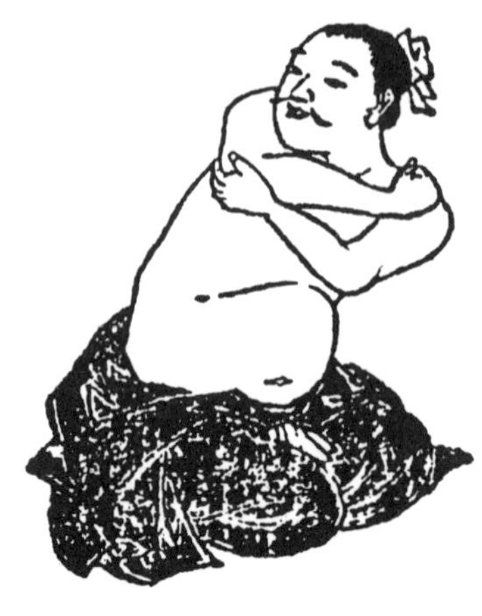

Abb. 2.39

Erläuterung: der dritte Ast des Blasenmeridians beginnt mit Bl 41 und Bl 42, der zweite Ast beginnt mit Bl 12 und Bl 13. Der erste Ast liegt unmittelbar neben den Dornfortsätzen (auch als Hua Tuo Jia Ji-Punkte bekannt). Die Punkte am dritten Ast sollen die Shu-Punkte am zweiten Ast unterstützen können. Bl 41 ist sozusagen ein unterstützender Punkt für Bl 12 und kann daher bei Erkältungen oder einem protrahierten Infekt verwendet werden. Bl 42 unterstützt Bl 13 und kann daher für protrahierte Erkrankungen der Atemwege gewählt werden.

Punkte am oberen Rücken sollte man am besten in Bauchlage oder im Sitzen lokalisieren und nadeln. Bl 42 in Liegen zu nadeln ist jedoch gar nicht so einfach. Normalerweise bitte ich meine Patienten, die Hände auf den Kopf zu legen, sodass sich die Ellbogen öffnen und die Brust flach auf der Liege aufliegt. Auf diese Art öffnen sich die Schulterblätter. Am allerbesten jedoch zeigen sich diese Punkte in sitzender Position. Noch besser ist es also, wenn der Patient die Ellbogen zusammenführt, dadurch lassen sich Verhärtungen um Bl 42 leicht auffinden. Im Buch *Schwierig zu erlernende Punkt-Lokalisationen* findet man folgende Erklärung:

> «Um Punkte für die Behandlung mit Moxa zu lokalisieren, soll der Patient aufrecht im Fersensitz sitzen, wobei die Hände dabei das Kinn unterstützen (Abb. 2.38). Man gebe acht, dass [der Patient] nicht nach vorne gekippt.» (Ishizuka, 1835).

Manchmal bitte ich die Patienten, mit einer Hand die gegenüberliegende Schulter zu umfassen. Das bewirkt ebenfalls eine gute Öffnung zwischen den Schulterblättern (Abb. 2.39.)

Shiroda (1940) und Irie (1980) klassifizierten Bl 42 als einen Spezialpunkt für Sehstörungen («Sterne sehen»). Das erinnert mich an meine jüngste Schwester, welche unter katakori (Steifigkeit von Nacken und Schultern) und Augenstörungen litt, möglicherweise auch wegen körperlicher Überlastung als Stricklehrerin. Sie litt unter Augenschmerzen, Kopfschmerzen und «Sterne sehen». Heutzutage gibt es dafür sehr effektive Augentropfen, aber damals, vor 50 Jahren, gab es nur die Möglichkeit, die Augen mit Wasser zu spülen oder mit Dampf zu befeuchten. Da meine Schwester aber ein Akupunkturfan war, durfte ich an ihr praktizieren. Ich habe wohl alle 365 Punkte an ihr lokalisiert und genadelt. Bei jedem Punkt sagte sie, dass es sich wundervoll anfühlen würde. Sehr gut kann ich mich an die Verhärtungen zwischen Bl 41 und Bl 42 erinnern. Als ich diese Punkte nadelte, fühlte sie die Ausstrahlung bis zum Nacken. Am effektivsten für ihr katakori waren die Punkte Bl 42, GB 21 und der Extrapunkt Oberer Bl 10.

Bl 43 *(kō-kō-yu / gāo huāng shū)* 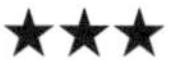

Zhen Jiu Jia Yi Jing (Der systematische Aku-Moxa Klassiker):
«beidseits der Basis des 4. Wirbels; jeweils 3 cun lateral [der Mittellinie]»

Lokalisation: an der medialen Kante des Schulterblattes, seitlich von Bl 14 (Abb. 2.37)

Palpation: man lagere den Patienten so, dass sich die Schulterblätter öffnen:

- *In Bauchlage:* man platziere ein Polster unter das Kinn des Patienten und bitte ihn, diesen mit beiden Armen zu umarmen. Im Idealfall liegt die Brust flach auf der Liege auf. Da der Trapezius nach schräg unten verläuft und an der Mittelkante des Schulterblattes ansetzt, folge man den Muskelfasern und palpiere mit der Mittelfingerspitze nach schräg oben. Man kann auch an der Kante des Schulterblattes entlang palpieren und mit kleinen Kreisbewegungen Druck nach oben ausüben. Man stößt dann auf eine Verhärtung oder einen schmerzhaften Muskelstrang.
- *Im Sitzen:* der Patient soll die Arme verschränken; man palpiere mit horizontalen hin-und her Bewegungen entlang der Kante des Schulterblattes.

Stichtechnik: nach schräg oben. Ich habe die Angewohnheit, an der linken Seite der Liege zu stehen. Dabei ist die Nadelspitze auch etwas nach lateral und cranial gerichtet, was auch besser zu funktionieren scheint. Ich versuche möglichst oberflächlich zu nadeln, aber manchmal braucht es dennoch 0,5 cun, bis die Nadelspitze die Verhärtung erreicht.

Indikation: Steifigkeit im Schulter-Nackenbereich durch Überanstrengung der Arme. Diese Veränderung zeigt sich tendenziell auf Seite des dominanten Armes, und das Maß der Überbeanspruchung spiegelt sich in Größe und Härte der Verhärtung wider. Eine weitere gute Indikation sind Müdigkeit und subfebrile Temperaturen im Rahmen einer Erkältung.

Erläuterung: in seinem Buch *Regeln der Akupunktur* (1766) schrieb Suganuma: «Erschöpfung und Leere, keine der 100 Krankheiten ist unheilbar. Dieser Punkt ist ein wahrer Segen für die Behandlung dringlicher Krankheiten.»

Meinen Studien der Klassiker zufolge wurde Bl 43 damals sehr häufig für extreme Erschöpfung oder Unterernährung angewandt. Auch heute besitzt dieser Punkt noch ein breites Anwendungsspektrum. Wenn man Bl 43 nadelt, kommt es zu einer Ausstrahlung hin zu GB 21, die sich weiter nach kranial bis zu GB 20, manchmal sogar bis zur Scheitelpunkt fortsetzt. Beim Nadeln dieses Punktes kann man seine grandiose Wirkung erspüren, sodass einem manchmal das Wasser im Munde zusammen läuft. Es kann auch zu Muskelzuckungen im Musculus trapezius kommen, sodass die Spannungen im Schulterbereich zeitweilig verschwinden können.

Dieser Punkt ist auch ein idealer Punkt für den «Technologie-Stress» der heutigen Zeit, also, wenn die Augen und Hände durch Computerarbeit stark beansprucht sind. Aufgrund der Lage dieses Punktes muss man einen Pneumothorax vermeiden. Vor allem während eines Asthmaanfalls muss man beim Nadeln dieses Punktes sehr vorsichtig sein.

Bl 50 *(i-sō / wèi cāng)* 

Zhen Jiu Jia Yi Jing (Der systematische Aku-Moxa Klassiker): «beidseits der Basis des 12. Wirbels; jeweils 3 cun lateral [der Mittellinie], in einer Vertiefung»

Lokalisation: beidseits von Bl 21 und 3 cun seitlich des Zwischenraumes zwischen den Dornfortsätzen von Th 12 und LWK 1 (Abb. 2.40).

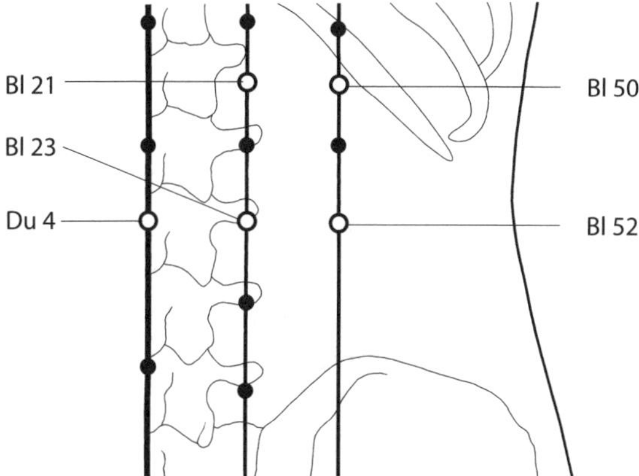

Abb. 2.40

Palpation: man suche einen druckempfindlichen Punkt in der Vertiefung seitlich von Bl 21, unmittelbar unterhalb der Rippen.

Stichtechnik: man steche ungefähr ein cun (30 mm) senkrecht oder schräg nach unten. Bei übergewichtigen Patienten braucht es manchmal eine 50 mm Nadel und man muss sogar etwas tiefer als 30mm stechen.

Indikation: Magen- oder Bauchschmerzen.

Bl 52 *(shi-shitsu / zhì shì)* 

Zhen Jiu Jia Yi Jing (Der systematische Aku-Moxa Klassiker): «beidseits der Basis des 14. Wirbels; jeweils 3 cun lateral [der Mittellinie]; der Patient soll dabei im Fersensitz sitzen.»

Lokalisation: Drei cun lateral von Du 4 (zwischen den Dornfortsätzen des 2. und 3. Lendenwirbels) und 1,5 cun seitlich von Bl 23 (Abb. 2.40).

Palpation: zwischen der 12. Rippe und der Darmbeinschaufel stößt man auf ein hartes Areal, am besten palpiere man mit 4 Fingern mit einer leicht vertikalen Bewegung. Zum Aufspüren des härtesten Punktes palpiere man dann in kleinen Kreisen mit der Mittelfingerspitze. Vor allem bei sehr mageren Patienten ist dieser Punkt sehr druckempfindlich, man sollte daher nicht zu kräftig drücken.

Stichtechnik: schräg nach medial und unten. Man benutze eine 50 mm Nadel und steche ungefähr 1 cun (30 mm) tief.

Indikation: Müdigkeit, Schmerzen im unteren Rücken, Nierensteine, oder als unterstützenden Punkt zusätzlich zu BL 23 bei Erkrankungen des Urogenitalsystems.

Erläuterung: BL 52 ist ein Punkt, an dem sich meistens eine Verhärtung oder Druckschmerzhaftigkeit zeigt. Manchmal ist diese Verhärtung anatomisch bedingt und kann nicht aufgelöst werden. Gibt es aber einen Bezug zu irgendeiner Pathologie, dann ist die Verhärtung auch sehr schmerzhaft und fühlt sich auch anders an.

Ganz am Anfang meiner Akupunkturzeit kann eine alte Frau in die Praxis meines Lehrers, als dieser gerade nicht da war. Das war die erste Gelegenheiten für mich, jemanden ohne Supervision zu behandeln. Ihre Hauptbeschwerde waren morgendliche Blähungen. Da ich an Bl 52 Verhärtungen vorfand, platzierte ich mehrere Stück direktes Moxa und nadelte Bl 23, Ni 6 und einige Punkte oberhalb und unterhalb des Nabels.

Bei der nächsten Behandlung war mein Lehrer wieder zurück, und die Patientin erzählte ihm, dass meine Behandlung ganz gut funktioniert habe. Ich denke, er hatte guten Grund, stolz auf mich zu sein. Meine Rettung glaube ich waren die Verhärtungen an Bl 52 gewesen, und wie leicht diese zu palpieren sind.

Gelegentlich sind bei Patienten mit Schmerzen im unteren Rücken und Schmerzen im Gebiet rund um Bl 52 die dortigen Verhärtungen schwierig zu palpieren, weil das ganze Gebiet verspannt ist oder die Patienten übergewichtig sind. Man kann den Punkt zwar erraten und nadeln, möglicherweise hat man dann aber das Gefühl, nicht den richtigen Punkt erwischt zu haben. In derartigen Fällen ist es leichter, den Punkt in Seitenlage zu lokalisieren und zu nadeln. In dieser Position genügt eine kürzere Nadel (40 mm). Wenn ich eine silberne 40 mm Nadel (0,16–0,18 mm) benutze, dann löst das eine angenehme Ausstrahlung aus. Bei manchen Patienten mit Schmerzen um Bl 52 herum findet man die Reaktionen eher an den Punkten Bl 22 und Bl 23. Wenn man dann diese Punkte etwa 1 cun tief nadelt, löst es meistens eine starke Nadelsensation an Bl 52 aus.

Sowohl im Sawada- als auch Ohta-Stil ist Bl 52 ein Standardpunkt, denn dieser Punkt stärkt die Nierenessenz. Man sagt, dass der Vater von Ohta Rinsai, das Oberhaupt der Ohta-Akupunkturschule, diesen Punkt täglich an sich selbst in seitlicher Position genadelt habe.

Bl 53 *(hō-kō / bāo huāng)* 

Zhen Jiu Jia Yi Jing (Der systematische Aku-Moxa Klassiker): «beidseits der Basis des 19. Wirbels; jeweils 3 cun lateral [der Mittellinie] in einer Vertiefung; in Bauchlage.»

Illustriertes Handbuch für Akupunktur und Moxa, Honma Shōhaku, 1955: «3 cun seitlich des Punktes unterhalb des 2. Kreuzbeinsegmentes. In Bauchlage liegt Bl 28 0,7 cun seitlich von Bl 32, Bl 53 liegt dann 1,5 cun seitlich von Bl 28; alle 3 Punkte liegen auf einer Linie. In diesem Gebiet ist das Fleisch tief.»

Lokalisation: lateral von Bl 32 und Bl 28, 3 cun lateral der Mittellinie (Abb. 2.41).

Palpation: man lokalisiere zuerst BL 32 an der medialen Unterkante der Spina Iliaca posterior superior. Dann palpiere man mit 3 Fingern lateral von Bl 32 an der Grenze des Kreuzbeins. Mit einer nach oben und unten gerichteten Bewegung am Ansatz des Gesäßmuskels suche man eine Verhärtung oder Vertiefung auf.

Stichtechnik: senkrecht oder leicht diagonal nach medial. Bei Prostatabeschwerden oder Libidoverlust steche ich bis in eine Tiefe von 3 cun. Das bewirkt eine tiefe Ausstrahlung hin zu Perineum, Anus, in die Leiste oder bis zu den Füßen.

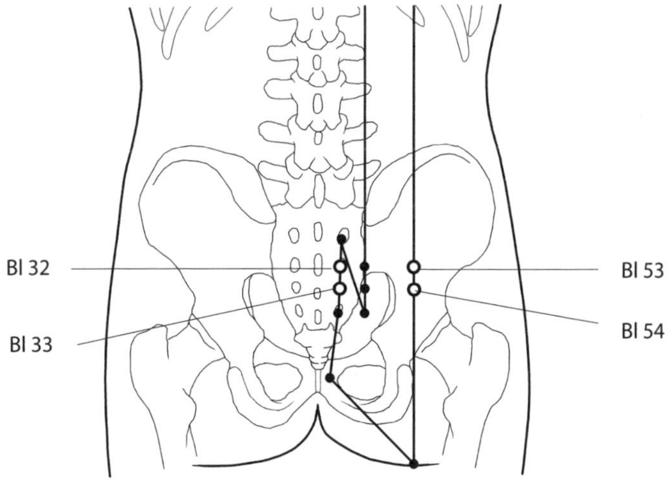

Abb. 2.41

Indikation: Oligurie, Libidoverlust, Prostatabeschwerden

Erläuterung: Vor 2 Jahren fungierte ich als Co-Autor eines Artikels meines Kollegen Nakamura Yaeko mit dem Titel *Ein-Nadel-Technik zu Verjüngung* (Nakamura, 1976). Es war mein erster Artikel im *Journal of Japanese Acupuncture and Moxibustion*. Es ging um die tiefe Nadeltechnik am Verjüngungspunkt (Wakagaeri-ipponshin), einem Punkt in der Nähe von Bl 53. Nakamura zufolge liegt der Verjüngungspunkt «in einer Vertiefung 4 fingerbreit seitlich der Mittellinie, 3 fingerbreit oberhalb der Steißbeinspitze.» Dieser Verjüngungspunkt kann also als eine alternative Lokalisation zu Bl 53 betrachtet werden.

Zur Lokalisation dieses Punktes suche ich nicht nach einer Verhärtung, sondern nach einer Mulde. Die Stichtiefe beträgt 4 cun, was sehr tief ist. Der Anblick der Nadel erschreckt meine Patienten. Das ist nicht verwunderlich, denn normalerweise nadle ich sehr oberflächlich. Aus diesem Grund achte ich darauf, dass sie diese langen Nadeln nicht zu Gesicht bekommen. Ich nadle in die Vertiefung in der Nähe von Bl 53, aber nicht immer treffe ich die richtige Stelle. Manchmal stoße ich an einen Knochen und muss die Nadel mehrmals neu einstechen, bevor ich die richtige Stelle erwische. An der richtigen Stelle löst das eine deutliche Ausstrahlung aus, die manchmal ins Bein zieht, als Zeichen, dass der Ischiasnerv stimuliert wurde. Das ist aber nicht das Ziel dieser Technik. Richtig ausgeführt, erwirkt man eine Ausstrahlung in den Unterbauch, bei Männern auch in den Penis.

Dieser Punkt hat eine erstaunliche Wirkung auf die Libido. Ein Patient berichtete einmal, dass er den ganzen Heimweg eine Erektion gehabt habe. Auch wenn dieser Effekt nicht lange anhält, ist er dennoch eindrücklich. Dieselbe Nadeltechnik ist auch sehr effektiv für Oligurie. Ich hatte einmal einen Patienten mit erschwerter Miktion aufgrund einer Prostatavergrößerung. Unmittelbar nach dieser tiefen Nadelung konnte er völlig normal urinieren. Über einen langen Zeitraum kann er immer ein- oder zweimal im Jahr zur Behandlung, sobald er Schwierigkeiten beim Wasserlassen bekam. So lebte er bis zum reifen Alter von 80 Jahren ohne Prostataoperation. Dieses tiefe Nadeln von Bl 53 sollte man bei Oligurie also auf jeden Fall versuchen.

Bl 54 *(chip-pen / zhì biān)* 

Zhen Jiu Jia Yi Jing (Der systematische Aku-Moxa Klassiker): «beidseits der Basis des 21. Wirbels; jeweils 3 cun lateral [der Mittellinie]; in Bauchlage.»

Honma Shōhaku, 1955: «3 cun lateral des Punktes unter dem 3. Kreuzbein-segment.»

Lokalisation: seitlich von Bl 33, 3 cun lateral der Mittellinie (Abb. 2.41).

Palpation: man palpiere den Muskel seitlich des Kreuzbeins auf Höhe von Bl 33 und suche mit einer nach oben und unten gerichteten Bewegung nach einer Verhärtung am Ansatz des Gesäßmuskels.

Stichtechnik: senkrecht, oberflächlich (5 mm) bis tief (3 cm).

Indikation: Oligurie, Hämorrhoiden.

Punkte an Brust und Bauch

Ren 17 *(dan-chū / dàn zhōng)* 

Zhen Jiu Jia Yi Jing (Der systematische Aku-Moxa Klassiker): «1,6 cun unterhalb von Ren 18, in einer Mulde; in Rückenlage.»

Illustriertes Handbuch für Akupunktur und Moxa, Honma Shōhaku, 1955: «zwischen den Brustwarzen. In einer leichten Mulde auf der Verbindungslinie der beiden Brustwarzen. Dieser Punkt ist auf Druck schmerzhaft.»

Lokalisation: Mittig am Sternum auf Höhe des 4. Intercostalraumes (Abb. 2.42).

Palpation: man bestimme den Punkt zwischen den beiden Brustwarzen nur schätzungsweise und palpiere von etwas oberhalb davon mit der Mittelfingerspitze nach unten und sucht nach einer Vertiefung oder einem schwammigen Punkt. Zur genauen Lokalisation mache man kleine Kreise mit der Fingerspitze und suche nach dem druckempfindlichsten Punkt.

Nadeltechnik: schräg, oberflächlich; nach unten gerichtet.

Indikation: Neurosen, psychosomatische Störungen, Herzerkrankungen, gastrointestinale Beschwerden, Brusterkrankungen, ungenügende Milchbildung.

Erläuterung: Ren 17 scheint bei depressiven oder pessimistischen Personen schmerzempfindlich zu sein. Durch Behandlung dieses Punktes mit Moxa bessert sich diese Druckempfindlichkeit, die Brust öffnet sich und auch die trübe Stimmung hellt auf. Früher behandelte ich diesen Punkt häufig mit Moxa, aber da Ren 17 ein recht empfindlicher Punkt und daher schwer zu behandeln ist, behandle ich heutzutage dieselben Beschwerden mit *Du Mai*-Punkten, die denselben Effekt haben (Du 9, Du 10). Ren 17 verwende ich heutzutage primär für diagnostische Zwecke. Wenn Ren 17 und auch der linke Axillarpunkt druckempfindlich sind, dann ist dies ein wichtiger Hinweis auf eine Herzerkrankung. Therapeutisch nutze ich Ren 17 immer noch (mit Moxa) in Kombination mit Dü 11 bei ungenügender Milchbildung

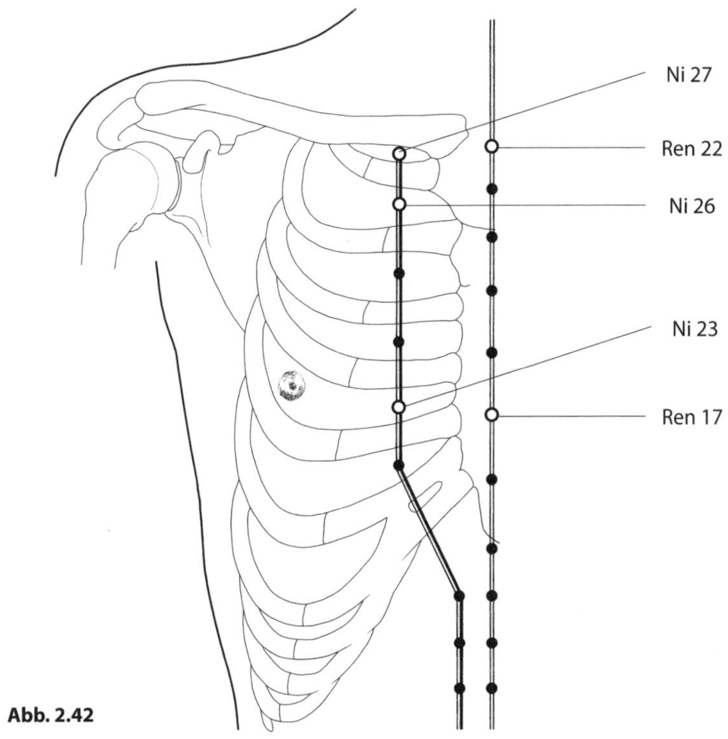

Abb. 2.42

oder Brustentzündungen. Diese Kombination löst Spannungen in den Brustdrüsen und erleichtert die Milchbildung.

Menschen mit gastrointestinalen Beschwerden berichten häufig von einem Blockadegefühl in der Kehle oder unterhalb des Brustbeins. Diese Blockade lässt sich durch Nadeln von Ren 17 lösen. Ich nadle Ren 17 bei jeglichen Beschwerden des Ösophagus zusammen mit Ren 21. Diese Kombination ist sehr effektiv für Blockaden in der Speiseröhre, wenn das Essen sprichwörtlich «im Hals stecken bleibt». Ren 17 ist der Mu-Punkt des Perikard-Meridians; der Perikard-Meridian ist sowohl für Verdauungsstörungen als auch für Kreislaufstörungen zuständig.

Ni 27 *(yu-fu / shū fŭ)* 

Zhen Jiu Jia Yi Jing (Der systematische Aku-Moxa Klassiker): unterhalb des Schlüsselbeins. 2 cun lateral von Ren 22, in einer Vertiefung. Der Patient liege am Rücken.

Illustriertes Handbuch für Akupunktur und Moxa, Honma Shōhaku, 1955: «am unteren Rand des Schlüsselbeins, 2 cun von der Mittellinie entfernt; dort, wo die 1. Rippe unter dem Schlüsselbein zu verschwinden beginnt, in einer Vertiefung.»

Lokalisation: unter der Schlüsselbein in der Nähe des Manubriums des Brustbeins (Abb. 2.42).

Palpation: man lege 2 Finger auf den unteren Rand des Schlüsselbeins und gleite nach medial in Richtung Brustbein. Auf Druck findet man den Punkt dort, wo sich die 1. Rippe erhebt, und unmittelbar daneben trifft man auf einen festen, druckempfindlichen Muskelstrang.

Nadeltechnik: man lässt die Nadel sehr oberflächlich liegen. Einfach nach dem Einklopfen mit dem Führungsröhrchen, ohne weiter tiefer zu stechen, liegen lassen.

Indikation: Thoracic Outlet Syndrome, (vor allem in Kombination mit einem Hyperabduktionssyndrom[11]); Erkrankungen der Kehle und der Schilddrüse.

Ni 26 *(waku-chū / yù zhōng)* 

Zhen Jiu Jia Yi Jing (Der systematische Aku-Moxa Klassiker):
«1,6 cun unter Ni 27, in einer Mulde. In Rückenlage.»

Illustriertes Handbuch für Akupunktur und Moxa, Honma Shōhaku, 1955:
«im 1. Intercostalraum, 2 cun seitlich der Mittellinie.»

Lokalisation: im 1. Intercostalraum am Seitenrand des Brustbeins (Abb. 2.42).

11 Das Hyperabduktionssyndrom trifft man bei Entzündungen der Halswirbelsäule an, wo eine starke Abduktion des Oberarmes schmerzverschlimmernd wirkt, eine Parästhesie auslöst und die Durchblutung des Armes abgeklemmt. Ein typisches diagnostisches Zeichen hierfür ist, dass bei starker Abduktion des Oberarmes der Radialispulses verschwindet.

Palpation: die 1. Rippe ist zur Hälfte vom Schlüsselbein verdeckt, folglich gibt es keine Mulde zwischen 1. Rippe und Schlüsselbein. Die Intercostalräume beginnen daher zwischen der 1. und 2. Rippe, was als «1. Intercostalraum» bezeichnet. Wie bei Ni 27 platziere man zwei Finger zwischen die Rippen. Man suche die Ansatzstelle der 1. Rippe am Brustbein und suche mit den Fingerspitzen horizontal einen druckempfindlichen Punkt.

Nadeltechnik: senkrecht, oberflächlich.

Indikation: Thoracic Outlet Syndrome; Erkrankungen der Kehle u. der Schilddrüse.

Ni 23 *(shim-pō / shén fēng)* 

Zhen Jiu Jia Yi Jing (Der systematische Aku-Moxa Klassiker):
«1,6 cun unterhalb von Ni 24, in einer Mulde. Der Patient liegt in Rückenlage.»

Illustriertes Handbuch für Akupunktur und Moxa, Honma Shōhaku, 1955:
«im 4. Intercostalraum, 2 cun seitlich der Mittellinie.»

Lokalisation: seitlich von Ren 17, im 4. Intercostalraum, am Seitenrand des Brustbeins (Abb. 2.42).

Palpation: Ren 17 liegt auf der Verbindungslinie der beiden Brustwarzen. Man platziere den Ringfinger in den 4. Intercostalraum, den Zeigefinger auf die 5. Rippe und den Mittelfinger auf die Seitenkante des Brustbeins. Dann palpiere man mit dem Mittelfinger an der Brustbeinkante auf und ab und suche nach dem druckempfindlichsten Punkt.

Nadeltechnik: senkrecht, oberflächlich, oder horizontal nach lateral.

Indikation: Intercostalneuralgie; Ni 23 auf der linken Seite bei Herzerkrankungen.

Axillarpunkt *(eki-ka-ten)* 

(Akabane, 1954): man bestimme die Kreuzungsstelle der beiden Linien senkrecht vom Zentrum der Axilla und der horizontalen Linie durch die Brustwarzen. Der so gefundene Punkt liegt in etwa 8 cm unterhalb der Axilla. Man markiere diesen

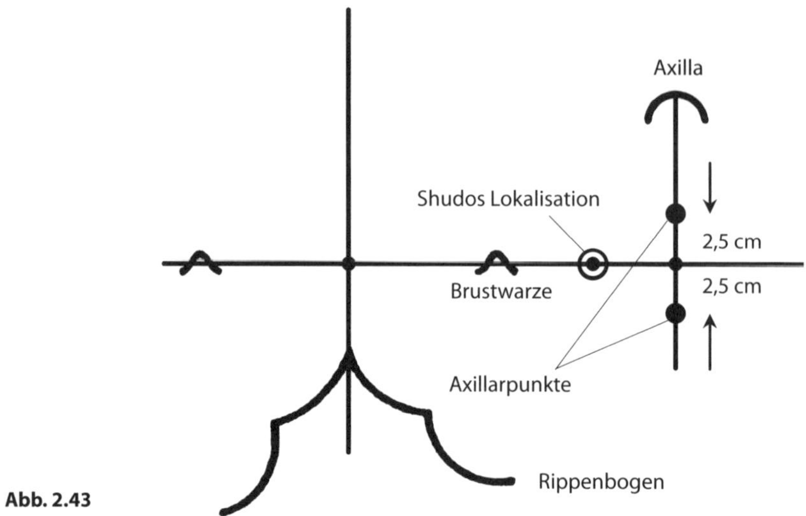

Abb. 2.43

Punkt und auch noch je einen Punkt 2,5 cm oberhalb und einen 2,5 cm unterhalb davon. Diese Punkte nennt man die Axillarpunkte.»

Lokalisation: etwas anterior der Kreuzungsstelle der senkrechten Axillarlinie und der horizontalen Linie auf Höhe der Mitte des Brustbeins (auf Höhe der Brustwarzen) (Abb. 2.43).

Palpation: zur Lokalisation der Axillarpunkte taste man einseitig mit dem Mittelfinger von der oben beschriebenen Lokalisationsstelle aus in Richtung Brust mit kleinen Kreisen und palpiert dabei mit den Fingerspitzen horizontal hin und her. Die Auffälligkeiten findet man nur selten direkt auf der Axillarlinie, meistens eher etwas anterior davon. Ich selbst finde den Aktiven Punkt meistens in etwa in der Mitte zwischen der Axillarlinie und den Brustwarzen. Auch die Punkte knapp oberhalb und unterhalb überprüfe man am besten auf die gleiche Art und Weise. Dann lokalisiert man den Axillarpunkt auf der anderen Seite. Man kann auch ausprobieren, die Fingerspitze senkrecht hin und her zu bewegen.

Ebenso kann man auch gleichzeitig beidseits mit beiden Mittelfingern die Axillarpunkte ertasten. So ist es am einfachsten, den besten Punkt aufzufinden, weil man die Seiten vergleichen kann.

Nadeltechnik: man setze eine Intradermalnadel mit der Spitze nach hinten im rechten Winkel zur Axillarlinie.

Indikation: Erkrankungen der Atemwege wie Husten, Asthma oder Dyspnoe. Sehr häufig benutze ich diesen Punkt als diagnostischen und therapeutischen Punkt bei Herzerkrankungen.

Erläuterung: bis zu dem Zeitpunkt, als Akabane den Axillarpunkt definierte, benutzte ich niemals Punkte im Bereich der Axilla. Aber als ich Akabanes Punkt ausprobierte, bemerkte ich, wie hilfreich dieser sowohl diagnostisch als auch therapeutisch ist. Meistens findet man die Reaktionen anterior der Axillarlinie. Genauso wie bei den üblichen Akupunkturpunkten ist es am effektivsten, den Punkt mit der stärksten Auffälligkeit zu behandeln.

Findet man in den Intercostalräumen keine Auffälligkeiten, liegt der Punkt meistens versteckt am unteren Rand einer Rippe. In diesen Fällen ertaste man am unteren Rand der Rippen mit horizontalen Fingerbewegungen den reaktiven Punkt.

Ein Blick auf eine Akupunkturtafel zeigt, dass Mi 21 auf der Axillarlinie liegt, und Mi 18 liegt etwas weiter Richtung Brust. In gewissem Sinne ähnelt der Axillarpunkt den beiden Milz-Punkten. Laut den Klassikern ist die Hauptindikation für diese beiden Milz-Punkte «Schmerzen in der Flankenregion». Manche Texte erwähnen auch Asthma, aber es ist klar, dass erst Akabanes Technik mit Intradermalnadeln am Axillarpunkt die Anwendung bei Asthma so populär machte.

Dieser Punkt ist gut bei Husten, vor allem bei trockenem Husten ohne Schleim. Und auch wenn Schleim vorliegt, wird dieser durch die Behandlung dieses Punktes dünner und verschwindet schlussendlich. Im Behandlungsansatz nach Akabane sollten die Axillarpunkt nur einseitig genadelt werden. Man nadelt nur die Seite mit der stärkeren Palpationsreaktion. Meiner Erfahrung nach ist das beidseitige Nadeln dieses Punktes hingegen noch effektiver. Folglich nadle ich bei starkem Husten oder schwerem Asthma beidseits, und sobald sich die Beschwerden bessern, nadle ich nur noch die schmerzhaftere der beiden Seiten.

Wenn man die Haut im Bereich der Axillarpunkte zwischen den Fingerspitzen etwas abhebt, dann zeigt sich, dass meistens jene Stelle mit dem dicksten Unterhautfett auch die empfindlichste ist. Statt mit Druck zu palpieren, kann man also für die Lokalisation auch die Haut mit zwei Fingern abheben. Diese Technik ist besonders im Asthmaanfall hilfreich, da der Patient dann nicht am Rücken liegen kann.

Bei Herzerkrankungen findet man die auffälligere Reaktion links. Dann ist meistens auch nur links die Haut verdickt. Aus diesem Grund ist der Axillarpunkt ein nützlicher diagnostischer Punkt bei Herzerkrankungen, gemeinsam mit Punkten wie Ren 17, Ren 15 und dem linken Dü 11.

Die Behandlung von Husten und Asthma bei Kindern unter 3 Jahren ist einfach. Man setze einfach eine Intradermalnadel am sensitiveren der beiden Axillarpunkte, tonisiere Lu9 einseitig und stimuliere den oberen Rücken mit Kontakt-Nadelung.

Bei Intercostalneuralgie liegt der schmerzhafteste Punkt meistens nahe dem Axillarpunkt. Ich hatte einst eine Patientin mit Schmerzen und Schweregefühl in der linken Brustregion als Folge einer Erkältung. Ihre Beschwerden verschwanden nach folgender, einfacher Behandlung: Lunge 9 links tonisieren, Nadelung und direktes Moxa an einer Verhärtung bei Bl 13 links sowie eine Intradermalnadel am linken Axillarpunkt.

Lu 1 *(chū-fu / zhōng fŭ)* 

Zhen Jiu Jia Yi Jing (Der systematische Aku-Moxa Klassiker): «ein cun unterhalb von Lu 2 in einer Mulde, drei Intercostalräume oberhalb der Brustwarzen, [an der Stelle, wo] man einen Puls tasten kann. Der Patient liegt in Rückenlage.»

Illustriertes Handbuch für Akupunktur und Moxa, Honma Shōhaku, 1955: «man lokalisiere Lu 2 in einer Mulde unmittelbar unter der Unterkante des Schlüsselbeins. Von da aus ein cun tiefer, über dem Strang des großen Brustmuskel, finde man [diesen Punkt].»

Lokalisation: ein cun unterhalb der Vertiefung unmittelbar unterhalb des lateralen Endes des Schlüsselbeins (Abb. 2.44).

Palpation: man lege die Spitze des Mittelfingers in die Vertiefung unmittelbar unterhalb des lateralen Endes des Schlüsselbeins (medial und inferior zum Prozessus coracoideus/ Rabenschnabelfortsatz). Von dort aus bewege man die Finger nach unten, während man über die Muskelfasern hin und her palpiert. Man kreuzt mehrere Muskelstränge des Pectoralis Major und lokalisiere den Punkt am gespanntesten dieser Muskelstränge.

Nadeltechnik: senkrecht, sehr oberflächlich.

Indikation: Thoracic Outlet Syndrome, vor allem Hyperabduktionssyndrom; auch Husten und Dyspnoe bei einer Störung im Lungenmeridian.

Erläuterung: Lu 1 ist der Mu-Punkt des Lungen-Meridians. Mu-Punkte werden eingesetzt, wenn das Meridian-Ungleichgewicht klar ist, dass Muster festgelegt

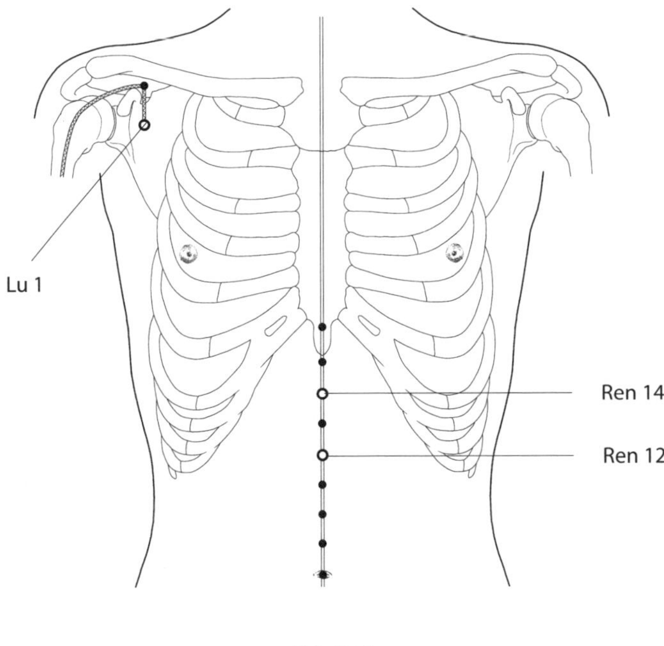

Abb. 2.44

werden konnte und ein Organsymptom vorliegt. Ich benutze die Mu-Punkte häufig in Kombination mit dem Rücken-Shu-Punkt des jeweiligen Meridians. Das ist meine bevorzugte Anwendung der Mu-Punkte.

Ren 14 *(ko-ketsu / jù què)* 

Zhen Jiu Jia Yi Jing (Der systematische Aku-Moxa Klassiker): «dies ist der Mu-Punkt Das Herzens. Man lokalisiere ihn ein cun unterhalb von Ren 15.»

Illustriertes Handbuch für Akupunktur und Moxa, Honma Shōhaku, 1955: «2 cun unter dem unteren Ende des Brustbeins, also ein cun unterhalb von Ren 15.»

Lokalisation: unmittelbar unterhalb der Spitze des Schwertfortsatzes (Abb. 2.44).

Palpation: man gleite mit einer Fingerspitze über die Spitze des Schwertfortsatzes nach unten und suche nach einem druckempfindlichen Punkt. Falls dieses Areal sehr angespannt ist, sollte man sehr sanft palpieren. Ist das Gebiet hingegen weich, schlaff oder eingesunken, dann sollte man etwas fester drücken. Man kann die Haut an dieser Stelle kneifen, um zu überprüfen, ob der Punkt empfindlich ist.

Nadeltechnik: senkrecht, oberflächlich

Indikation: gastrointestinale Beschwerden, insbesondere Magenprobleme, Herzerkrankungen, Schlaflosigkeit, Husten und Dyspnoe.

Erläuterung: Als «Fülle unter dem Herzen» *(Shinkaman / Xīn xià mǎn)* bezeichnet man, wenn das Gebiet um Ren 14 verhärtet und druckschmerzhaft ist. Zum ersten Mal erschien der Begriff «Fülle unter dem Herzens» im Shang Han (Za Bing) Lun, und wurde ursprünglich in der Kräutermedizin eingesetzt. Es gibt verwandte Begriffe wie «Spannungen im Epigastrium», «Verklumpung im Epigastrium», «Drängen im Epigastrium», «Verhärtung im Epigastrium», oder «Steinharte Verhärtung im Epigastrium». Diese Unterscheidungen wurden auf Basis von subjektiven und objektiven Empfindungen im Epigastrium getroffen, und für jede dieser Störungen wurden unterschiedliche Kräuterrezepturen verwendet. In der Akupunktur muss man die Qualität der Oberbauchspannungen nicht derart differenzieren. Für ein optimales Resultat sollte man jedoch andere Körperteile nadeln, bevor man das Epigastrium behandelt.

Bei Magenschmerzen und Übelkeit nadle ich beispielsweise zuerst ein paar 5-Wandlungsphasen-Punkte und Punkte an Kopf oder Rücken. Meistens verringert sich schon dadurch die Spannung im Epigastrium drastisch, ein Hinweis darauf, dass die Spannung in einer funktionellen Störung wurzelt und nicht unmittelbar in diesem Areal entspringt. Wenn die Behandlung von Fernpunkten keine Entspannung bringt, dann liegt vermutlich eine Pathologie im Epigastrium vor. In diesen Fällen macht es dann Sinn, direkt Ren 15 zu nadeln. Patienten mit Asthma weisen häufig eine erhöhte Spannung zwischen Ren 12 und Ren 14 auf. Sobald man die 5-Wandlungsphasen-Punkte genadelt hat und das Asthma nachgelassen hat, wird auch das Epigastrium weicher, aber man kann bei Astma auch Bauchpunkte nadeln. Ich hatte einmal selbst einen hartnäckigen Husten, der ohne Grund jede Nacht auftrat. ich nadelte Ren 14 im Bett liegend und drehte die Nadel sehr lange; schließlich hörte der Husten vollkommen auf. Eine weitere gute Indikation für Ren 14 sind Schlafstörungen. Normalerweise ist mein Schlaf gut, aber wenn ich Schwierigkeiten mit dem Schlafen habe, dann nadle ich in den Bereich zwischen Ren 12 und Ren 14 oberflächlich und drehe die Nadel. Dann schlafe ich während dem Nadeln noch ein. Interessanterweise wird in Kapitel 10 des *Ling Shu* Schlaflosigkeit als ein Symptom für eine Störung des Milz-Meridianes erwähnt, und auch Patienten mit Magen-Problemen neigen zu Schlafstörungen.

Ren 12 *(chū-kan / zhōng wǎn)* 

Illustriertes Handbuch für Akupunktur und Moxa, Honma Shōhaku, 1955: «die Distanz zwischen den Unterrand des Brustbeins und dem Nabel wird als 8 cun definiert. [Man lokalisiere Ren 12] in der Mitte, 4 cun [von beiden Endpunkten entfernt], auf der Linea Alba.»

Lokalisation: in der Mitte zwischen dem unteren Ende des Brustbeins und dem Nabel (Abb. 2.44).

Palpation: Ren 12 liegt zwischen Ren 11 und Ren 13, genau dort, wo die Reaktion am deutlichsten ist. Häufig ist dies etwas oberhalb des Mittelpunktes zwischen dem unteren Rand des Brustbeins und dem Nabel. Man drücke mit der Mittelfingerspitze entweder in kleinen Kreisen oder mit einer leichten Hin-und-her-Bewegung.

Nadeltechnik: senkrecht, oberflächlich. Mein Lehrer Lehrer, Meister Miura, nadelnden niemals direkt in die Linea Alba, sondern schräg, von etwas seitlich dieser Linie in Richtung Zentrum. Es ist aber auch in Ordnung, direkt senkrecht die Linea alba zu akupunktieren. Die Verhärtung liegt in einer gewissen Tiefe, die Nadelspitze muss einfach genau die Verhärtung erreichen. Sollte jedoch auf der Mittellinie eine Operationsnarbe liegen, ist es besser, schräg von der Seite zu nadeln.

Indikation: gastrointestinale Beschwerden, Schlaflosigkeit.

Erläuterung: Milz und Magen liegen im Zentrum der 5 Wandlungsphasen, und auch im Zentrum des Körpers. Ren 12 ist der Punkt für den mittleren Erwärmer, also Milz und Magen. Bei schwacher Verdauung wird das Magen-Qi schwach. Ren 12 ist der wichtigste diagnostische Punkt für die Verdauungsorgane und auch ein wichtiger therapeutischer Punkt.

Kurz nach Eröffnung meiner Praxis bekam ein Mann, der im Haus gegenüber lebte, starke Magenschmerzen. Daher stattete ich ihm einen Hausbesuch ab. Heutzutage nadle ich standardmäßig distale Punkte an Armen und Beinen, aber damals behandelte ich direkt das Beschwerdeareal, also akupunktierte ich Punkte am Bauch. Nach ein paar Nadeln teilte mir der Mann mit lauter Stimme mit, dass der Schmerz sich verschlechtert habe. Er bekam akute Magenkrämpfe. Ich versuchte, klar zu bleiben und überlegte, was ich sonst noch tun konnte, aber mir fielen keine distalen Punkte ein. Also fragte ich ihn, wo genau denn der Schmerz war. Da er genau auf Ren 12 zeigte, setzte ich eine Nadel sehr sanft bei diesem Punkt auf und stach sorgfältig ein. Sobald die Nadel die Haut nur ein paar Millimeter durchdrungen hatte, sagte der Mann «es hat aufgehört». Ich war sehr erleichtert, dann plötzlich erinnerte ich mich an Punkte wie Ma 34 oder Bl 50. In diesem Moment erinnerte ich mich auch an die Worte meines Lehrers, der sagte, dass man bei Magenkrämpfen die Behandlung sofort beenden solle, wenn Erleichterung eingetreten war, selbst, wenn es nur eine Nadel sei. Denn bei Fortsetzten der Behandlung könnten die Magenkrämpfe zurückkehren, also beendete ich die Behandlung. Es ist verrückt, wie das Nadeln eines Punktes den Schmerz verschlechtern kann und gleichzeitig das erneute Nadeln desselben Punktes den Schmerz wieder verbessern kann. Das ist das Geheimnis der Akupunkturpunkte, und ein Grund, warum Akupunktieren eine solche Herausforderung ist.

Ren 9 *(sui-bun / shuǐ fēn)* 

Zhen Jiu Jia Yi Jing (Der systematische Aku-Moxa Klassiker): «Ein cun unterhalb von Ren 10; ein cun oberhalb des Nabels.»

Lokalisation: Ein cun oberhalb des Nabels (Abb. 2.45).

Palpation: Man lege den Mittelfinger auf den Nabel und gleite nach oben an der Linea Alba entlang. Etwa 2 fingerbreit oberhalb des Nabels suche man mit der Fingerspitze mit Kreisbewegungen eine Verhärtung. Manchmal findet man an dieser Stelle eine Pulsation, was für Punkte um den Nabel herum nicht ungewöhnlich ist.

Nadeltechnik: Am effektivsten ist eine senkrechte, oberflächliche Nadeltechnik.

Indikation: Ren 9 verbessert die Ausscheidung von Flüssigkeiten. Daher benutze man diesen Punkt bei Ödemen oder Flüssigkeitsstagnation sowie bei Ungleichgewicht im Nieren-Meridian.

Erläuterung: Die erste schwere Krankheit meiner Kindheit war eine Bauchfellentzündung gewesen. Ich kann mich noch genau daran erinnern, dass mein Lehrer Punkte um den Nabel herum akupunktierte und mit Moxa behandelte. Er trug dann meiner Familie auf, diese Punkte täglich zu moxen, und ich kann mich auch noch genau erinnern, wie heiß das war, als diese Anfänger Punkte, die so nahe am Entzündungsgeschehen waren, mit Moxa behandelten. Es war genauso schmerzhaft wie die Moxabehandlungen an GB 21, die ich Jahre später wegen einer Rippenfellentzündung bekommen hatte.

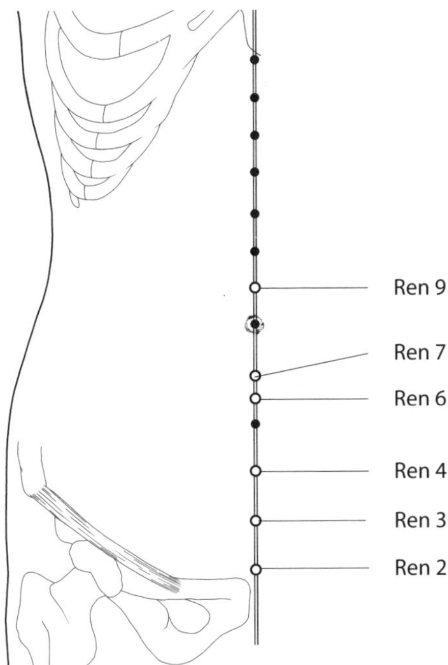

Abb. 2.45

Ren 9 ist ein diagnostischer Punkt sowohl für die Niere als auch für Milz und Magen. Ist Ren 9 unauffällig, dann sind Milz und Magen gesund. Wenn der Bereich oberhalb des Nabels jedoch weich ist, sind Milz und Magen schwach oder erkrankt. Bei mir ist die Pulsation der Aorta an diesem Punkt sehr stark. Möglicherweise rührt diese starke Pulsation von der chronischen Durchfallerkrankung her, die ich mir während meiner Bauchfellentzündung zugezogen hatte.

Menschen, bei denen dieser Punkt auffällig ist, haben früher einmal unter chronischem Durchfall gelitten. Folglich wird auch bei jenen Personen Ren 9 gestört sein, die immer noch unter Durchfall leiden (Taxi, 1843).

Auch nervöse Menschen haben eine starke Pulsation an Ren 9. Am effektivsten lässt sich diese Pulsation durch die Nadelung der entsprechenden 5-Wandlungsphasen-Punkte an Armen und Beinen reduzieren, z.B. Punkte wie Mi3 oder Ni 7. Bei chronischem oder akutem Durchfall suche man Punkte um den Nabel, an denen sich eine Pulsation ertasten lässt. Diese Punkte akupunktiere man oberflächlich und drehe die Nadel sehr langsam. Dadurch bessert sich das Missempfinden im Bauchbereich.

Ren 7 *(in-kō / yīn jiāo)* 

Zhen Jiu Jia Yi Jing (Der systematische Aku-Moxa Klassiker): «Ein cun unterhalb des Nabels.»

Illustriertes Handbuch für Akupunktur und Moxa, Honma Shōhaku, 1955: Wenn man den Bereich zwischen Nabel und oberer Schambeinkante als 5 cun definiert, dann lokalisiere man diesen Punkt ein cun unterhalb des Nabels.»

Lokalisation: Ein cun unterhalb des Nabels (Abb. 2.45).

Palpation: Die gleiche Technik wie bei Ren 9 beschrieben. Man gleite mit dem Mittelfinger vom Nabel ausgehend nach unten und lokalisiere – mit kreisenden oder hin-und her-Bewegungen – den aktiven Punkt.

Nadeltechnik: Senkrecht oder schräg nach unten.

Indikation: Schmerzen im unteren Rücken, Durchfall, Spannungen im Unterbauch. Ren 7 ist besonders bei einem Ungleichgewicht im Nieren-Meridian ein hilfreicher Punkt.

Ren 6 *(ki kai / qì hǎi)* 

Zhen Jiu Jia Yi Jing (Der systematische Aku-Moxa Klassiker): «1,5 cun unterhalb des Nabels.»

Illustriertes Handbuch für Akupunktur und Moxa, Honma Shōhaku, 1955: Wenn man den Bereich zwischen Nabel und oberer Schambeinkante als 5 cun definiert, dann lokalisiere man diesen Punkt 1,5 cun unterhalb des Nabels.»

Lokalisation: 1,5 cun unterhalb des Nabels (Abb. 2.45).

Palpation: Man palpiere mit etwas Druck mit der Fingerspitze horizontal oder vertikal hin und her, um nach Auffälligkeiten zu suchen.

Nadeltechnik: Schräg und sehr-oberflächlich oder oberflächlich (5 mm) in Richtung nach unten[12].

12 Shudo Denmai unterschiedet fünf Stichtiefen (Kontakt-Nadelung / extrem-oberflächlich / sehr-oberflächlich / oberflächlich / tief), näheres dazu in Kapitel 3 (Anm. d. dt. ÜS).

Indikation: Unterbauchschmerzen (vor allem im Gebiet der Ileocoecalklappe), psychosomatische Störungen, Störungen des autonomen Nervensystems. Pathologische Veränderungen im rechten Unterbauch wie zum Beispiel Blinddarmentzündungen zeigen sich an Ren 6.

Erläuterung: Im Moxastil nach Fukaya und Sawada benutzt man bei einer Blinddarmentzündung viele Moxakegel (direkte Moxibustion) an Ren 6. Bei einer präzisen Lokalisation des aktiven Punktes ist diese Methode sehr effektiv. Meine Mutter lebte in ihren späten Jahren bei uns. An einem Wintertag, sie war in etwa 80 Jahre alt, wachte sie gegen Mitternacht mit schweren Bauchschmerzen auf. Ich vermutete eine Blinddarmentzündung, da ich im rechten Unterbauch einen großen, sehr druckempfindlichen Klumpen palpierte. Aufgrund ihres fortgeschrittenen Alters wollte ich sie nicht für eine Operation ins Krankenhaus schicken, sondern ich wandte direktes Moxa an Ren 6 an.

Drei Stunden lang applizierten meine Frau und ich abwechselnd direktes Moxa an diesem Punkt. Ich konnte nicht mehr mitzählen, aber vermutlich waren es mehrere hunderte Moxakegel. Beim Morgengrauen war der Schmerz vollkommen verschwunden und von dem Tag an hatte meine Mutter bis zu ihrem Tod nie wieder Bauchschmerzen.

Ren 4 *(kann-gen / guān yuán)*

Sù Wèn: «Ren 4 liegt 3 cun unterhalb des Nabels.»

Illustriertes Handbuch für Akupunktur und Moxa, Honma Shōhaku, 1955: Wenn man den Bereich zwischen Nabel und der oberen Schambeinkante als 5 cun definiert, dann lokalisiere man [diesen Punkt] drei cun unterhalb des Nabels.»

Lokalisation: 3 cun unterhalb des Nabels (Abb. 2.45)

Palpation: Man benutze dieselbe Technik wie bei Ren 6 beschrieben.

Nadeltechnik: Schräg nach unten gerichtet. Ein oberflächlicher Einstich bewirkt oft eine Ausstrahlung in die Genitalien. Manchmal sinkt die Nadel recht tief ein, auch wenn man es gar nicht so geplant hat.

Indikation: Spannungen im Unterbauch, Störungen des Urogenitaltraktes, Depression.

Erläuterung: Bei Ren 4, Ren 5 und Ren 6 kümmere ich mich nicht um die exakte Lokalisation. Ich betrachte dieses ganze Gebiet als ein Areal und wähle immer den Punkt mit den deutlichsten Reaktionen. Diese Reaktionen reichen von einem harten angespannten Band bis hin zu einer Pulsation und einer großen Vertiefung. Jegliche Auffälligkeit, egal was es ist, kann als Basis für die Punktlokalisation dienen. Auf diese Art und Weise behandle ich dieses sehr wichtige Areal, das ihm *Nán Jīng* in Kapitel 8 wie folgt betont wurde: «[dies ist] die Quelle des Qi des Lebens, die Wurzel der Meridianen, die Pulsation zwischen den Nieren.»

Die Mitte des Unterbauches ist häufig eingefallen oder kraftlos. Wenn der Unterbauch schwach ist, dann führt das oft zu Anspannungen im Oberbauch, d.h., das Gebiet zwischen Ren 12 und Ren 14 verhärtet sich. In derartigen Fällen tonisiere ich den Unterbauch, um das Qi nach unten zu ziehen. Dann löst sich dieses Unwohlsein in Brust oder Bauchraum auf mysteriöse Art und Weise auf. Das erinnert mich an jene Art von «Ansammlung im Bauchraum», die man als «Rennendes Ferkel-Qi» bezeichnet. Im Kapitel 56 des *Nán Jīng* wird das wie folgt beschrieben:

> «Ansammlungen mit Bezug zu den Nieren nennt man «Rennendes Ferkel-Qi». Ihren Ursprung haben sie im Unterbauch und sie wandern nach oben ins Epigastrium. Man nennt sie «Ferkel», weil sie pausenlos und scheinbar grundlos eine längere Zeit lang nach oben und unten wandern. So eine Person leidet unter Keuchen, einer Umkehrung des Qi-Flusses, Erschlaffen der Knochen und Atemnot.»

Ich kenne Patienten mit einem derartigen Bauchbefund mit Herzerkrankungen. Auch bei Depression oder Störungen des autonomen Nervensystems sollte man sichergehen, dieses Areal genügend zu tonisieren, falls der Unterbauch weich sein sollte. Bei einer Kältepathologie ist direktes Moxa angebracht. Zen-Meditation oder andere Atemtechniken mit Fokus auf den Unterbauch zielen darauf ab, dieses Gebiet zu stärken. Wenn nämlich das Qi in diesen Bereich gut ist, dann entspannen sich die Schultern, der Oberkörper fühlt sich leichter an und der Kopf wird klar.

Es ist ganz natürlich, dass der Unterbauch im Alter weicher wird. Gewiss besteht dabei eine Tendenz in Richtung Leere, man kann das aber nicht als pathologisch bezeichnen. Der Unterbauch einer gesunden älteren Person (sowohl Haut als auch Muskeln), fühlt sich ebenmäßig weich an:

> «Ältere Menschen neigen zu Leere unten und Fülle oben. Das Qi unterhalb des Nabels ist schwach und die Konsistenz des Unterbauches weich, während oberhalb des Nabels an Ren 15 Spannungen liegen. Dies ist bei älteren Menschen auch so zu erwarten.» (Taki 1843)

Im klassischen *Mubun*-Akupunkturstil klopft man die Nadeln mit einem Hämmerchen in die Bauchpunkte. Akupunktur um Ren 4 herum nannte man hier die «Technik, um das Feuer herabzuziehen» (*Hibiki-No-Hari*). Diese Technik soll pathogenes Qi daran hindern, in den Kopf aufzusteigen und ermöglicht so ein friedliches Leben. Und tatsächlich ist Akupunktur um Ren 4 herum bei Wochenbettdepression und mentalen Störungen sehr effektiv. Dafür muss man aber die Nadel nicht mit einem Hammer einklopfen, die ganz normale Nadeltechnik mit einem Führungsröhrchen wirkt genauso gut. Am besten ist es, dünne Nadeln aus einem weichen Material wie Silber oder Gold zu verwenden.

Einmal behandelte ich eine Frau, die nach der Geburt ein seltsames Verhalten entwickelt hatte und am nächsten Tag eingewiesen hätte werden sollen. Nach einer Akupunkturserie besserte sich ihr geistiger Zustand und sie musste nicht ins Krankenhaus.

Bei manchen bildgebenden Verfahren für Niere oder Blase wird ein Katheter gesetzt. Dieses Einsetzen des Katheters ist schmerzhaft und verletzt auch die Harnröhre, was Schmerzen beim Wasserlassen zur Folge hat. Bei Patienten, die einmal diese Prozedur durchmachten, finde ich häufig eine sojabohnengroße Verhärtung zwischen Ren 4 und Ren 5. In diesen Fällen nadle ich diese Verhärtung sehr sanft, was eine angenehme Ausstrahlung in die Harnröhre auslöst. Da es sich hier eher um eine Verletzung als um eine Erkrankung handelt, wirkt Akupunktur sehr, sehr schnell. Sobald sich die Schmerzen beim Wasserlassen bessern, verschwindet auch diese Verhärtung im Bereich von Ren 4. Daher ist klar, dass die *Ren Mai* Punkte am Unterbauch eine direkte Verbindung zum Gewebe des Urogenitaltraktes aufweisen.

Ich behandelte einst eine ältere Frau mit chronischer Vaginalentzündung, die besonders beim Gehen schmerzte. Nach der ersten Akupunkturbehandlung berichtet sie, dass sie 2 Tage etwas müde gewesen war, aber dass sich die Schmerzen gebessert hätten. Sie war eine sehr dünne Frau, und am *Ren Mai* unterhalb des Nabels ertastete ich eine grubenartige Vertiefung. Da es keine schmerzhaften Punkte gab, nadelte ich einfach die tiefste Stelle dieser Vertiefung. Ich drehte die Nadel und schob sie ganz langsam etwas tiefer. In einer Tiefe von 2–3 mm berichtet die Patientin plötzlich über eine Empfindungen in ihrer Vagina. Die Nadeltiefe war so oberflächlich, dass man kaum von einem «Einstich» sprechen konnte. Es war eher eine Art oberflächliches Tonisieren. Ich nadelte noch andere Punkte (aber nur sehr wenige) mit derselben oberflächlichen Technik. An nächsten Tag berichtete sie, nun völlig schmerzfrei gehen zu könne. Offensichtlich hatte ich sie beim ersten Mal zu stark behandelt. Man muss bei der Behandlung älterer Patienten oder bei einer Leere-Konstitution also sehr, sehr vorsichtig vorgehen.

Ein anderer Fall war der einer Patientin, die freiberuflich arbeitete und die immer «mehr und mehr Kinder bekam». Das war vor der Zeit der Pille und nach dem 6. Kind wurde sie langsam besorgt. Sie war die Gesundheit selbst, aber sie bat mich, irgendetwas zu tun, damit sie nicht mehr schwanger werden würde. Ich nadelte also Ren 4 2–3 cun tief und benutzte 14 Stück direktes Moxa an Ren 5. Diese Behandlung führte ich täglich für eine Woche durch. Einige Wochen später war sie erneut schwanger geworden. Im 5. Monat entschied sie sich für eine Abtreibung und fragte mich, ob ich das machen könne. Daher nadle ich eine Woche lang täglich Ren 4, Mi 6 und Di 4: in der Schwangerschaft verbotene Punkte. Aber das alles bewirkte gar nichts, sie brachte einen gesunden Jungen zur Welt, und die Geburt war ganz einfach.

Im Werk *Supplement to the Prescriptions worth a Thousend Gold Pieces (Nachtrag zu den Rezepturen, die 1000 Grundstücke wert sind)* heißt es, dass durch Nadeln von Ren 4 eine Frau unfruchtbar würde. Ren 3 und Ren 4 liegen nur ein cun voneinander entfernt, also ist es schwer zu glauben, dass der eine Punkt Unfruchtbarkeit behandeln könne und der andere Unfruchtbarkeit auslösen würde. Ishizaka Sōtetsu nimmt dazu in seinem 1812 erschienenen Buch *Concise Discourse on Acupuncture and Moxibustion (Prägnante Abhandlung über Akupunktur und Moxa)* wie folgt Stellung: «Schlussendlich habe ich begriffen, dass auch die Alten nicht immer die Wahrheit sagten.»

Ishizaka Sōtetsu nahm den klassischen Werken gegenüber daher eine sehr kritische Stellung ein und stellte auch die Idee der verbotenen Punkte infrage. Sein Schwiegersohn Ishizaka Soukei zitierte 1860 die oben erwähnte Passage in seinem Buch *Special Stories of Acupuncture and Moxibustion (Spezielle Geschichten der Akupunktur und Moxibustion)* und im Vorwort der modernen Ausgabe dieses Buches schreibt Yanagiya Sorei folgenden Kommentar:

> «Bei korrekter Technik ist es nicht unmöglich, eine Schwangerschaft zu verhindern. Diese Wirkung kann man aber nur erzielen, wenn sich durch Nadelung der Unfruchtbarkeitspunkte am Unterbauch die inneren Organe tatsächlich zusammenziehen. Darum heißt es, dass man bei korrekter Nadeltechnik sowohl Unfruchtbarkeit behandeln als auch Schwangerschaft verhindern kann. Es hängt also von den Bedingungen ab. Man soll daher nicht sagen, dass die Menschen in alten Zeiten etwas nicht gewusst hätten oder unaufrichtig gewesen wären.»

Ich erinnere mich, dass mein Lehrer mir einmal von seinem Versuch erzählt hatte, Abtreibungen mit Akupunktur durchzuführen. Bei gesunden Frauen würde das nicht funktionieren, bei schwachen Frauen aber manchmal schon. Jedoch warnte er mich, dass, falls es doch wirken sollte, Komplikationen auftreten könnten. Man solle daher einen guten Gynäkologen im Hintergrund wissen, der die Patientin danach betreuen könnte.

Im Buch *The Illustrated Giude to Practical Acupuncture and Moxibustion Points (Illustrierter Leitfaden für klinisch relevante Akupunktur- und Moxa-Punkte beobachten)* schrieb Honma Shohaku 1955:

> «Traditionellerweise ist bei Frauen sowohl Akupunktur als auch Moxa an Ren 5 verboten. Es heißt, dass, wenn man diese Regeln nicht befolgen würde, eine Frau für den Rest des Lebens unfruchtbar werden könnte. Das scheint jedoch nicht so zu sein»

Das steht in Einklang mit meiner eigenen Erfahrung. Schwanger zu werden ist ein ganz natürlicher Prozess, und das zu verhindern geht gegen die Natur. Eine Abtreibung zu induzieren stört die Balance von Yin und Yang; das Ziel der Akupunktur ist es jedoch, die Balance zwischen Yin und Yang wiederherzustellen. Bedenkt man also, dass die Grundidee hinter der Akupunktur ist, die Gesundheit zu fördern, dann macht es durchaus Sinn, dass sowohl Mutter als das ungeborene Kind an Gesundheit dazugewinnen, wenn man Punkte am Bauch nadelt. Ich konnte nie glauben, dass man mit Akupunktur Abtreibungen durchführen oder jemand unfruchtbar machen könne. Mit Akupunktur eine Abtreibung auslösen zu wollen kann man als einen Missbrauch der Akupunktur bezeichnen. Bei richtig angewendeter Akupunktur führt das ganz natürlich zu einer normalen Geburt und zu einem gesunden Kind. Und so soll es auch sein.

Ren 3 *(chū-kyoku / zhōng jí)* 

Zhen Jiu Jia Yi Jing (Der systematische Aku-Moxa Klassiker): «vier cun unterhalb des Nabels»

Illustriertes Handbuch für Akupunktur und Moxa, Honma Shōhaku, 1955: Wenn man den Bereich zwischen Nabel und oberer Schambeinkante als 5 cun definiert, dann lokalisiere man [diesen Punkt] vier cun unterhalb des Nabels, ein cun oberhalb von Ren 2.»

Lokalisation: Ein cun oberhalb des Schambeins (Abb. 2.45).

Palpation: Man palpiere mit festem Druck die Oberkante der Schambeinfuge entlang. Das ist Ren 2. Von dort gleite man mit dem Finger nach oben und palpiere mit leichtem Druck auf und ab. Der feste Punkt oder Muskelstrang, den man dort manchmal ertasten kann, ist Ren 3.

Nadeltechnik: Man nadelt von leicht seitlich der Linea Alba nach medial und unten. Im Systematischen Klassiker der Akupunktur und Moxibustion heißt es, dass man an diesem Punkt zwei cun tief nadeln kann, und dass an Ren 3 eine tiefe Nadelung effektiv ist. Im Buch *A Precious Record of Acupuncture and Moxibustion (Wertvolle Aufzeichnungen zu Akupunktur und Moxibustion)* wird eine Tiefe von 0,7 cun empfohlen, was auch für normal gebaute Menschen ausreichend ist. Mit einer dünnen Nadel lässt sich in einer Tiefe von 0,5 cun eine Ausstrahlung in die Harnröhre auslösen. Man beginne mit einem sehr oberflächlichen Einstich und arbeite sich drehend Stück für Stück tiefer vor.

Indikation: Häufiges Urinieren, Dysurie (Schmerzen während oder nach dem Wasserlassen) bei Zystitis oder Urethritis, vaginaler Ausfluss.

Erläuterung: Einmal kam es vor, dass eine alte Frau mit Halbseitenlähmung mitten während eines Hausbesuches plötzlich sagte. «Meister, bitte warten Sie eine Minute». Dann quälte sie sich vom Futon herunter und kroch ins Badezimmer. Etwa 10 Minuten später war sie zurück und erzählte mir, wie «schrecklich es sei, sie müsse so oft Wasserlassen; am liebsten würde sie sterben.» Sie nahm zwar Medikamente, aber die halfen nichts. Außerdem hätte sie Eiter und Blut im Urin, und sie hätte Schmerzen. Kein Wunder, dass sich so verzweifelt war, denn durch die Schmerzen und dieses häufige Wasserlassen konnte sie die ganze Nacht kaum schlafen.

Also sagte ich zu ihr: «lasst uns zuerst ihre Blasenentzündung behandeln und danach die Halbseitenlähmung.» Die Schmerzen beim Wasserlassen waren schon nach der ersten Behandlung auf wundersame Art verschwunden. Sie dankte mir, indem sie ihre gesunde Hand in Gebetsposition an den Höhe anhob. Von da an behandelte ist sie drei Jahre lang wöchentlich. Von dieser Halbseitenlähmung konnte sie sich aber nur so weit erholen, dass sie in dem eigenen Zimmer umhergehen konnte, aber die Schmerzen beim Wasserlassen waren nach dieser ersten Behandlung nie wieder aufgetreten, nur ein etwas häufigeres Wasserlassen blieb.

Antibiotika helfen zwar meist bei bakteriellen Blasenentzündung, aber manchmal auch nicht, und bei bakteriellen Blasenentzündungen sind sie völlig wirkungslos. Akupunktur hingegen ist bei beiden Arten von Blasenentzündung sehr effektiv. Wenn man die Verhärtungen im Bereich von Ren 3 und Ni 12 nadelt, wirkt das sofort. Bei akuten oder sehr schweren Fällen muss man etwas tiefer nadeln, um die gewünschte Ausstrahlung in die Harnröhre auszulösen; die Nadel sollte ungefähr 10 Minuten belassen werden. Direktes Moxa ist auch effektiv, aber bei akuten Fällen braucht es aber mehrere Moxakegel (mehr als 20). Das ist eine gute Behandlung, die die Patienten zu Hause selber durchführen können. Damit eine chronische Blasenentzündung jedoch vollständig ausheilen kann, sind aus meiner Sicht Punkte oberhalb von Ren 3 (im Bereich zwischen Ren 4 und Ren 6) effektiver.

Ren 3 hilft auch gut bei vaginalem Ausfluß. Meist nadle ich diesen Punkt jedoch *zusätzlich* zu anderen Punkten, und die Patientinnen sind von der schnellen Besserung erfreut.

Ren 2 *(kyok-kotsu / qū gŭ)* 

Zhen Jiu Jia Yi Jing (Der systematische Aku-Moxa Klassiker): oberhalb des Schambeins, ein cun unterhalb von Ren 3. Auf der Haargrenze, in einer Vertiefung, dort, wo man eine Pulsation palpieren kann.»

Illustriertes Handbuch für Akupunktur und Moxa, Honma Shōhaku, 1955: «An der Oberkante der Symphyse.»

Lokalisation: «An der Schambeinoberkante, auf der Mittellinie.» (Abb. 2.45.)

Palpation: Man palpiere unter Druck mit der Fingerspitze an der Oberkante des Schambeins horizontal hin und her. Dann verstärke man den Druck nach und nach und palpiere auf der Linea Alba und lokalisiere Ren 2 in einer kleinen Vertiefung auf der Linea Alba».

Nadeltechnik: Schräg; sehr-oberflächlich oder oberflächlich (1 cm), die Nadelspitze nach unten gerichtet.

Indikation: Siehe Ren 3; man suche einen druckempfindlichen oder verhärteten Punkt.

Ni 19 *(in-to / yīn dū)*

Zhen Jiu Jia Yi Jing (Der systematische Aku-Moxa Klassiker): ein cun unterhalb von Ni 20.»

Illustriertes Handbuch für Akupunktur und Moxa, Honma Shōhaku, 1955: «4 cun oberhalb von Ni 16, ein cun seitlich von Ren 12. In etwa in der Mitte zwischen Brustbein und Nabel.

Lokalisation: 0,5 cun seitlich von Ren 12 (Abb. 2. 46).

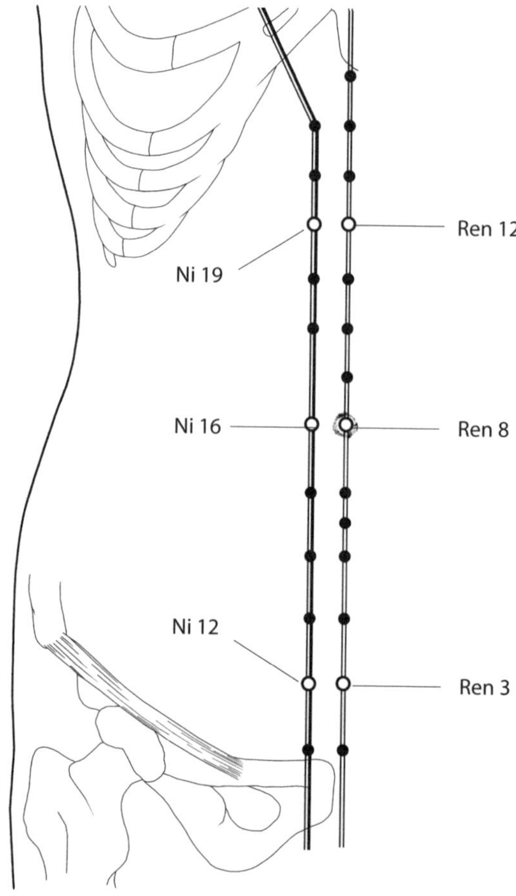

Abb. 2.46

Palpation: Sollte man an Punkten unmittelbar neben Ren 12 beim Darüberstreichen Auffälligkeiten finden, dann lokalisiere man Ni 19 indem man mit der Fingerspitze unter leichtem Druck auf und ab fährt oder Kreisbewegungen ausführt.

Nadeltechnik: Senkrecht, oberflächlich

Indikation: Ich benutze Ni 19 alternativ oder zusätzlich zu Ren 12 und Ma 21. Ni 19 unterstützt also Milz und Magen und hilft bei Störungen des Mittleren Erwärmers.

Ni 16 *(kō-yu / huāng shū)* 

Zhen Jiu Jia Yi Jing (Der systematische Aku-Moxa Klassiker): «0,5 cun seitlich des Nabels.»

Illustriertes Handbuch für Akupunktur und Moxa, Honma Shōhaku, 1955: «0,5 cun beidseits des Nabelzentrums; unmittelbar neben dem Nabelrand.»

Lokalisation: 0,5 cun seitlich des Nabels (Abb. 2.46).

Palpation: Man lege die Spitze des Mittelfingers in den Nabel und fahre dann lateral in Richtung Nabelrand. Dann streiche man über den Nabelrand hinaus und bewege den Finger auf dem *Dai Mai (tai-myaku)* hin und her; dabei suche man einen harten oder druckempfindlichen Punkt unmittelbar neben dem Nabel.

Nadeltechnik: Senkrecht, oberflächlich

Indikation: man verwendet diesen Punkt, wenn er eine Reaktion zeigt oder bei Anzeichen einer Dysbalance des Nieren-Meridians. Der Punkt steht in Beziehung zu den Flüssigkeiten. Ich benutze ihn daher bei Flüssigkeitsverlust wie zum Beispiel Durchfall, sowie bei Schmerzen im unteren Rücken.

Erläuterung: Ni 16 ist einer der wichtigsten diagnostischen Nieren-Punkte am Bauch. Wie ich in meinem *Buch Klassische japanische Akupunktur: Einführung in die Meridiantherapie* erwähnte, benutzt Maruyama Mamoru Ni 16 und die Punkte unmittelbar darüber und darunter als diagnostische Punkte für Nieren-Leere. Manche behaupten sogar, dass in Wirklichkeit Ni 16 der Mu-Punkt des Nieren-Meridianes sei. Ich hingegen bin der Meinung, dass wir die traditionellen Zuordnungen der Punkte nicht durch unsere limitierte klinische Erfahrung ändern sollten.

Ni 12 *(dai-kaku / dà hè)* 

Zhen Jiu Jia Yi Jing (Der systematische Aku-Moxa Klassiker): «ein cun unterhalb von Ni 13»

Illustriertes Handbuch für Akupunktur und Moxa, Honma Shōhaku, 1955: «0,5 cun seitlich von Ren 3 [4 cun unterhalb des Nabels].»

Lokalisation: 0,5 cun seitlich von Ren 3 (Abb. 2.46.)

Palpation: Man lege den Finger auf Ren 2 und bewege ihn dann ein cun nach oben Richtung Ren 3. Von dort palpiere man ungefähr ein fingerbreit nach lateral über einen vertikalen Muskelstrang. Durch Hin-und-Her-Bewegen über diese Muskelfasern suche man nach einem besonders verhärteten Punkt.

Nadeltechnik: Schräg nach unten oder schräg nach unten und im 45° Winkel zur Mitte hin. Nadelt man mit einer dünnen Nadel langsam und vorsichtig, dann löst das eine angenehme Empfindung in der Harnröhre aus, benutzt man jedoch eine dicke Nadel oder sticht zu schnell und zu tief, dann löst das eine starke Empfindung aus. Das mag zwar auch effektiv sein, ist aber für die Patienten sehr unangenehm.

Indikation: Was ihre therapeutische Wirkung betrifft, liegen Ren 3 und Ni 12 in der gleichen Kategorie, aber ich persönlich benutze Ni 12 häufiger. Ich nadle diesen Punkt bei Erkrankungen des Urogenitalsystems, Dysurie (während und nach der Miktion), dem Gefühl einer inkompletten Blasenentleerung, sowie bei häufigem Harndrang. Zusätzlich benutze ich Ni 12 bei trübem Urin. Außerdem hilft dieser Punkt bei Erkrankungen des Penis, weniger gut scheint er für Störungen der Hoden zu wirken.

Ma 19 *(fu-yō / bù róng)* 

Zhen Jiu Jia Yi Jing (Der systematische Aku-Moxa Klassiker): 1,5 cun seitlich von Ni 21, am Rippenbogen.»

Illustriertes Handbuch für Akupunktur und Moxa, Honma Shōhaku, 1955: Die Magen-Punkte am Bauch liegen drei fingerbreit seitlich des Ren Mai am Musculus rectus abdominis. Palpiert man mit den Fingerspitzen, kann man Vertiefungen in den Muskeln oder [Muskel]strängen palpieren. Dieser Punkt liegt [auf einer Linie] in der Mitte zwischen Körpermittellinie und Medioclavicularlinie. Ma 19

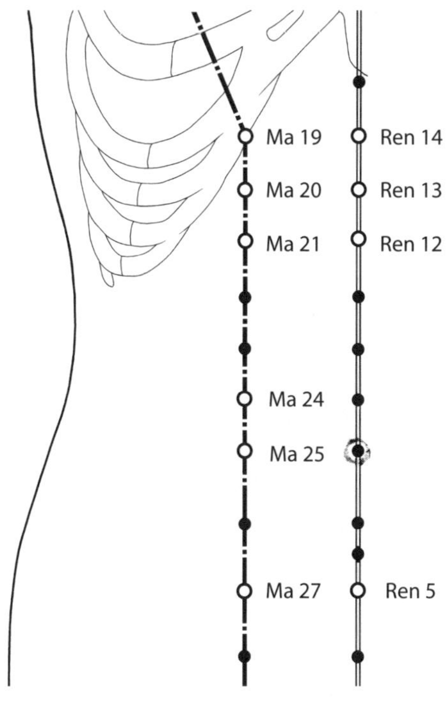

Abb. 2.47

liegt am oberen Ende dieser Linie und am Unterrand des Rippenbogens (dort, wo die 8. Rippe am Rippenbogen ansetzt). Das ist in etwa 2 cun seitlich von Ren 14.»

Lokalisation: Am Musculus rectus abdominis, seitlich von Ren 14, am Unterrand des Rippenbogens (Abb. 2.47).

Palpation: Wenn man bei der Palpation links der Liege steht, dann benütze man besser die linke Hand. Seitlich von Ren 14 kann man ganz leicht Verhärtungen und druckschmerzhafte Veränderungen ertasten. Dazu palpiert man mit einer feinen Bewegung quer zu den Muskelfasern direkt unter dem Rippenbogen. Meistens ist es an Ma 19 auch empfindlich, wenn man die Haut kneift. Selbst wenn es oberhalb des Rippenbogens empfindlich ist, lokalisiere ich Ma 19 nicht oberhalb des Rippenbogens. Wie es in einer der oberen klassischen Quellen steht, «korrespondiert Ma 19 mit dem Unterrand des Rippenbogens, dort wo die 8. Rippe am Rippenbogen ansetzt». Folglich palpiere ich die Stelle, wo die 8. Rippe ansetzt und suche den Punkt knapp unterhalb davon.

Manchmal ist der Bereich oberhalb von Ma 19 zwischen den Rippenknorpeln druckempfindlich. Ich nenne diesen Punkt «Oberer Ma 19» und benutze ihn manchmal als Alternative zu Ma 19. Im zeitgenössischen Text *Acupuncture Point Edition of Illustrated Guide to Oriental Medicine (Akupunkturpunktausgabe des illustrierten Leitfadens zur fernöstlichen Medizin* (Kinoshita und Shiroda, 1985) wird Ma 19 direkt auf dem Rippenknorpel lokalisiert. Die Reaktionen können also an mehreren Stellen auftreten, manchmal auch weiter medial am Unterrand des Rippenbogens. Als Grundregel gilt, dass der auffälligste Punkt auch therapeutisch am effektivsten ist. Ich selbst halte diese alternativen Lokalisationen jedoch nicht für Ma 19, für mich stellen sie Alternativen oder unterstützende Punkte zu Ren 14 oder Ma 19 dar.

Wenn ich Ma 19 auf der rechten Seite lokalisiere oder wenn ich die Gallenblase abklären möchte, stehe ich gern auf der rechten Seite der Liege und palpiere mit der rechten Hand. Dabei drücke ich mit dem Mittelfinger und palpiere in kleinen Bewegungen auf und ab. Wie in Kapitel 1 erwähnt, drücke ich mit meinen Fingerspitzen unter die Rippen hinein, wenn ich eine Entzündung der Gallenblase vermute und suche dann dort nach einer Reaktion.

Nadeltechnik: Senkrecht, schräg oder flach–alle drei Techniken sind effektiv. Meist genügt ein sehr-oberflächliches Nadeln, aber manchmal steche ich bis zu 5 mm tief. Bei diagonalem oder horizontalem Einstich richte man die Nadelspitze nach lateral.

Indikation: Ma 19 rechts bei Gallenblasen-Erkrankungen. Ma 19 links bei Erkrankungen von Magen, Bauchspeicheldrüse oder Herz.

Erläuterung: In seinem Buch *Concise Discourse on Acupuncture and Moxibustion (Prägnante Abhandlung über Akupunktur und Moxibustion)* schreibt Ishizaka Sōtetsu:

> «Dieser Punkt [Ma 19] scheint Verkrampfungen des Zwerchfells lösen zu können. Man nadle 1,5 cun tief, belasse die Nadel für 20 Atemzüge, bewege die linke Hand ganz, ganz leicht und bewege so die Nadel. Nach einer derartigen Akupunktur fühlen sich Brustraum und Abdomen angenehm erleichtert an. Man überprüfe zuerst den Puls: wenn dieser schnell ist, wird er nach der Behandlung dieses Punktes langsamer sein. Man überprüfe zuerst den Puls, und wenn er tief ist, dann wird er nach der Nadelung dieses Punktes an die Oberfläche kommen. Ich habe dies immer wieder ausprobiert, und hatte immer wieder diese Erfahrung gemacht.»

Diese Passage zeigt, dass Ishizaka Sōtetsu tatsächlich ein Praktiker war. Auch ich selbst machte eine ähnliche Erfahrung. Einst entwickelte ich ein unerklärliches

Unwohlsein links um Ma 19 herum. Also nadelte ich diesen Punkt am mir selbst ungefähr ein cun tief. Es war verblüffend, als die Nadelspitze den Punkt erreicht hatte, und es war ganz klar, dass man da kein Drehen oder Heben und Senken mehr durchzuführen brauchte. Die Empfindung wäre sonst wahrscheinlich unerträglich intensiv geworden. Der Schlüssel bei dieser Behandlung war, die Nadel ganz, ganz sanft zu bewegen, die Bewegung soll kaum zu sehen sein.

Meine Technik hierfür ist, die Nadel mit der rechten Hand zu halten und ganz leicht vor und zurück zu drehen. Dadurch verschwand dieses Unwohlsein in Brust und Bauchraum sofort.

Spannungen im Epigastrium werden häufig von einer Einschränkung der Atmung begleitet. Löst man nun diese Spannungen im Epigastrium mit Akupunktur, dann lösen sich auch die Spannungen in Brust- und Bauchraum und sogar im Rücken. Im Buch der *Mubun*-Schule *Compilation of the Secrets of Acupuncture* (*Sammlungen von Akupunkturgeheimnissen*, 1685) heißt es, dass dieses Gebiet rund um Ma 19 (in der *Mubun*-Schule der Milz zugeordnet) Beschwerden im Brustraum oder Schulterschmerzen lösen kann. Scheinbar gibt es eine enge Beziehung zwischen einem Völlegefühl im Epigastrium und Spannungen oder Schmerzen im oberen Rücken oder den Schultern.

Die von mir oben erwähnte Passage aus Ishizakas Werk *Concise Discourse on Acupuncture and Moxibustion (Prägnante Abhandlung über Akupunktur und Moxibustion)* wirft ein paar wichtige Fragen auf.

1. **Nadeltiefe:** Aus meiner Sicht sind 1,5 cun an Ma 19 viel zu tief. Meiner Erfahrung nach lassen sich auch mit einer viel oberflächlicheren Stichtechnik gleich gute Ergebnisse erzielen. Aus Sicherheitsgründen empfehle ich daher nicht tiefer als 0,3 cun zu nadeln.
2. **Die Anwendung von Fernpunkten:** Es ist viel sicherer, Spannungen im Epigastrium über Fernpunkte zu behandeln.
3. **Lokale Behandlung** (am Bauchraum oder sonst wo) **und deren Auswirkungen auf den Puls:** Eine einzige Nadel am richtigen Punkt mit der richtigen Technik kann Wunder bewirken. Das kann man auch als das «Ankommen des Qi» fühlen und es hat einen Effekt auf das Gesamtsystem.

Ma 20 *(shō-man / chéng mǎn)* 

Zhen Jiu Jia Yi Jing (Der systematische Aku-Moxa Klassiker): «ein cun unterhalb von Ma 19.»

Illustriertes Handbuch für Akupunktur und Moxa, Honma Shōhaku, 1955: «ein cun unterhalb von Ma 19.» Dieser Punkt liegt neben Ren 13.»

Lokalisation: Ein cun unter Ma 19 und 2 cun seitlich von Ren 13 (Abb. 2.47).

Palpation: Man palpiere vertikal hin und her oder führe kleine kreisende Bewegungen aus, um diesen Punkt im Musculus rectus abdominis aufzufinden.

Nadeltechnik: Gleich wie bei Ma 19. Falls Ma 20 bei Leber- oder Gallenblasen-Erkrankungen «aktiv» ist, benutze ich eine Intradermalnadel (Siehe Ma 21).

Indikation: Gleich wie bei Ma 19. Da Ma 20 zwischen Ma 19 und Ma 21 liegt, ist sein Indikationsspektrum eine Kombination aus dem der anderen beiden Punkte.

Ma 21 *(ryō-man / liáng mén)* 

Zhen Jiu Jia Yi Jing (Der systematische Aku-Moxa Klassiker): «ein cun unter Ma 20.»

Lokalisation: «ein cun unter Ma 20, und 2 cun seitlich von Ren 12 (Abb. 2 47)».

Palpation: Analog zu Ma 20. Man soll auch die Haut kneifen, weil diese an Ma 21 häufig «kneifempfindlich» ist.

Nadeltechnik: Senkrecht oder schräg, oberflächlich, nach lateral. Wenn der Patient hier empfindlich auf Kneifen regiert, dann verwende man eine Intradermalnadel.

Indikation: Ma 21 auf der rechten Seite ist guter Punkt für Erkrankungen von Leber, Gallenblase und auch des Zwölffingerdarms. Der linke Ma 21 ist gut für Störungen des Magens und der Bauchspeicheldrüse. Zusätzlich ist Ma 21 hilfreich bei Herzerkrankungen, Unwohlsein im Bauchbereich und Kurzatmigkeit (siehe Ren 14). Ma 21 ist auch effektiv bei Erkrankungen der darunterliegenden Organe wie zum Beispiel Dickdarm und Dünndarm.

Erläuterung: Manchmal findet man bei abdominellen Problemen keinen druckempfindlichen Punkt, wenn man bei diesen Patienten jedoch einen Punkt am Bauch kneift, dann ist es unglaublich schmerzhaft. In diesen empfindlichen Bereichen ist die Haut dicker, manchmal dreimal so dick. Die Schmerzen auf Kneifen unterschieden sich von denen bei Druckempfindlichkeit. Es ist ein stechendes oder brennendes Gefühl. Kneifempfindliche Punkte sollte man oberflächlich nadeln; häufig genügt auch ein sehr oberflächliches Nadeln oder es genügt sogar, die Nadel mit dem Führungsröhrchen nur zum Teil einzuklopfen.

Aus meiner Sicht stehen Bauchbefunde wie Kneifempfindlichkeit in einem engen Bezug zu Stress. Egal, welche Beschwerde vorliegt, wenn Punkte im Bauchbereich reaktiv sind, nadle ich gern ein oder zwei dieser Punkte. Patienten mit Kneifempfindlichkeit im Bauchraum leiden meistens unter Stress und reagieren gut auf Akupunktur. Sehr häufig verschwinden diese reaktiven Punkte auch, sobald man mit den 5-Wandlungsphasen-Punkten eine Wurzelbehandlung durchgeführt hat. Gerade für Intradermalnadeln wähle ich kneifempfindliche Punkte.

Ma 24 *(katsu-niku-mon / huá ròu mén)* 

Zhen Jiu Jia Yi Jing (Der systematische Aku-Moxa Klassiker): «ein cun unterhalb von Ma 23».

Lokalisation: Ein cun unterhalb von Ma 23 und ein cun oberhalb von Ma 25 (Abb. 2.47).

Palpation: Man bewege die Fingerspitze mit etwas Druck vertikal und horizontal oder in kreisenden Bewegungen, um einen druckempfindlichen Punkt am Musculus rectus abdominis aufzufinden.

Nadeltechnik: Senkrecht, oberflächlich. Bei Kneifempfindlichkeit setze man eine Intradermalnadel.

Indikation: Erkrankungen des Zwölffingerdarms.

Erläuterung: Manche Patienten haben Magenschmerzen bei leerem Magen. Sehr häufig findet man bei diesen Patienten eine Druckempfindlichkeit oder Verhärtung bei Ma 24, und dieser Punkt ist extrem kneifempfindlich. Wenn zusätzlich der Onodera-Punkt (Unmittelbar unterhalb der Darmbeinschaufel in der Mitte des gluteus maximus) Schmerzen auslöst, die bis in den Fuß ausstrahlen, dann liegt wahrscheinlich ein Zwölffingerdarmgeschwür vor. Diesen Punkt entdeckte Onodera als einen diagnostischen Punkt für Zwölffingerdarmgeschwüre. Aber selbst wenn man den Verdacht eines Geschwürs hegt, muss man als Therapeut mit seinen Worten vorsichtig sein. Es ist unklug, zu behaupten, dass in diesen Fällen «sicher ein Ulcus oder ein Zwölffingerdarmgeschehen vorliege».

Eines Tages kam ein Patient wegen Schmerzen im unteren Rücken zu mir. Da ich starke Reaktionen an diesem Onodera-Punkt fand, sagte ich, dass in seinen Dünndarm etwas nicht in Ordnung sei. Er ging sofort ins Krankenhaus, dort fand man jedoch nichts Auffälliges. Drei Monate später bekam er jedoch Magenprobleme und wurde erneut untersucht, und nun hatte er ein unglaubliches Geschwür entwickelt! Als dieser Patient mich einige Monate später erneut aufsuchte, erzählte er mir, dass das mit dem Geschwür vielleicht erst damals begonnen hatte, als ich es ihm zum ersten Mal gesagt hatte. Für die definitive Diagnose eines Geschwürs braucht es eine medizinische Diagnostik. Wir können mit den Palpationsbefunden nur eine Vermutung stellen. Selbst wenn zu diesem Zeitpunkt noch kein Geschwür besteht, können diese Auffälligkeiten ein Vorstadium anzeigen. Da sich der Körper jedoch wie der Puls von Minute zu Minute ändern kann, können auch diese Auffälligkeiten kommen und gehen. Daher sollte man mit der Warnung vor einer spezifischen medizinischen Erkrankung vage bleiben. Ich bevorzuge folgenden Ratschlag: «irgendetwas scheint in ihrem Zwölffingerdarm vor sich zu gehen. Bitte überarbeiten Sie sich nicht und vermeiden Sie Stress; wenn es so weitergeht (und dann kneife oder drücke ich Ma 24, damit die Patienten fühlen, wie schmerzhaft der Punkt ist), dann geht die Spannung in Rücken und Schultern und kann damit indirekt auch Rückenschmerzen oder Steifigkeit von Nacken und Schultern verursachen.»

Ma 25 *(Ten-sū / tiān shū)* 

Zhen Jiu Jia Yi Jing (Der systematische Aku-Moxa Klassiker): «1,5 cun seitlich von Ni 16. 2 cun seitlich des Nabels, in einer Vertiefung.»

Illustriertes Handbuch für Akupunktur und Moxa, Honma Shōhaku, 1955: 2 cun seitlich des Nabels. Wenn man diesen Punkt ungefähr 2 fingerbreit neben dem Nabelrand palpiert, dann trifft man auf eine Vertiefung und man kann Muskelstränge ertasten. Das ist der Meridian. Ma 25 liegt auf Höhe des Nabels.»

Lokalisation: 2 cun seitlich des Nabels, in der Mitte des Musculus rectus abdominis (Abb. 2.47).

Palpation: Man bewege die Fingerspitze horizontal über die senkrecht verlaufenden Muskelfasern des Musculus rectus abdominis hin und her.

Nadeltechnik: Senkrecht, oberflächlich.

Indikation: Ma 25 ist ein wichtiges Areal für die Bauchpalpation. Es ist der Mu-Punkt des Dickdarm-Meridians und wenn dort eine starke Pulsation auftritt, lassen sich hier Dysbalancen von Leber oder Lunge einschätzen. Bei Darmproblemen ist es hilfreich, diesen Punkt auch therapeutisch zu nutzen.

Erläuterung: Ishizaka schrieb 1812 in seinem Werk *Concise Discourse on Acupuncture and Moxibustion (prägnante Abhandlung über Akupunktur und Moxibustion):*

> Ich denke, dass man alle Punkte von Ma 19 bis Ma 25 benutzen kann, um die verschiedenen Manifestationen von Bauchschmerz zu behandeln. Es gibt 3 Arten von Bauchschmerzen:
> - Die erste behandelt man, indem man 0,2–0,3 cun tief nadelt.
> - Die andere Art kann man behandeln, wenn man 0,5–0,7 cun tief nadelt.
> - Die dritte Art kann man behandeln, wenn man mehr als ein cun tief einsticht.
>
> Ist die Krankheit oberflächlich, man nadelt aber tief, dann verschlimmert das die Bauchschmerzen. Wenn die Krankheit tief liegt, man jedoch oberflächlich nadelt, dann wird das Pathogen noch gestärkt. Als Akupunkteur muss man daher mit der Nadeltiefe sehr vorsichtig umgehen, um eine Fehlbehandlung zu vermeiden.

Ich verweise immer wieder auf Ishizakas Werk, weil es eine Fundgrube an klinischen Ratschlägen ist. Es unterscheidet sich von anderen Akupunkturbüchern, die eher eine Wiederholung dessen sind, was der Lehrer schon gelehrt hatte. Schmerzen zu lindern ist nicht einfach, egal welche, und Bauchschmerzen sind besonders schwierig. Man kann oberflächlich oder tief nadeln, aber Ishizaka bevorzugte die indirekte Methode.[13]

Obschon die direkte Methode der lokalen Behandlung verblüffende Effekte haben kann, beinhaltet sie ein gewisses Risiko. Hongo Masatoyu, Autor des Werkes *A Precious Record of Acupuncture and Moxibustion (Wertvolle Aufzeichnungen der Akupunktur und Moxibustion)* bevorzugte die indirekte Methode der Fernpunkte.

13 Das Thema «lokale Behandlung versus Fernpunkte» wurde unter Ma 19 abgehandelt.

Er schreibt:

> «Bei allen Arten von Bauchschmerzen verschlechtert man mit direkter Nadelung am Bauch anfänglich die Schmerzen. Man solle daher sicher gehen, zuerst Punkte an den Beinen zu nadeln und am Bauch erst, wenn sich die Schmerzen schon gebessert haben. Bei extremen Bauchschmerzen, Benommenheit und wenn die Patienten das Gefühl haben gleich zu sterben, dann nadle man Mi 1 und Ni 1, um das normale Qi wiederzubeleben.»

Andere im Buch von *Hongo* erwähnte Punkte für Bauchschmerzen sind Bl 60, Mi 3, Mi 6 und Lu 9. Klarerweise empfiehlt er auch Ma 25 direkt am Bauch. Aus klinischer Sicht lässt sich sagen, dass sich Bauchschmerzen schneller bessern, wenn man zuerst Punkte an den Armen und Beinen nadelt. Viele klassische Texte empfehlen die indirekte Behandlung, und auch ich halte sie für die Beste.

Ma 27 *(dai-ko / dà jiù)* 

Zhen Jiu Jia Yi Jing (Der systematische Aku-Moxa Klassiker): «2 cun unter Ma 25.»

Lokalisation: 2 cun unterhalb von Ma 25, ein cun unter Ma 26, und 2 cun seitlich von Ren 5 (Abb. 2.47).

Palpation: Man lokalisiere den Punkt am rectus abdominis, indem man mit der Fingerspitze horizontal hin und her palpiert.

Nadeltechnik: Senkrecht oder schräg, oberflächlich.

Indikation: Darmerkrankungen oder Erkrankungen des Urogenitalsystems.

Erläuterung: In einer anderen Passage von Ishizakas Buch Werk *Concise Discourse on Acupuncture and Moxibustion (prägnante Abhandlung über Akupunktur und Moxibustion)* heißt es: «Ich denke, dass die 4 Punkte Ma 26 und Ma 27 Unfruchtbarkeit beim Mann heilen können.» Ishizaka bezieht sich damit auf Hernien oder «die Vorwölbungskrankheit» *(senki / Shàn Qì)*[14] mit Verhärtung und Schmerzen im Unterbauch. Ishizaka war der Meinung, dass dann «während des Beischlafs das

14 Eine andere Bezeichnung für *senki* wäre *Sho-Cho Ki-Tsu* (das bezeichnet Hernien, Urogenitale Erkrankungen und schwere Bauchschmerzen im Unterbauch mit Verstopfung und Harnverhalt). In Japan entwickelte sich senki zu einer allgemeinen Krankheitskategorie von urogenitale Erkrankungen beim Mann und beinhaltet alles von Nierensteinen bis hin zu Leistenhernien.

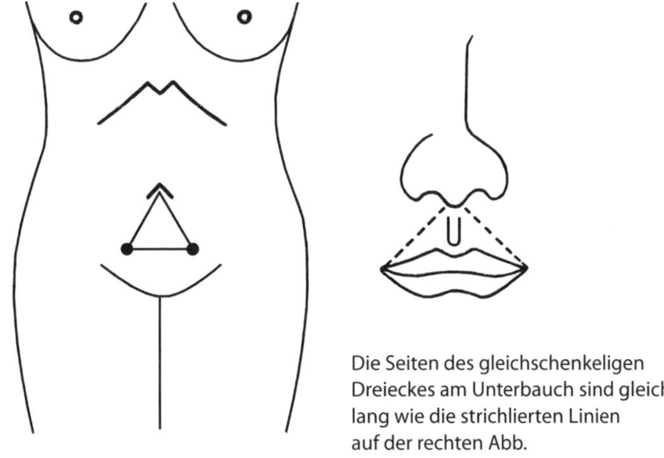

Abb. 2.48

Die Seiten des gleichschenkeligen Dreieckes am Unterbauch sind gleich lang wie die strichlierten Linien auf der rechten Abb.

Sperma den Uterus nicht erreichen kann.» Für diese Thematik empfahl er Moxa an Ma 26 und Ma 27. «Dann wird der Unterbauch mit der Zeit immer weicher. Wenn man sich dann für den Beischlaf ins Bett legt, wird das Ei des Drachens ganz sicher erreichen werden».

Ma 26 und Ma 27 scheint jedoch nicht nur Unfruchtbarkeit des Mannes behandeln zu können, sondern auch der Frau. Auch der *Chujyo* Unfruchtbarkeits-Moxa-Punkt (*Chujyo-ryu-fu-nin-no-kyo*) aus dem Moxastil nach *Fukaya* liegt im selben Areal (Abb. 2 48). Diese Punkte stehen in engem Bezug zu den Urogenitalorganen.

Le 14 *(ki-mon / qí mén)* ★★

Zhen Jiu Jia Yi Jing (Der systematische Aku-Moxa Klassiker): «Am Rand der 2. Rippe, 1,5 cun seitlich von Ma 19. Direkt auf der Brustwarzenlinie. Zur Lokalisation hebe man die Arme.»

Klarstellung zu den Akupunkturpunkten, Hara Nanyō, 1807: «Auf eine Ebene mit Ma 19 oder Ma 20. Jeder der beiden Punkte liegt 2,5 cun [seitlich der Mittellinie].»

Illustriertes Handbuch für Akupunktur und Moxa, Honma Shōhaku, 1955: «Führt man die Finger von der Magengrube ausgehend seitlich am Rippenbogen entlang, dann trifft man dort, wo die 8. Rippe am Rippenbogen ansetzt, auf eine Vertiefung. Man lokalisiere Le 14 am unteren Rand dieser Vertiefung. Das liegt etwas medial der Medioclavicularlinie.»

Lokalisation: Nahe am mittleren Endes der 9. Rippe; dort, wo diese am Rippenbogen ansetzen (Abb. 2.49).

Palpation: Man suche die Spitze der 11. Rippe und lege den Mittelfinger darauf. Dann palpiere man mit dem Zeigefinger nach medial und suche die Stelle, an der die 10. Rippe am Rippenbogen ansetzt. Man suche mit dem Mittelfinger die Ansatzstelle der 10. Rippe wiederhole die obige Methode, und suche so – wiederum mit dem Zeigefinger – die Ansatzstelle der 9. Rippe. Dann lege man die Spitze des Mittelfingers auf die Ansatzstelle der 9. am Rippenbogen und bewege den Mittelfinger horizontal oder diagonal am Rippenbogen hin und her. Am besten stehe man für die Lokalisation seitlich des Patienten, auf der Seite des zu suchenden Punktes, und drücke mit der Mittelfingerspitze nach oben in Richtung Rippenbogen.

Nadeltechnik: Senkrecht oder schräg, oberflächlich, nach lateral oder nach oben gerichtet. Wenn man an Le 14 Auffälligkeiten vorfindet, dann ist es auch sehr effektiv, eine Intradermalnadel zu setzen.

Indikation: Le 14 rechts für Lebererkrankungen. Le 14 benutze ich, wenn eine Dysbalance im Leber-Meridian vorliegt. Besonders nützlich ist dieser Punkt bei Störungen der Zang-Organe.

Erläuterung: Druckempfindlichkeit an Le 14 zu finden ist schwierig, vor allem, wenn man von rechts palpiert. Eine Möglichkeit dafür ist, mit allen 4 Fingern auf beiden Seiten des Rippenbogens von unten nach oben zu drücken. Wenn das als unangenehm empfunden wird oder den Atem abschnürt, dann kann man meist auch an Le 14 eine Auffälligkeit palpieren. Man kann auch von einem recht weit unterhalb des Rippenbogens liegenden Punkt nach oben drücken. In den Klassikern wird die Situation, wenn das ganze Gebiet des Epigastriums angespannt und verschlossen wirkt, als «Fülle oder Erstickungsgefühl in Brustkorb und Flanken» bezeichnet. In *Sù Wèn*,, Kapitel 22, wird dies zum Beispiel als «Schmerzen der beiden Armhöhlen mit Ausstrahlung in den Unterbauch» bezeichnet. Dieser Zustand wird in den Klassikern häufig als ein Anzeichen für ein eine Leber-Störung angeführt.

Meistens benutzt man bei Leber-Erkrankungen Le14 auf der rechten Seite, aber manchmal auch links. Aus meiner Erfahrung liegt die Reaktion bei Vorliegen einer

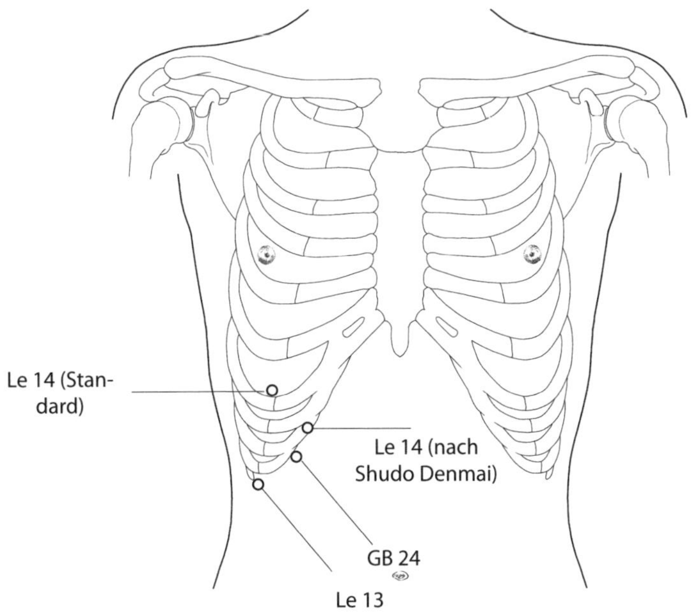

Abb. 2.49

Lebererkrankung etwas weiter medial, näher bei Ma 19. Folglich benutze ich Le 14 bei Lebererkrankungen relativ selten. Bei Leberzirrhose z.B. lässt sich meist eine Verhärtung im Gebiet unterhalb von Le 14 palpieren. Das unterscheidet sich aber von den Befunden, die man an der Oberfläche oder direkt unter der Haut palpieren kann. Folglich differieren therapeutischer Punkt und Lokalisation der Störung.

In modernen Quellen wie dem Buch *Acupuncture Point Edition of Illustrated Guide to Oriental Medicine (Illustriertes Handbuch der fernöstlichen Medizin, Akupunkturpunkte,* Kinoshita, 1985) und auch dem «Japanischen Komitee für Meridiane und Akupunkturpunkte» zufolge lokalisiert man Le 14 im 6. Intercostalraum. Um Klarheit zu erhalten, welche dieser Lokalisationen nun die bessere ist, müsste man eine Studie durchführen, in der die Reaktionen an den beiden Lokalisationen, die Häufigkeit mit der sie auftreten und die klinische Relevanz untersucht werden.

GB 24 *(jitsu-getsun / rì yuè)* 

(Sun, 700): «0,5 cun unter Le 14»

Illustriertes Handbuch für Akupunktur und Moxa, Honma Shōhaku, 1955: Man lokalisiere GB 24 etwas medial und ungefähr 0,5 cun unterhalb von Le 14; das ist etwas medial der Medioclavicularlinie.»

Lokalisation: 0,5 cun unter Le 14 (Abb. 2.49)

Palpation: Man lokalisiere Le 14 an der Stelle, an der die 9. Rippe am Rippenbogen ansetzt und palpiere dort mit dem Finger etwas nach unten. Man bewege die Fingerspitze hin und her oder in kleinen Kreisen.

Nadeltechnik: Senkrecht, oberflächlich

Indikation: Bei Gallenblasen-Erkrankungen benutze ich GB 24 auf der rechten Seite. Ebenso kann man diesen Punkt analog zu Le 14 bei Lebererkrankungen benutzen, wenn er reaktiv ist.

Le 13 *(shō-mon / zhāng mén)* 

Zhen Jiu Jia Yi Jing (Der systematische Aku-Moxa Klassiker): «seitlich von Mi 15, auf Höhe des Nabels, an der Kante des Rippenbogens. In Seitenlage, das obere Bein gebeugt, das unter gestreckt, und der [obere] Arm ausgestreckt.»

Illustriertes Handbuch für Akupunktur und Moxa, Honma Shōhaku, 1955: «Man palpiere in Seitenlage mit Druck am Rippenbogen entlang und finde so die Spitze der 11. Rippe. [Le 13] lokalisiere man knapp unterhalb davon.»

Lokalisation: Am Unterrand der Spitze der 11. Rippe (Abb. 2.49 und 2.50).

Palpation: Zuerst suche man die Spitze der 11. Rippe auf, übe etwas festeren Druck aus und bewege die Fingerspitze in einem Bogen um die Spitze der 11. Rippe hin und her. Man kann auch unter die Spitze der Rippe hineindrücken. Dieser Punkt ist gelegentlich sehr druckempfindlich. Einfacher ist es jedoch in Rückenlage, sowohl für die Lokalisation als auch für die Behandlung.

Nadeltechnik: Senkrecht, oberflächlich, nach leicht medial und oben gerichtet.

Indikation: Schmerzen im Oberbauch. Ich benutze Le 13 rechts für Erkrankungen von Leber und Gallenblase, und links für Erkrankungen von Magen und Bauchspeicheldrüse.

Erläuterung: Le 14 ist der Mu-Punkt der Leber, GB 24 der Mu-Punkt der Gallenblase, und Le 13 der Mu-Punkt der Milz. Für mich ist etwas verwirrend, dass so nahe beieinander liegende Punkte jeweils einen anderen Meridian repräsentieren sollen. Bei der Bestimmung eines Krankheitsmusters drücke ich manchmal die Punkte Le 14 und Le 13 vergleiche die Druckempfindlichkeit. Manchmal gibt es eine ganz deutliche Differenz, manchmal nicht. Manchmal ist diese Differenz dieser beiden Punkte deutlicher, wenn man sie kneift. Ich habe leider noch keine zufriedenstellende Methode gefunden, mittels der Mu-Punkte die Diagnostik verlässlich zu unterstützen.

Es gibt jedoch im Bereich um Le 13 herum einen wichtigen diagnostischen Aspekt. Es heißt, dass bei Menschen mit erhöhtem Schlaganfallrisiko die Muskeln im Flankenbereich weich sind und man mit den Fingern direkt unter den Rippenbogen hineinfahren kann. Diese Theorie erklärt Yanagiya in seinem Buch *Simple Diagnosis without Questioning (Einfache Diagnose ohne Fragen)*:

> «Bei Menschen mit einem erhöhten Schlaganfallrisiko zeigen sich ungefähr 2–3 Jahre vor einem Schlaganfall senkrechte Muskelstränge im Bereich von Le 13 und der Spina iliaca anterior (Vordere, obere Darmbeinspitze). Unmittelbar vor einem Schlaganfall bilden die Muskelstränge in diesem Bereich eine Art Spalt, in dem die Muskeln sehr schwammig und weich sind. Zeigt sich dieser Befund links, dann wird der Schlaganfall rechts auftreten, wenn es sich rechts zeigt, wird der Schlaganfall links sein. Zeigte es sich auf der rechten Seite, dann ist das einfach zu behandeln, weil das Qi [besser auf der rechten Seite] zirkuliert. Da das Qi auf der linken Seite aber nicht so gut zirkuliert, sind diese [Probleme, wenn sie links auftreten] schwer zu heilen. In der Behandlung sollte man Qi-bewegende und tonisierende Kräuter einsetzen. Erkennt man dieses Problem 2 oder 3 Jahre im Voraus und behandelt entsprechend, dann lässt sich ein Schlaganfall vermeiden.» (Yanagiya, 1976)

Die Vorstellung eines schwammigen, weichen und schlaffen Spaltes in den Muskelsträngen im Bereich von Le 13, war sonderbar und brannte sich daher in meinem Kopf ein. Nachdem ich diesen Text gelesen hatte, suchte ich nach diesem Palpationsbefund und fand tatsächlich gelegentlich eine ganz deutliche Vertiefung rechtsseitig im Bereich von Le 13. Viele dieser Patienten erlitten später einen

Schlaganfall; also scheint dieses Konzept von Yanagiya tatsächlich hilfreich sein, um Schlaganfälle vorauszusagen.

In seinem Buch *Illustrated Guide to Fukayas Moxibustion Technique (Illustrierter Leitfaden zur Moxa Technik nach Fukaya; 1980)* führt Irie verschiedene Methoden an, um das Risiko eines Schlaganfalles vorherzusagen.

Die erste ähnelt der Methode nach Yanagiya. Fukaya rät, mit dem Daumen in Le 13 herumzustochern. Normalerweise trifft man in den Bauchmuskeln auf einen Widerstand, aber wenn eine Seite schlaff ist und man auf keinen Widerstand stößt, dann liegt ein Problem vor, und für diese Seite bestünde dann ein größeres Risiko. Fukaya hatte eine interessante Lokalisationsmethode für Le 13. Er bat die Patienten, die Fingerspitze in den Mund zu legen und Le 13 lag dann direkt unter dem Ellbogen.

Fukayas zweite prognostische Methode war, die Patienten im traditionellen japanischen Seiza-Sitz (Kniesitz) sitzen zu lassen. Dann misst man beidseits den Abstand von Du 14 zur Spitze des Acromions und vergleicht die Abstände. Bei einer großen Differenz sah Fukaya das als ein Warnsignal für einen Schlaganfall und behandelte die kürzere Seite mit Moxa. Dafür benutzte er die Punkte Di 10 *(Shŏu Sān Lĭ)*, Di 11 *(Qū Chí)*, Di 15 *(Jiān Yú)*, SJ 4 *(Yáng Chí)* und Lu 4 *(Xiá Bái)*.

Bei seiner dritten Methode sitzt der Patient auf der Behandlungsliege und lässt die Beine über die Kante hinunterhängen. Dann moxt man den Extrapunkt UE 16 (inneres Knieauge) beidseits. Patienten mit einer Schlaganfallkonstitution reagierten mit einem starken Sehnenreflex auf der Körperseite, bei der ein Problem vorlag, sodass diese Seite ausschlug und der Moxakegel herunterfiel. In diesen Fällen empfahl Fukaya, die Punkte GB 32 *(Zhōng Dú)*, GB 39 *(Xuán Zhōng)*, Ma 36 *(Zú Sān Lĭ)* und Ma 41 *(Jiě Xī)* mit jeweils 5 Kegel direktem Moxa zu behandeln.

Ich habe diese drei Methoden überprüft und sie erscheinen ganz valide zu sein. Bei der dritten Methode kann man statt UE 16 das Moxa auch auf Ma 36 setzen. Selbst wenn man diese Patienten darum bittet, still zu halten, weil das Hitzegefühl nur ganz kurz ist, dann bewirkt die Hitze eine unwillkürliche Bewegung in den Sprunggelenken und Zehen, die sich nicht unterdrücken lässt. Klarerweise ist es leichter, den Patellarsehnenreflex neurologisch mit dem Hammer auf Seitendifferenz zu überprüfen.

Yotoka Kampū, ein zeitgenössische Therapeut und Autor empfiehlt etwas, das die Beobachtungen von Yanagiya und Fukaya zu widerlegen scheint:

> «Wenn ich bei Patienten, die kurz vor einem Schlaganfall stehen, eine Bauchdiagnose mache, dann findet sich dort meiner Erfahrung nach eine vermehrte Muskelspannung auf der Seite, auf der die Lähmung droht. Das

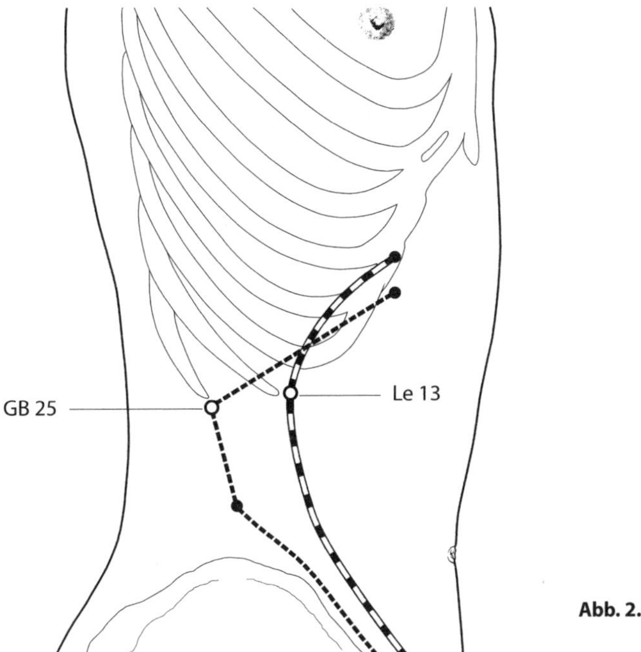

Abb. 2.50

Ausmaß variiert, aber bei einigen Patienten erstreckt es sich vom Epigastrium bis in die Flanken, bei anderen vom Unterbauch in die Flanken. Wie auch immer, man sollte seine Augen für diese Art von Muskelspannung im seitlichen Rumpfbereich offen halten. Für die Behandlung braucht man sich nicht strikt an Le 13 zu halten, sondern nadle direkt die Muskelspannung.» (Yokota, 1995)

Von der Schlaganfallprognose einmal abgesehen, erklärt Yanagiya seinen Ansatz der Bauchbehandlung in seinem Buch *Simple Diagnosis without Questioning (Einfache Diagnose ohne Fragen)* wie folgt:

> «Bei jeder Erkrankung ist es wichtig, das Epigastrium und die Subcostalregion zu entleeren (= weichzumachen). Unabhängig davon, welche Meridian in Fülle oder Leere sind, sollte man die reaktiven Punkte am Bauch mit Akupunktur oder Moxa behandeln. In Bezug auf die Methode, das Epigastrium oder die Subcostalregion zu entleeren… zeige ich meinen routinemäßigen Ansatz in einer Abb..» (Abb. 2.51).

Später schrieb Yanagiyas Schüler Okabe dazu aus Sicht der Meridiantherapie folgenden Kommentar:

> «Diese Abbildung zeigt, dass, wenn sich am Bauch eine abnormaler Befund zeigt, der vom Milz-Meridian herrührt, man dann auch das hier abgebildete Milzareal aus dieser Abbildung mit Akupunktur oder Moxa behandeln solle. Auch Le 13 [der Mu-Punkt des Milz-Meridians] wird dabei behandelt. Liegt eine Störung im Lungen-[Meridian] vor, dann behandelt man das Lungenareal mit Moxa oder Akupunktur. Wenn man die [korrespondierenden] Mu-Punkte zusätzlich zu dieser Behandlung auch behandelt, dann werden das Epigastrium und auch die Subcostalregion weicher werden. Diese [Behandlung] führt man aber zusätzlich zur Meridian-balancierenden Behandlung der essenziellen Punkte auf den vier Gliedmaßen aus. Es ist nicht genug, nur den Bauch zu nadeln. Die Nadeltechnik [am Bauch] soll konform mit den Prinzipien des Tonisierens oder Zerstreuens gehen, im Einklang mit der Leere bzw. Fülle der Meridiane.» (Okabe, 1944).

Ich persönlich bin der Meinung, man solle so behandeln, dass die Subcostalregion weicher wird, wenn sie angespannt ist, und umgekehrt – wenn sie weich ist, soll sie etwas fester werden. Die meiner Erfahrung nach beste Art und Weise dafür ist die Anwendung einer Wurzel-Behandlung mit den 5-Wandlungsphasen-Punkten an Armen und Beinen zusammen mit der Nadelung der angespannten Subcostalregion.

GB 25 *(kei-mon / jīng mén)* 

Zhen Jiu Jia Yi Jing (Der systematische Aku-Moxa Klassiker): «unter der 12. Rippe im Lendenbereich, beidseits der Wirbelsäule und 1,8 cun unterhalb des Rippenbogens.»

Illustriertes Handbuch für Akupunktur und Moxa, Honma Shōhaku, 1955: «Am Unterrand der 12. Rippe».

Lokalisation: Am Unterrand der 12. Rippe (Abb. 2.50).

Palpation: man palpiere die Spitze der 12. Rippe durch Kreisbewegungen des Mittelfingers durch Drücken von unten nach oben. Zusätzlich sollte man diesen Bereich auch durch Kneifen untersuchen.

Indikation: man nadle GB 25 zusammen mit Ni 23 bei Nieren-Leere.

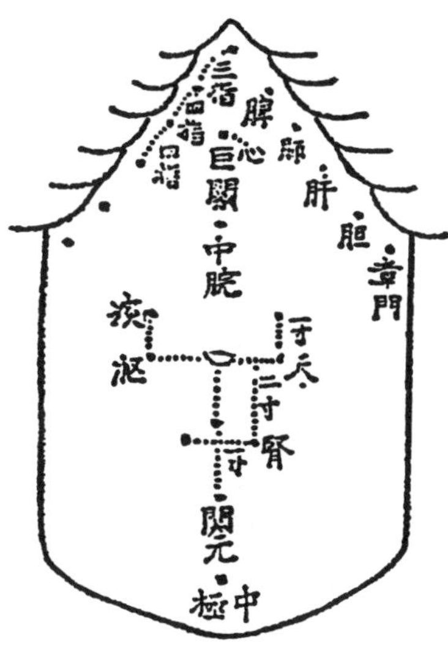

Abb 2.51

Erläuterung: wenn man die Lokalisation von GB 25 in den klassischen Texten nachliest, dann herrscht darüber in einigen Quellen wie zum Beispiel dem Systematischen Aku-Moxa Klassiker (Huang-Fu Mi, 259 n. Chr.) Unklarheit. Im *Kompendium der Akupunktur und Moxibustion* (Yang, 1601) wird GB 25 an der Spitze der 11. Rippe lokalisiert. Im Buch *Eine wertvolle Aufzeichnung der Akupunktur Moxibustion* (Domingo, 1718) wird GB 25 in einer leichten Mulde unmittelbar hinter Le 13 in der Nähe der 11. Rippe lokalisiert.[15] Heutzutage ist es eine generelle Übereinkunft, dass GB 25 an der Spitze der 11. Rinde liegt, aber man mag sich fragen, ob das im Geist der klassischen Werke ist.

GB 25 ist der Mu-Punkt des Nieren-Meridians, aber bei Nieren-Dysbalancen finde ich an diesem Punkt nur sehr selten Auffälligkeiten. Vielleicht war das der Grund, weshalb Yoshio Manaka Ni 16 als den Mu-Punkt des Nieren-Meridianes vorgeschlagen hatte (Manaka, 1995). Ich selbst bin sehr zurückhaltend, was die Abänderung klassischer Punktzuordnungen betrifft. Obschon ich an GB 25 selten eine Druckempfindlichkeit vorfinde, kommt es manchmal vor, dass Patienten vor Schmerz fast aufspringen, wenn ich diesen Punkt kneife! Diese Reaktion wird noch klarer, wenn man andere Punkte in der Nähe wie zum Beispiel Bl 52 ebenfalls kneift. Bei einer Nieren-Dysbalance ist GB 25 viel kneifempfindlicher als diese anderen Punkte. Vielleicht haben auch die Therapeuten in den alten Zeiten eher nach oberflächlichen Veränderungen gesucht und weniger nach tieferliegenden Veränderungen wie Druckempfindlichkeit oder Verhärtungen.

15 Manche Therapeuten betrachten diesen Punkt als Le 13.

Lu 11 *(shō-shō / shào shāng)* 

Sù Wèn: Auf der medialen Seite des Daumens, nadle eine Lauchbreite[16] vom [Nagel-]Winkel entfernt.»

Illustriertes Handbuch der Akupunktur- und Moxa-Punkte, Honma Shōhaku, 1955: 0, 1 cun von der radialen Seite der Basis des Daumennagels entfernt. Wenn man das Fleisch auf der Seite des Nagels drückt und (die Fingerspitze) nach proximal bewegt, dann stößt man auf den Fingerknochen. Hier liegt der Punkt.»

Lokalisation: auf der radialen Seite des Daumens, 0,1 cun Abstand zum Nagelfalzwinkel (Abb. 2.52).

Palpation: die von Honma in seinem *Illustrierten Handbuch der Akupunktur- und Moxa-Punkte* beschriebene Lokalisationsmethode ist sehr gut. Fährt man mit der Spitze des Zeigefingers entlang der radialen Seite des Daumennagels nach proximal, dann trifft man auf einen Knochen. Hier gibt es eine kleine Vertiefung. Man bewege die Fingerspitze ein wenig hin und her, um den exakten Punkt zu lokalisieren. Man kann auch beide Punkte beidseits der Basis des Fingernagels mit Zeigefinger und Daumen drücken, und so eine Druckempfindlichkeit aufspüren.

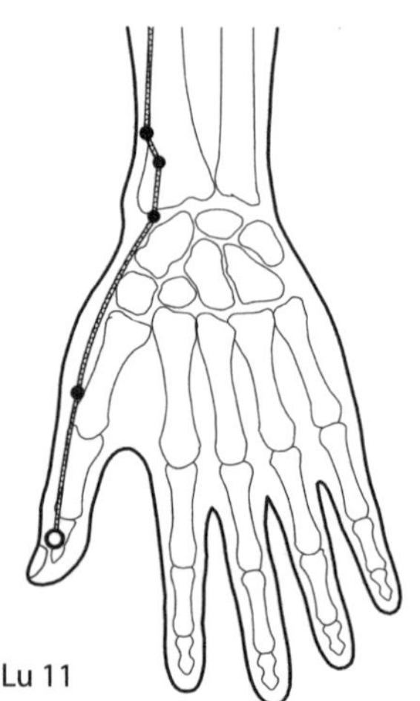

Abb. 2.52

Stichtechnik: sehr oberflächlich, oder man nadelt diesen Punkt blutig (nur wenige Tropfen)

16 Der chinesische Lauch ähnelt mehr dem europäischen Schnittlauch als dem einheimischen Lauch (Anm. d. dt. Ü.)

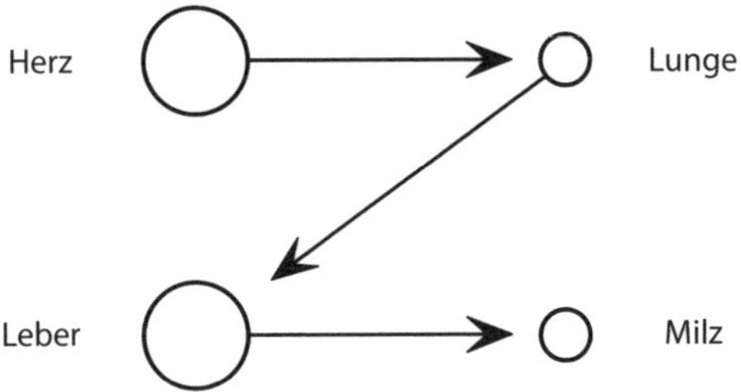

Abb. 2.53

Indikation: Halsschmerzen

Erläuterung: Lu 11 ist ein sehr effektiver Punkt bei Halsschmerzen, sogar bei hoch fiebriger Tonsillitis. Nicht selten kommt es vor, dass selbst eine stationäre Behandlung und/oder eine Antibiotikagabe erfolglos blieben, die Patienten jedoch nach nur einer einzigen Behandlung von Lu 11 vollständig beschwerdefrei sind. Blutiges Nadeln ist per Definition eine zerstreuende, ableitende Technik. Nun ist Lu 11 aber besonders bei einer Lungen-Leere sehr effektiv. Warum? Die Logik dahinter ist folgende: wenn im System der 5 Wandlungsphasen Lunge und Milz schwach sind, dann gehen das Herz und/oder die Leber in Fülle. In diesem Fall kann man Lu 10, den Feuer-Punkt des Lungenmeridians benutzen, um das Herz zu zerstreuen. Ebenso kann man Lu 11, den Holz-Punkt des Lungenmeridians benutzen, um die Leber zu zerstreuen (Abb. 2.53). In der klinischen Praxis haben sich bei Tonsillitis beide Punkte, Lu 10 und Lu 11 als sehr effektiv erwiesen.

Die Technik zum Blutenlassen von Lu 11 ist folgende: man binde den Daumen unterhalb des Daumengelenkes mit einer Schnur ab, bis er blau anläuft. Dann setzt man eine dünne Stahlnadel mit Führungsröhrchen an und klopft Nadel und Führungsröhrchen gleichzeitig diagonal recht kräftig ein (1 bis 2 mm tief). Nach Entfernen der Nadel kann man den Daumen «melken». Man muss keine große Blutung erzeugen, ein oder zwei Tropfen genügen. Mit etwas Übung geht es auch ohne Abbinden.

Was das Blutenlassen der Jing-Brunnen-Punkte anbelangt, dann erinnere ich mich an eine brillante Demonstration dieser Technik durch Maruyama Akio im Rahmen eines Meridiantherapie-Seminars. Zuerst überprüfte er alle *Jing*/Quell (Holz) Punkte durch Kneifen mit Daumen und Zeigefinger. Die druckempfindlichen Punkte nadelte er dann blutig, indem er etwas Blut herausdrückte. Ich habe versucht, seine Technik in meiner Praxis einzubauen, aber ich kann es immer noch nicht so gut wie er.

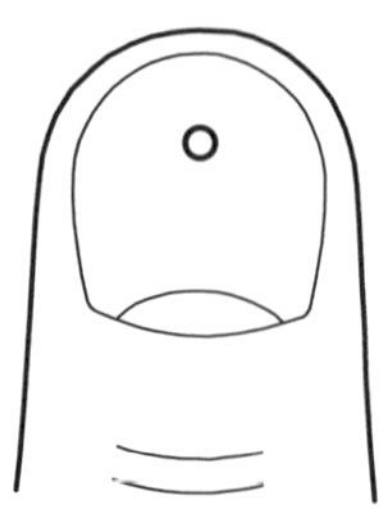

Abb. 2.54

Im Moxastil nach Sawada benutzt man Lu 11 gemeinsam mit dem gespiegelten Punkt auf der anderen Seite des Nagels für Paronychie (Nagelbettentzündung). Aus meiner Erfahrung ist die Methode nach Fukaya, Moxa direkt auf dem Nagel am Übergang vom distalen zum mittleren Drittel anzubringen jedoch effektiver, schneller und vor allem viel weniger schmerzhaft! Bei Nagelbettentzündung schmerzt Moxa direkt auf dem Nagel meistens überhaupt nicht. Man wendet so lange Moxa an, bis der Patient ein Brennen spürt.

Lu 10 *(gyo-sai / yú jì)* 

Zhen Jiu Jia Yi Jing (Der systematische Aku-Moxa Klassiker): «Hinter dem Daumengrundgelenk, auf der Innenseite, bei den sich verzweigenden Gefäßen.»

Illustriertes Handbuch der Akupunktur- und Moxa-Punkte, Honma Shōhaku, 1955: «in der Vertiefung distal und medial des Kopfes des ersten Mittelhandknochens. Dazu gibt es folgende Sichtweisen:

- zwischen dem Kopf des ersten Mittelhandknochens und dem Os Trapezium.
- am Mittelpunkt des ersten Mittelhandknochens.
- Am Metacarpophalangealgelenk des Daumens.

Lokalisation: in der Mitte zwischen den Daumengrundgelenk und Pe 7, direkt auf dem Musculus abductor pollicis brevis (Abb. 2.55).

Palpation: man palpiere mit der Fingerspitze schräg zu den Muskelfasern und suche so den druckempfindlichsten Punkt auf.

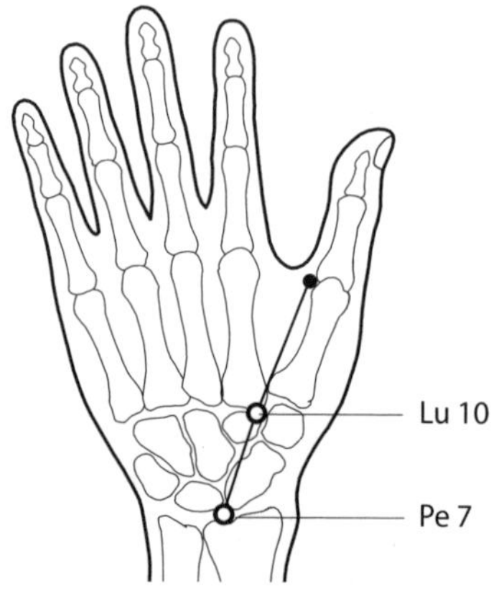

Abb. 2.55

Stichtechnik: senkrecht, sehr oberflächlich. Man soll die Nadel an diesem Punkt nicht liegen lassen!

Indikation: Daumenschmerzen; Halsschmerzen bei Tonsillitis oder Infekt der oberen Luftwege. Zur Behandlung eines »Schnellenden Daumens» benutze man die oben unter «1.» beschriebene Lokalisation aus dem Buch *The Illustrated Manual to Practical Acupuncture and Moxibustion*; diese liegt auf der ulnaren Seite des Gelenkes.

Lu 9 *(tai-en / tài yuān)*

Líng Shū: «ein cun ober Lu 10, in der Mitte dieser Vertiefung liegt dieser Punkt.»

Illustriertes Handbuch der Akupunktur- und Moxa-Punkte, Honma Shōhaku, 1955: «Am Handgelenk, auf der Querfalte, distal und medial des Processus styloideus radii. Man lokalisiere den Punkt in der Mitte der Pulsation.

Lokalisation: am Handgelenk, auf der Querfalte, zentral über den Puls (Abb. 2.56).

Palpation: man drücke sanft mit der Fingerspitze und palpiere über der Arteria radialis an der Stelle hin und her, wo diese die Handgelenksfalte kreuzt, und man lokalisiere Lu 9 in der dortigen Vertiefung. Wenn man die Arterie dort nicht palpieren kann, braucht man nicht besorgt sein. In diesen Fällen lokalisiere man Lu 9 einfach in der Vertiefung am radialen Ende der Handgelenksfalte.

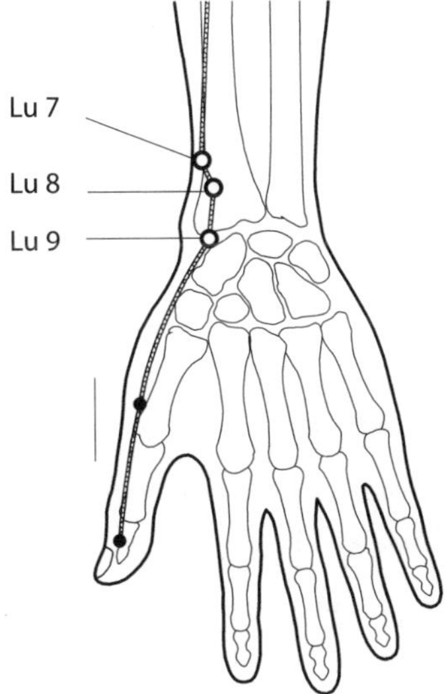

Abb. 2.56

Stichtechnik: senkrecht, sehr oberflächlich. Da dieser Punkt direkt auf der Arterie liegt, soll man maximal 1–2 mm tief nadeln. An diesem Punkt soll man die Nadel nicht liegen lassen.

Indikation: ich benutze Lu 9 bei einer Lungen-Leere, wenn ich gleichzeitig Lungen- und Milz-Meridian tonisieren will. Außerdem ist Lu 9 ein guter Punkt bei Erkältungen und Husten, unabhängig vom Grundmuster.

Erläuterung: Lu 9 ist in diesem Buch der als erstes erwähnte 5-Wandlungsphasen-Punkt. Diese 5-Wandlungsphasen Punkte besitzen eine andere Spezifität als die anderen bisher erläuterten Punkte. Sobald man das Disharmoniemuster festgelegt hat, geht es darum, die tonisierenden und ableitenden Eigenschaften der 5-Wandlungsphasen Punkte zu berücksichtigen und spezifische Punkte zu nadeln. Die von mir benutzten 5-Wandlungsphasen Punkte haben eine fantastische Wirkung, vorausgesetzt, das Muster wurde richtig bestimmt. Meiner Ansicht nach ist deren Wirkung um ein Vielfaches stärker als die anderer Punkte.

Bei einer Lungen-Leere ist meistens ebenso der Milz-Meridian (Mutter-Meridian) schwach. Auch der Dickdarm-Meridian als gekoppelter Yang-Meridian ist beeinträchtigt. Häufig findet man bei Lungen-Leere auch Verdauungsschwäche oder Absorptionsstörungen sowie Störungen des Dickdarms vor. Bei oberflächlicher Nadelung von Lu 9 kann man oft Geräusche im Bereich der Ileocoecalklappe (rechter Unterbauch) hören. Der Patient selber bemerkt eine Entspannung in der Magengrube. Dieser Effekt beruht auf der Tatsache, dass Lu 9 ein Strom (Erd)-Punkt ist.

Für die Anwendung der 5-Wandlungsphasen Punkte in einer Wurzelbehandlung ist es wichtig, nach oberflächlichen Qi-Veränderungen zu palpieren. Zu diesem Zweck ist es besser, nicht zu drücken, sondern mit der Fingerspitze über den Punkt in Meridianrichtung oder in kleinen Kreisen zu streichen. Behalten Sie dies im Hinterkopf, wenn sie die in weiterer Folge gesprochen 5-Wandlungsphasen Punkte lokalisieren.

Lu 8 *(kei-kyo / jīng qú)*

Líng Shū: «Dieser liegt in der Mitte des Radialispulses *(sunkō / cun kou).*
Er schlägt unaufhörlich.»

Zhen Jiu Jia Yi Jing (Der systematische Aku-Moxa Klassiker): «In der Vertiefung».

Lokalisation: auf der Arteria radialis, proximal des Processus styloideus radii (Abb. 2.56).

Palpation: wenn man den Mittelfinger unter leichtem Druck lateral hin und her bewegt, lässt sich die Position der Arterie ertasten. Man lokalisiere Lu 8 direkt über der Arterie.

Stichtechnik: sehr oberflächlich, gerade tief genug, um die Arterie zu berühren. Man nadelt diesen Punkt analog zu Lu 9 sehr oberflächlich, ähnlich der Kontaktnadelung, und man soll die Nadel an diesem Punkt nicht liegen lassen!

Indikation: Lungen-Leere mit Fieber oder Husten

Erläuterung: für die Lokalisation von Lu 8 orientiere man sich am Processus styloideus. In seinem Werk *Newly compiled addition to secrets of Pulse Diagnosis* schreibt Manase Dosan:

> Es gibt einen Knochen [seitlich des Handgelenks], der «hoher Knochen» genannt wird. Man soll die [mittlere Position des Pulses] nicht direkt auf diesen Knochen lokalisieren, sondern palpiere von diesem Knochen etwas nach proximal. Dann drücke man direkt gegen diesen «hohen Knochen». Manche Therapeuten behaupten, dass diese Position direkt am «hohen Knochen» liege, aber das ist ein großer Fehler. (Manase, 1578)

Der Processus styloideus radii entspricht der mittleren Position in der radialen Pulsdiagnose. In diesem Text jedoch betont Manase, dass die mittlere Position nicht exakt an der höchsten Erhebung dieses Knochens liegt, sondern etwas nach proximal, auf dem «Knochen-Abhang» in Richtung Ellbogen. Analog sollte man auch Lu 8 etwas proximal der höchsten Erhebung des Processus styloideus radii lokalisieren (Abb. 2.57).

Lu 7 *(rek-ketsu / liè quē)* 

Zhen Jiu Jia Yi Jing (Der systematische Aku-Moxa Klassiker): «1,5 cun von der Handflächenbasis entfernt. Hier trennt es sich und verbindet sich mit dem *Yáng Míng* [Meridian]».

Illustriertes Handbuch der Akupunktur- und Moxa-Punkte, Honma Shōhaku, 1955: zwischen dem Processus styloideus radii und der Sehne des Musculus flexor pollicis longus lässt sich ein Puls ertasten. [Dieser Punkt] liegt hier in diesem Areal, 1,5 cun vom Handgelenk entfernt.»

Lokalisation: auf der Arteria radialis, 1,5 cun proximal der Handgelenksfalte; ca. ein fingerbreit proximal der Spitze des Prozesses styloideus (2.56).

Palpation: Man platziere die Mittelfingerspitze auf die mittlere Pulsposition und

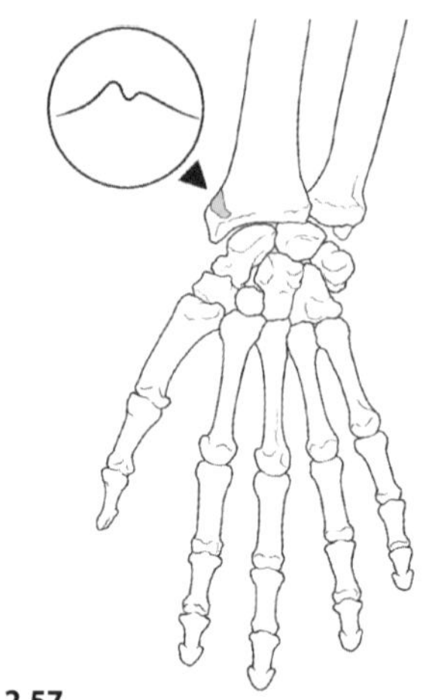

Ab. 2.57

gleite dann nach proximal in eine Vertiefung hinein. Dann bewege man die Fingerspitze in dieser Grube hin und her und suche eine Verhärtung bzw. druckempfindlichen Stelle. Manchmal liegt Lu 7 etwas weiter proximal als die Standardlokalisation angibt, denn Lu 7 ist ein Punkt, dessen genaue Lokalisation sich beträchtlich bewegt.

Stichtechnik: sehr oberflächlich. Manchmal lasse ich die Nadel an diesem Punkt jedoch liegen.

Indikation: Halsschmerzen und Schmerzen im Zwischenrippenbereich.

Lu 6 *(kō-sai / kǒng zuì)* 

Zhen Jiu Jia Yi Jing (Der systematische Aku-Moxa Klassiker): «dies ist der *Xi*/Spalten-Punkt des Tài Yīn [Meridianes]; 7 cun proximal der Handfläche.

Wang, 1027: «in der Vertiefung, die sich wie eine Schale anfühlt.»

Shiroda, 1940: Meister Sawada lokalisierte diesen Punkt drei fingerbreit distal von Lu 5 auf dem Muskel und ungefähr ein cun neben Di 10. Wenn dieser Punkt reaktiv ist, lässt sich eine Verhärtung palpieren. Der Aktive Punkt liegt häufig proximal oder distal der Standardlokalisation, je nach Zeit oder Patient. Zuerst suche man die ungefähre Lokalisation auf und lokalisiere dann mit der Fingerspitze den druckempfindlichsten oder härtesten Punkt.»

The Illustrated Manual to Practical Acupuncture and Moxibustion: «ungefähr 3 fingerbreit unterhalb des Ellbogens liegt der Musculus pronator teres, der schräg über die Kante des Musculus brachioradialis verläuft. Bei vielen Menschen ist dieser Bereich druckempfindlich.»

Lokalisation: Vier fingerbreit unterhalb der Standardlokalisation von Lu 5. Auf dem Musculus brachioradialis (Abb. 2.58).

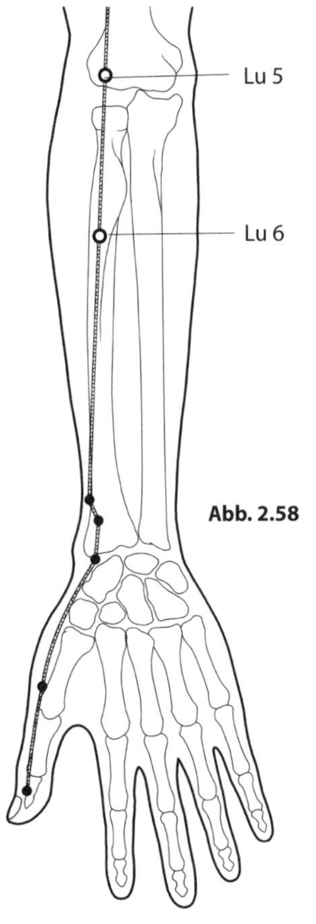

Abb. 2.58

Palpation: man lege den Daumen quer zum Muskel und bewege das Daumengelenk (also das Interphalangealgelenk) schräg über den Muskel hin und her. Wenn man in dieser Art und Weise nach distal palpiert, stößt man auf eine Verhärtung. Benutzt man die Daumenspitze, es ist leichter, den Punkt aufzufinden, wenn man während dem Drücken den Unterarm mit der anderen Hand etwas hin und her bewegt.

Stichtechnik: diagonal, oberflächlich (0,4–10 mm) in Richtung lateral.

Indikation: Ich benutze diesen Punkt bei einem Ungleichgewicht im Lungen-Meridian und bei Hämorrhoiden.

Erläuterung: Lu 6 ist sehr schwierig zu lokalisieren, weil dieser Punkt in einem sehr großen Gebiet umherwandert, bei exakter Lokalisation und Nadelung ist er aber sehr effektiv. Bei Hämorrhoiden spürt der Patient manchmal beim Nadeln eine Empfindung im After.

Es besteht eine generelle Übereinkunft, dass die *Luo*/Durchgangs-Punkte gut für chronische Erkrankungen sind, die *Xi*/Spalten-Punkte hingegen für akute Krankheiten (*Honma*, 1940). In Japan war es Sawada Ken, der als erster die *Xi*/Spalten-Punkte mit akuten Krankheiten in Zusammenhang brachte. Er behauptete, dass *geki* (*xì*, das chinesische Wort für «Spalte» oder «Ansammlung») mit *geki* (*jù*, dem chinesischen Begriff für «sehr heftig») verwandt sei. Laut den chinesischen Wörterbüchern gibt es keinerlei Beziehung zwischen diesen beiden Begriffen, es muss also Sawadas Idee gewesen sein. Die Bedeutung für das Wort *geki* (als Begriff für «Ansammlung») ist eine Spalte oder Öffnung im Gewebe, wo das Qi sich sehr schnell sammelt. Ich bin mir nicht sicher, ob diese Assoziation der *Xi*/Spalten-Punkte mit akuten Erkrankungen von China nach Japan transferiert wurde oder umgekehrt, aber auch im *Acupuncture and Moxibustion Dictonary* von Lee (1986) heißt es, dass diese Punkte «für akute Erkrankungen und akute Schmerzen im Meridianverlauf indiziert sind.»

Baba Hakkō, einem sehr erfahrenen Meridiantherapeuten zu folge, ist Lu 6 nicht nur bei Hämorrhoiden, sondern auch bei Lungenblutungen (Haemoptysis) sehr effektiv. Er behandelte noch in der Zeit vor der Erfindung der Antibiotika, und damals war die einzige Therapieoption für Tuberkulose «Ruhe, Frischluft und gute Ernährung». Das erinnert an die Zeit der Entstehung des *Huang Di Nei Jing*. Derart schlimme Erkrankung sieht man als heutiger Akupunkteur aber kaum noch.

Wie viele Japaner erkrankte ich in meiner Jugend an Tuberkulose und entwickelte damals blutigen Husten. Meister Miura behandelte mich; er suchte nach der Verhärtungen zwischen Di 11 und Lu 6 und benutze dort direktes Moxa. Auch heute noch erinnern mich die verbliebenen Narben daran. Seine Punktlokalisation kam sicher aus der Tradition von Sawada, ich selbst habe keine Erfahrung, wie effektiv dieser Punkt bei blutigem Husten wirklich ist.

Lu 5 *(shaku-taku / chǐ zé)* 

Líng Shū: «Die Pulsation im [der Falte des] Ellbogen».

Ausführliche Darstellung der vierzehn Meridiane, Hua Shou, 1341: «Es ist der Wasser [Punkt]. An der Pulsationsstelle neben der Sehne im Ellbogen [in der Ellbogenfalte].

Illustriertes Handbuch für Akupunktur und Moxa, Honma Shōhaku, 1955: «In der Mitte der Ellbogenfalte, wo man eine Pulsation fühlen kann. Wenn man etwas medial davon die Haut mit Daumen und Zeigefinger kneift, dann löst es unterhalb der Sehne einen leichten Schmerz aus. Diese Reaktion entspricht dem Meridian, der Punkt wird hier lokalisiert. Man muss den Punkt unterhalb des Sehne treffen, also muss man entweder von medial oder lateral schräg nadeln.»

Shiroda, 1940: «Auf der Querfalte [des Ellbogens], in etwa 0,5 cun medial von Di 11.»

Lokalisation: auf der Ellbogenfalte, radial der Sehne des Musculus bizeps (Abb. 2.58).

Palpation: bei leicht gebeugten Ellbogen wird die Sehne des Musculus bizeps sichtbar. Es gibt 2 Arten, diesen Punkt aufzufinden:

A. Durch Palpation entlang der radialen Seite der Sehne kann man mittels leichter Hin- und Her-Bewegungen einen druckempfindlichen Punkt aufspüren.
B. Wenn man von der Sehne mit dem Daumen nach lateral in Richtung Di 11 fährt, lässt sich eine Verhärtung aufspüren (Abb. 2.59).

Stichtechnik: schräg, die Nadelspitze nach medial und distal gerichtet.

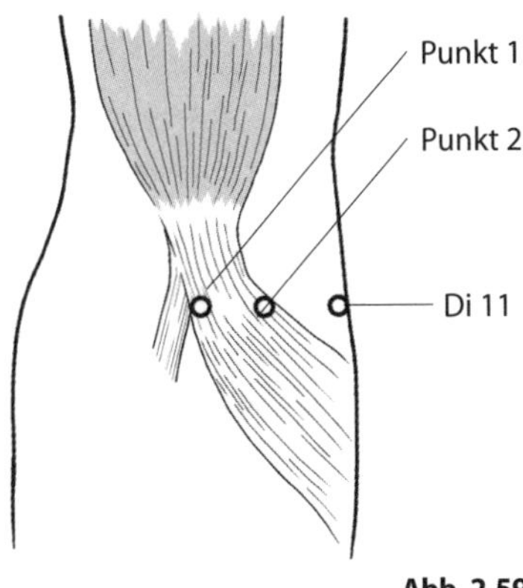

Abb. 2.59

Indikation: Lu 5 ist ein guter Punkt für eine Wurzelbehandlung, vor allem bei Nieren-Leere. Es ist der Wasser-Punkt der Wandlungsphase Metall, die wiederum die Mutter der Wandlungsphase Wasser (Niere) ist. Also unterstützt Lu 5 die Ausscheidung von Flüssigkeiten. Für diesen Zweck benutze man die Lokalisation A. Zur symptomatischen Behandlung bei Halsschmerzen wähle man die Lokalisation B.

Erläuterung: Die exakte Lokalisation von Lu 5 bewegt sich in einem großen Gebiet. Verhärtungen trifft man meistens an der Lokalisation B an, aber manchmal etwas proximal oder distal davon. Diese Lokalisation liegt nahe an der Lokalisation nach Sawada. Wie auch immer, der effektivste Punkt liegt immer an der Verhärtung. Es ist ein perfekter Punkt für eine Moxa-Heimbehandlung bei Halsschmerzen. Generell ist es besser, für die Heimbehandlung mit Moxa Punkte an Armen und Beinen zu wählen, damit die Patienten sich selbst behandeln können.

Araki Ma beschreibt in seinem Werk *Kampo Therapy*, dass Lu 5 sehr gut bei häufigem Wasserlassen und Bettnässen sei. Aus meiner Erfahrung sind außer Lu 5 auch Lu 7 und Lu 9 sehr gut für Miktionsstörungen geeignet. Ich behandle Miktionsstörungen sehr häufig als ein Lungen-Leere-Muster, und benutze sowohl Lu 9 als auch Lu 5. Einmal hatte ich bei Oligurie durch Kontaktnadelung von Lu 9 ein fantastisches Ergebnis. Der Lungenmeridian hilft sowohl bei Zystitis als auch bei nächtlichen Wassers. Bei einem Milz-Leere-Muster bevorzuge ich hingegen die Punkte Mi 3 und Mi 9.

Das Gegenteil von Oligurie, Polyurie oder Pollakisurie, steht in Bezug zur Lunge, Milz, Nieren und San Jiao. Bei einem Mangel an Zong Qi in der Lunge ist die Fähigkeit des Dünndarms, Flüssigkeiten zur Blasen hin durchzusieben, eingeschränkt. Als Resultat kommt es zu häufigem und übermäßigem Wasserlassen. Oft neigen Therapeuten dazu, diese wichtige Verbindung zwischen Lunge und Dünndarm in Bezug zum Wasserstoffwechsel zu vergessen.

Pe 8 *(rō-kyū / láo gōng)* 

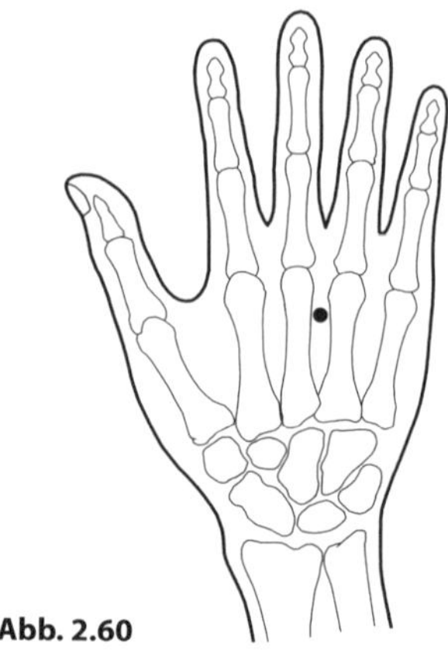
Abb. 2.60

Líng Shū: «in der Handfläche, im Zwischenraum medial des mittleren Handwurzelknochen».

Zhen Jiu Jia Yi Jing (Der systematische Aku-Moxa Klassiker): «in der Mitte der Handfläche, in der Pulsation».

Illustriertes Handbuch für Akupunktur und Moxa, Honma Shōhaku, 1955: «in etwa in der Mitte der Handfläche [zwischen den Mittelhandknochen des Mittel-und Ringfingers]. In der Vertiefung auf der Querfalte.»

Lokalisation: auf der Handfläche, zwischen den Handwurzelknochen des 3. und 4. Fingers, auf jener Querfalte, die beim Handlesen als «Lebenslinie» bekannt ist (Abb. 2.60).

Palpation: man palpiere auf der Querfalte den Zwischenraum zwischen den Handwurzelknochen in einer proximal-distalen Bewegung hin und her. Kann man keine druckempfindliche Stelle auffinden, dann palpiere man etwas distal und proximal davon. Diese Druckempfindlichkeit ist leicht zu tasten, vor allem, wenn man in Richtung Knochen presst.

Stichtechnik: senkrecht, oberflächlich. Ich klopfe die Nadel sehr kräftig und schnell ein, weil ein zu oberflächliches Nadeln an diesem Punkt sehr schmerzhaft ist.

Indikation: ich benutze Pe 8 bei Palpitationen und Engegefühl in der Brust, wenn ich den Perikard-Meridian behandeln will und dieser Punkt aktiv ist.

Erläuterung: Obwohl wir prinzipiell wissen, dass das Herz links liegt, sind wir uns dessen selten bewusst. Nur wenn irgendetwas nicht stimmt, sei es, dass das Herz schnell oder kraftvoll schlägt oder gelegentlich Schläge fehlen, bemerkt man es.Wenn man plötzlich einen unregelmäßigen Herzschlag bemerkt, dann löst das meist große Angst aus. Häufig ist es EKG unauffällig, und man realisiert einfach, dass man eben nicht mehr der Jüngste ist.

Die meisten älteren Damen unter meinen Patienten haben zumindest einmal schon Palpitationen erlebt. Ich hab auch schon Hausbesuche gemacht, bei denen die ganze Familie ängstlich um das Krankenbett versammelt war, und die Frau die Hand des Ehemannes mit den Worten «Hilf mir! Ich glaube, ich sterbe!» umklammerte. Normalerweise geht es den Leuten dann nach meiner Behandlung sofort besser und sie können erleichtert lachen.

Bei leichten Palpitationen oder leichtem, thorakalem Druck genügt häufig schon ein fester Fingerdruck an Pe 8. Wichtig ist, tatsächlich den druckempfindlichen Punkt aufzusuchen. Man muss außer zwischen den Mittelhandknochen auch direkt auf dem Knochen suchen. Manchmal liegt der druckempfindlichste Punkt auch zwischen dem 2. und 3. Mittelhandknochen, manche Lehrbücher (zum Beispiel *Shanghai*, 1977) lokalisieren Pe 8 sogar standardmäßig zwischen 2. und 3. Mittelhandknochen. Das macht auch Sinn, da der Perikard-Meridian von Pe 7 ausgeht zum radialen Nagelfalzwinkel verläuft.

Pe 7 *(tai-ryō / dà líng)* 

Zhen Jiu Jia Yi Jing (Der systematische Aku-Moxa Klassiker): «Ober der Handfläche, zwischen den Sehnen.»

Illustriertes Handbuch für Akupunktur und Moxa, Honma Shōhaku, 1955: «zwischen den Sehnen in der palmaren Handgelenksfalte; man lokalisiere den Punkt zwischen den Sehnen von Musculus flexor carpi radialis und Musculus palmaris longus.»

Lokalisation: auf der palmaren Handgelenksfalte zwischen den Sehnen des Musculus flexor carpi radialis und des Musculus palmaris longus (Abb. 2.61).

Palpation: man palpiere mit der Mittelfingerspitze von etwas proximal der Handgelenksfalte zwischen den Sehnen nach distal. Sobald man an den Knochen stößt, palpiere man zur genauen Lokalisation mit der Fingerspitze hin und her.

Stichtechnik: senkrecht, oberflächlich. Bei zu tiefem Nadeln kommt es zu einer Ausstrahlung in die Handfläche, was aber vermieden werden sollte.

Indikation: ich benutze Pe7 gemeinsam mit Mi 3 bei Milz-Leere. Alleine genadelt ist Pe 7 ein guter Punkt bei entzündlichen Schmerzen im Handgelenk mit Druckempfindlichkeit.

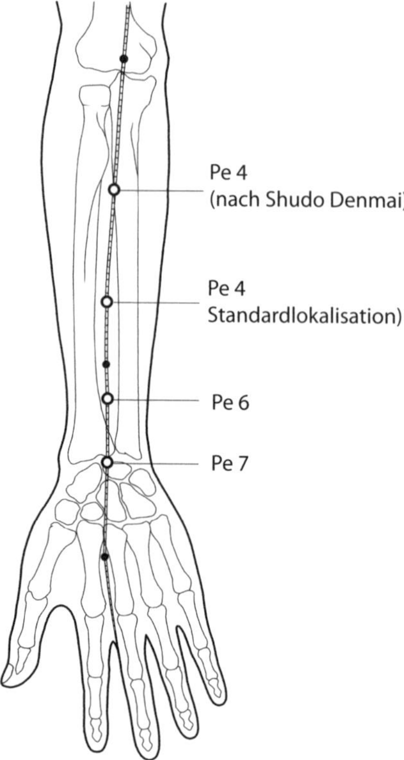

Abb. 2.61

Pe 6 *(nai-kan / nèi guān)* 

Líng Shū: «2 cun vom Handgelenk entfernt; zwischen den Sehnen».

Illustriertes Handbuch der Akupunktur- und Moxa-Punkte, Honma Shōhaku, 1955: «2 cun proximal der Mitte des Handgelenks, zwischen den Sehnen. Dies ist der Oberrand der Köpfe von Radius und Ulna, und es ist klar, wie sich hier die beiden Knochen treffen.»

Lokalisation: 2 cun oberhalb von Pe 7 (Abb. 2.61).

Palpation: man überstrecke das Handgelenk ein bisschen und gleite mit dem Finger zwischen den Sehnen nach proximal. An einer Stelle scheint die Fingerspitze hängen zu bleiben; wenn man auf der Stelle nur leicht hin und her fährt, ist es druckempfindlich. Man sollte diesen Punkt nicht zu fest drücken.

Stichtechnik: senkrecht, oberflächlich. Zu tiefes Nadeln an diesem Punkt kann eine unnötig starke Nadelausstrahlung auslösen.

Indikation: Herzklopfen und Verdauungsbeschwerden. Pe 6 ist der Meister-Punkt des Yin Wei Mai (in i myaku). Manchmal benutze ich ihn gemeinsam mit Mi 4, wenn ich eine Behandlung der Außerordentlichen Gefäße (*ki kei* / Qi Jing Ba Mai) durchführen will.

Pe 4 *(geki-mon / xī mén)* 

Zhen Jiu Jia Yi Jing (Der systematische Aku-Moxa Klassiker): «5 cun von der Handgelenksfalte entfernt.»

Illustriertes Handbuch der Akupunktur- und Moxa-Punkte, Honma Shōhaku, 1955: «5 cun oberhalb der Handgelenksfalte, palmar. In der Mitte des Unterarms, zwischen den Sehnen.»

Lokalisation: Am Unterarm, auf der palmaren Seite, ungefähr in der Mitte zwischen Ellbogen und Handgelenk. (Abb. 2.61)

Palpation: man teile die Distanz zwischen Ellbogen (Pe 3) und Handgelenk (Pe 7) in 3 Teile und starte mit der Palpation am Übergang vom proximalen zum mittleren Drittel. Von dort aus palpiere man auf der Mittellinie des Unterarms palmarseitig mit dem Daumen nach distal und untersuche den Bereich um die Unterarmmitte herum. Pe 4 liegt auf einem Muskelbauch. Manchmal liegt dieser Punkt näher Richtung Ellbogen, dann liegt er in der Nähe von Lu 6. Man kann auch den Perikard-Meridian kneifen und auf diese Art nach sensitiven Punkten suchen.

Stichtechnik: diagonal, sehr oberflächlich. Die Nadel nach distal oder radial gerichtet.

Indikation: Ich verwende Pe 4 bei einem Ungleichgewicht im Perikard-Meridian. Außerdem benutze ich diesen Punkt bei Palpitationen – wenn er reaktiv ist.

He 9 *(shō-shō / shào chōng)* 

Zhen Jiu Jia Yi Jing (Der systematische Aku-Moxa Klassiker): «an der medialen Spitze des kleinen Fingers, eine Schnittlauchbreite vom Nagelwinkel entfernt.»

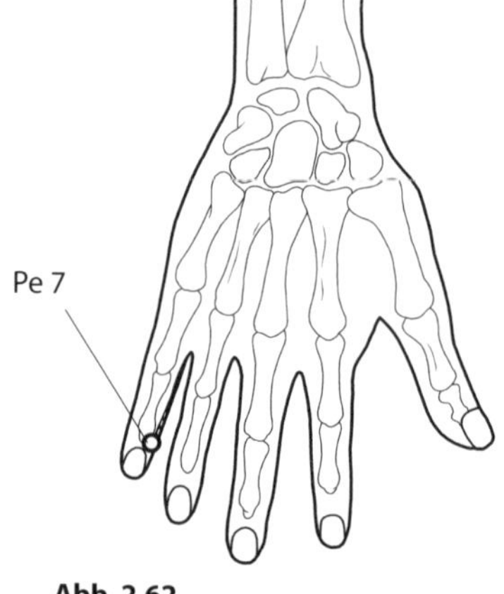

Abb. 2.62

Lokalisation: Auf der radialen Seite des Kleinfingernagels, 0,1 cun vom Nagelwinkel entfernt (Abb. 2.62).

Palpation: wenn man mit der Spitze des Zeigefingers an der medialen Seite des distalen Fingergelenks entlang fährt, fällt man in eine kleine Grube zwischen Knochen und Nagel. Hier bewege man die Fingerspitze etwas hin und her, um den exakten Punkt zu lokalisieren. Wenn man nach Druckempfindlichkeit suchen möchte, kann man beide Seiten des Nagels zwischen Daumen und Zeigefinger kneifen.

Stichtechnik: man wende eine einfache Nadeltechnik an oder nadle blutig mit einer 0,20-er Nadel. Direktes Fadenmoxa ist ebenfalls eine gute Option.

Indikation: bei Herzerkrankungen nadle man diesen Punkt im Akutfall blutig. Bei Ohnmacht oder Benommenheit durch einen Nadelkollaps benutze man 3 Stück Fadenmoxa.

Erläuterung: wenn ich Patienten in sitzender Position nadle, kommt es manchmal vor, dass sie plötzlich aufhören zu reden, stark gähnen oder kaltschweißig werden. Während ich noch nachdenke, was da genau abläuft, werden sie ohnmächtig. Dieser Nadelkollaps (Vasovagale Reaktion) alarmiert mich. Die Patienten werden blass – aber ich auch! Man kann Punkte nadeln, um die Patienten wieder wach zu bekommen, zum Beispiel Magen 36. Die Ohnmacht wurde aber ursprünglich durch Nadeln ausgelöst – also möchte ich ungern weitere Nadeln setzen. Eine Alternative wäre Moxa an He 9: der Bauch fängt zu plätschern an, die Patienten gewinnen wieder an Farbe und fühlen sich viel besser. Auch ich bin da natürlich sehr erleichtert.

Es gibt andere Methoden bei Nadelkollaps: eine Unterbauchmassage, starke Gerüche oder Alkohol einatmen lassen oder eine Tasse starken Tee anbieten. Egal welche Methode, es braucht immer relativ viel Zeit und Energie, Patienten nach einem Nadelkollaps wieder zurückzuholen. Meistens passiert es bei sitzenden Patienten, aber gelegentlich auch in Rücken- oder Bauchlage.

Ich erinnere mich an einen Fall durch Akupunktur an Ren 12, und einen anderen Fall durch Akupunktur am unteren Rücken, und an zwei Fälle durch Akupunktur an Le 8. Bei den ersten beiden Fällen lag es daran, dass ich zu stark stimuliert hatte, bei den letzten beiden Fällen möglicherweise an einem falsch gewählten Muster. Wie auch immer, es ist besser, auf der sicheren Seite zu bleiben und die Stimulation immer gering zu halten.

Die *Jing*-/Brunnen-Punkte sind ein gutes Beispiel dafür, dass eine minimale Stimulation eine große Wirkung haben kann. In *Líng Shū*, Kapitel 1, heißt es: «der Ort, an dem das Qi an die Oberfläche tritt, wird Brunnen genannt.» Die Indikation für diese Punkte wurde zum ersten Mal im Kapitel 68 des *Nán Jīng* wie folgt gelistet: «die Brunnen-Punkte können Fülle im Epigastrium kontrollieren». Diese Punkte benutzt man also bei Patienten mit Völlegefühl im Epigastrium. Das ist eine sehr direkte und einfache Behandlungsmethode. «Fülle im Epigastrium» bedeutet, dass das Epigastrium sich hart oder angespannt anfühlt. Das kann subjektiv oder objektiv so sein, aus meiner Sicht bezieht sich das dies vor allem darauf, dass sich das Epigastrium auf Druck fest anfühlt. Eine andere Möglichkeit ist, dass Patienten selbst berichten, dass sie Magenbeschwerden haben oder sich die Magengrube angespannt anfühlt. Andere mögliche Symptome in diesen Fällen wären starke Kopfschmerzen, Schwindel, Seekrankheit, ein Kater nach Alkohol, Nacken- und Schultersteifigkeit oder ein leichtes Benommenheitsgefühl. Bei derartigen Beschwerden durfte ich schon sensationelle Erfolge durch die *Jing*-/Brunnen-Punkte erleben.

Honma Shohaku schreibt über das Wesen der 5-Wandlungsphasen Punkte:

> «Die Stelle, an der Wasser zutage tritt, wird «Brunnen» genannt. Der Ort, wo dieses Wasser zu fließen beginnt wird Quelle genannt. Dann fließt das Wasser da- und dorthin weiter, und das wird Fluss genannt. Dort, wo ein paar dieser kleinen Flüsse zusammenfließen und sie einen großen Fluss bilden, oder sich einer größeren Wassermenge anschließen, wird es Meer genannt.» (Honma 1965).

Deshalb gilt die generelle Übereinkunft, dass auch der Fluss von Qi und Blut durch die Meridianen ähnlich beginnt wie der des Wassers, und dass auch dieser Fluss von Qi und Blut genauso beginnt wie Wassertropfen aus dem Berg, die sich schließlich zu einem großen Fluss vereinigen. Einige Gelehrte aber widersprechen dieser Sicht. Shibasaki Michizō zufolge verhält es sich so:

> «Die Wassertropfen, die aus dem Brunnen entspringen, bleiben Tropfen, egal wie weit sie fließen. Und auch wenn es den Anschein hat, dass sie entlang des Weges absorbiert werden und verschwinden, werden sie nie zu einem fließenden Fluss. Deshalb ist das Konzept, dass die Brunnen-Punkte die Quelle eines gewissen Flusses sind, vollkommen falsch.» (Shibasaki, 1979).

Shibasaki argumentiert also, dass «das Qi, das an den Brunnen-Punkten beginnt, auch an den Brunnen-Punkten endet und sich nicht über die Quell-, Strom-, Fluss- und Meer-Punkte weiter fortsetzt» (Shibasaki, 1979). Ich bin kein Gelehrter, also muss ich aus meiner klinischen Erfahrung heraus spekulieren. Nur ein klein wenig Stimulation an den Brunnen-Punkten wirkt bei einer Fülle im Epigastrium Wunder. Ich stelle mir das vor wie Dampf, der durch eine Glasröhre strömt, die auf dem einen Ende dünner und am anderen Ende dicker ist. Dieser Dampf ist am dünnen Ende dick und undurchsichtig, und er dünnt sich am dicken Ende aus und wird dadurch transparenter. Öffnet man das Loch am dünnen Ende (am Brunnen-Punkt), dann strömt dieser Dampf aus. Für mich scheint es so zu sein, dass das Qi umso dichter ist, je weiter distal ein Punkt liegt (Abb. 2.63).

> «Es macht doch keinen Sinn, dass verschiedene Teile eines Meridians quantitativ unterschiedlich viel Chi-Fluss haben sollen. Es ist eher eine Frage der «Dichte». An den Fingerspitzen sind die Meridiane dünner; klinisch

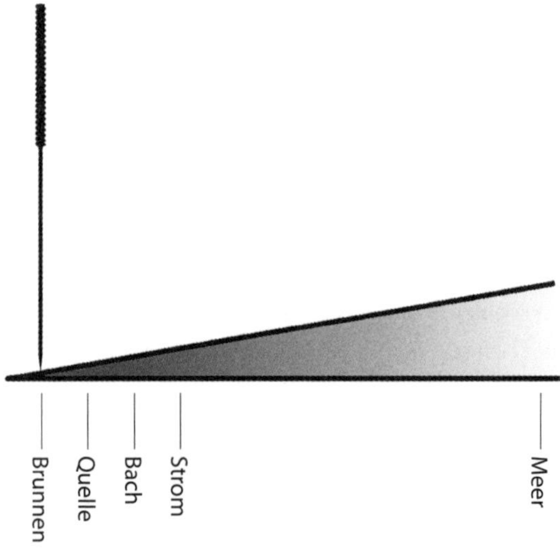

Abb. 2.63

> betrachtet bedeutet das aber nicht, dass hier weniger Qi fließt. Im Gegenteil, das Qi ist hier sogar sensitiver. Vergleicht man es mit Elektrizität ist es so, als ob hier die Spannung höher wäre… Behandlungen an diesen Punkten wirken daher sehr drastisch und schnell.» (Honma, 1965)

In Bezug auf die therapeutische Wirkung sieht es Shibasaki jedoch ähnlich: «die [Behandlung von] Brunnen-Punkten… wirkt oft fantastisch.»

He 7 *(shin-mon / shén mén)* 

Zhen Jiu Jia Yi Jing (Der systematische Aku-Moxa Klassiker): «Am Rand des scharfen Knochens oberhalb der Handfläche, in einer Vertiefung.»

Fukumopto, 1986: «am unteren Ende der palmaren Handgelenksfalte, am Oberrand des Os pisiforme, ulnar der Sehne des Musculus flexor carpi ulnaris.»

Lokalisation: Ulnar der Ansatzstelle des Musculus flexor carpi ulnaris am Os pisiforme (Abb. 2.64).

Palpation: im *Illustrated Manual to Practical Acupuncture and Moxibustion Points* schreibt Honma, dass der Herz-Meridian unter der Sehne hindurch führt. Kneift man die Sehne zwischen Daumen und Zeigefinger, lässt sich eine druckempfindliche Stelle auffinden. Honma zufolge kann man die Nadel hier von beiden Seiten einführen.

Ich persönlich drücke gern mit der Daumenspitze von radial oder ulnar unter die Sehne. Bei Verstopfung suche ich nach einer Reaktion, indem ich das Os pisiforme distal drücke, und zwar von der ulnaren Seite der Sehne her.

Stichtechnik: schräg, sehr oberflächlich an der ulnaren Seite, die Nadelspitze nach proximal und radial gerichtet. Bei Verstopfung kann man 5 Stück direktes Moxa in der Größe eines halben Reiskorn es anwenden.

Indikation: ich benutze für die Wurzel-Behandlung bei Milz-Leere meistens Pe 7, und folglich benutze ich He 7 nur sehr selten. Ich behandle He 7 gerne bei Verstopfung mit direktem Moxa an den druckempfindlichen Punkten proximal des Os pisiforme. Diese Indikation für He 7 stammt von Sawada Ken, dem bekanntesten zeitgenössischen Moxa-Therapeuten.

He 6 *(in-geki / yīn xī)* 

Zhen Jiu Jia Yi Jing (Der systematische Aku-Moxa Klassiker): «In der Mitte des Pulses oberhalb der Handfläche, 1,5 cun vom Handgelenk entfernt».

Illustriertes Handbuch der Akupunktur- und Moxa-Punkte, Honma Shōhaku, 1955: «auf der Palmarseite des Handgelenks, ein halbes cun proximal der Handgelenksfalte; beim Os pisiforme. Man findet den Punkt unter der Sehne. Für Moxa soll man das Handgelenk etwas abbiegen, um die Sehne zu entspannen, und das Moxa direkt auf der Sehne applizieren».

Lokalisation: 0,5 cun proximal von He 7 (Abb. 2.64).

Palpation: Man benutze dieselbe Technik wie bei He 7: man drücke oder kneife die Sehne von beiden Seiten etwas proximal von He 7 und suche nach einem druckempfindlichen Punkt.

Stichtechnik: diagonal, sehr oberflächlich; ulnar der Sehne, die Nadelspitze nach proximal und radial gerichtet.

Indikation: Herzerkrankungen mit Palpitationen oder thorakalen Schmerzen.

He 3 *(shō-kai / shào hăi)* 

Zhen Jiu Jia Yi Jing (Der systematische Aku-Moxa Klassiker): «Am Ellbogen medial, knapp oberhalb des Gelenks, in einer Vertiefung. Hier lässt sich eine Pulsation ertasten».

Illustriertes Handbuch der Akupunktur- und Moxa-Punkte, Honma Shōhaku, 1955: «Am ulnaren Ende der Ellbogenvorderseite. Unmittelbar anterior des Epicondylus medialis, am ulnaren Ende der dortigen Falte [bei abgewinkelten Ellbogen].»

Lokalisation: Am unteren Ende der Falte, bei gebeugtem Ellbogen (Abb. 2.64).

Palpation: man markiere das mediale Ende der Ellbogenfalte und strecke dann den Ellbogen. Dann palpiere man mit dem Daumengelenk um diese Markierung herum, über Sehnen und Knochen hin und her und suche so nach einer Auffälligkeit.

Stichtechnik: senkrecht

Indikation: Tinnitus, Golfer-Ellbogen, Baseball-Ellbogen.

Erläuterung: bei Tinnitus benutze ich an He 3 Moxa nach dem Stil von Sawada gemäß dem Buch *Basic Study of Acupuncture and Moxibustion Therapy* (Shiroda, 1940). Über die Effektivität von He 3 bei Tinnitus bin ich aber immer noch nicht ganz im Klaren. In letzter Zeit nutzte ich bei Tinnitus häufiger Moxa an Ni 2.

Die Pitcher in der japanischen Baseball-Schüler Liga dürfen keinen Curveball werfen. Durch Überlastung der Arme neigen Pitcher zu Epicondylitis medialis (auch Baseball-Ellbogen genannt). Ich palpiere mit dem Daumengelenk nach dem empfindlichsten Punkt. Häufig liegt dieser Punkt weiter radial als He 3, und die Verhärtung oder Druckempfindlichkeit liegt meist in der Mitte zwischen Pe 3 und He 3. Ein «Golfer-Ellbogen» wird auf die selbe Art und Weise behandelt. Ich behandle derartige Ellbogenpathologien mit Moxa oder Akupunktur (mit zusätzlich einer Intradermalnadel).

Di 2 *(ji-kan / er jiān)* 

Zhen Jiu Jia Yi Jing (Der systematische Aku-Moxa Klassiker): «unterhalb und medial des Hauptgelenkes [Metacarpophalangealgelenk] des Fingers neben dem großen Finger, in einer Vertiefung.»

Lokalisation essentieller Punkte, Fukumoto Kentarō, 1986: «an der radialen Seite des Metacarpophalangealgelenkes des 2. Fingers, in einer Vertiefung des proximalen 2. Fingerknochens. Wenn man entlang der radialen Seite des proximalen Fingerknochens in Richtung Metacarpophalangealgelenk palpiert, steht man mit der Fingerspitze in dieser Vertiefung an.»

Lokalisation: auf der radialen Seite des proximalen Fingergelenkes (PIP) (Abb. 2.65).

Palpation: Bei gebeugtem Zeigefinger markiere man das radiale Ende der Falte des proximalen Zeigefingergelenkes. Dann strecke man den Zeigefinger aus, und palpiere mit der Daumenspitze nach einer Spalte, oder man kneife das PIP-Gelenk auf der radialen Seite zwischen Daumen und Zeigefinger, um so einen druckempfindlichen Punkt aufzufinden.

Stichtechnik: Senkrecht, sehr oberflächlich, durch seitliches Schnippen des Führungsröhrchens. Für eine stark zerstreuende Technik nadle ich mit einer chinesischen Nadel schnell «rein – raus». Dafür halte ich die Nadel an der Spitze und «stochere etwas herum».

Indikation: Di 2 ist ein Wasser-Punkt, folglich lässt sich damit der Dickdarm-Meridian zerstreuen. Bei einem Gerstenkorn appliziere man 5 Stück direktes Moxa in der Größe eines halben Reiskorns.

Erläuterung: Dickdarm-, Dünndarm- und San Jiao-Meridian haben zwei Akupunkturpunkte beidseits des Metacarpophalangealgelenkes. Milz-, Blasen- und Gallenblasen-Meridian haben je zwei Akupunkturpunkte beidseits des Metatarsophalangealgelenkes. Die Lokalisation dieser Punkte wird in den Klassikern als «in der Vertiefung unterhalb [distal] des Grundgelenkes und in der Vertiefung oberhalb [proximal] des Grundgelenks» beschrieben (siehe Tab. 2.1).

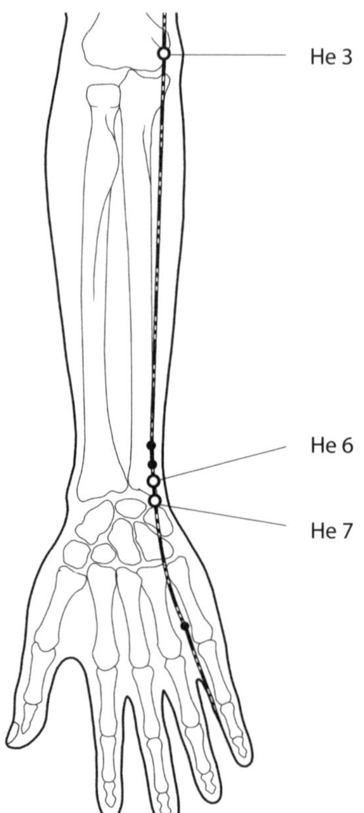

Abb. 2.64

Meridian	unterhalb des Grundgelenks	oberhalb des Grundgelenks
Dünndarm	Dü 2	Dü 3
San Jiao	SJ 2	SJ 3
Milz	Mi 2	Mi 3
Blase	Bl 66	Bl 65
Gallenblase	GB 43	GB 42

Tab. 2.1

Nach der obigen Definition läge Di 2 unmittelbar distal des Metacarpophalangealgelenkes und Di 3 unmittelbar proximal davon. Diese Lokalisation passt gut für eine Behandlung des zugrunde liegenden Musters (Ben), bei symptomatischen Behandlungen ist meiner Meinung nach aber die oben erwähnte Lokalisation am Ende der Fingergelenksfalte besser.

Vor dem Zweiten Weltkrieg war es üblich, dass Eltern Kinder mit Neigung zu Wutanfällen mit Moxa an Di 2 behandelten. Das war Behandlung und Bestrafung in einem. Insofern war es eine sehr praktische Methode, aber heutzutage scheint das niemanden mehr so zu machen. In Warteraum meiner Praxis erlebe ich heutzutage nur sehr selten Eltern, die ihre Kinder bei einem Wutanfall zu Disziplin anhalten. Manchmal sitzt der Vater einfach daneben und lächelt. So werden die Kinder möglicherweise verwöhnt, und die Eltern verstehen nicht, dass das Verhalten ihres Kindes eine Belästigung ist. Schlussendlich erhebe ich dann meine Stimme, um das Kind zur Ruhe zu bringen. Meine Frau lacht und sagt, dass wohl ich eine Akupunkturbehandlung brauche, um mein Temperament zu beruhigen.

Direktes Moxa an Di 2 ist bei einem Gerstenkorn (Entzündung des Augenlides) sehr effektiv. Diese Behandlung wurde sowohl von Sawada als auch von Fukaya angewandt. Mit 10 Stück direktem Moxa lassen sich die Schmerzen schnell lindern. Selbst wenn die Entzündung nicht zurückgehen sollte und eine Operation notwendig wird, ist danach die Regeneration schneller und die Narbenbildung minimal. Ich persönlich nadle gerne zusätzlich Yanagiyas GB 20.

Di 4 *(gō-koku / hé gŭ)* 

Zhen Jiu Jia Yi Jing (Der systematische Aku-Moxa Klassiker): «zwischen den Knochen von Daumen und Zeigefinger [Mittelhandknochen].»

Illustriertes Handbuch der Akupunktur- und Moxa-Punkte, Honma Shōhaku, 1955: «in einer Vertiefung am Handrücken, zwischen erstem und zweitem Mittelhandknochen. Da der Dickdarm-Meridian am Zeigefinger entlang verläuft, sollte man Di 4 nahe am zweiten Mittelhandknochen lokalisieren. Dafür suche man mit dem Fingernagel nach einem druckempfindlichen Muskelstrang.»

Lokalisation: Ungefähr in der Mitte, radial am zweiten Mittelhandknochen. (Abb. 2.65).

Palpation: Hier gibt es 2 Möglichkeiten:

A. Man palpiere mit dem Zeigefinger entlang der radialen Seite des 2. Mittelhandknochens. Auf halben Weg liegt eine Vertiefung. Drückt man mit der Spitze des Zeigefingers unter den Knochen hinein, findet man eine Verhärtung oder Druckempfindlichkeit. Die meisten japanischen Lehrbücher beschreiben diese Lokalisation.

B. Man lege den Zeigefinger auf die Handfläche und palpiere mit dem Daumen den Muskel zwischen dem 1. und 2. Mittelhandknochen und suche so nach einer Verhärtung. Die mir bekannten chinesischen Lehrbücher empfehlen diese Lokalisation. (Li 1986, Zheng 1983)

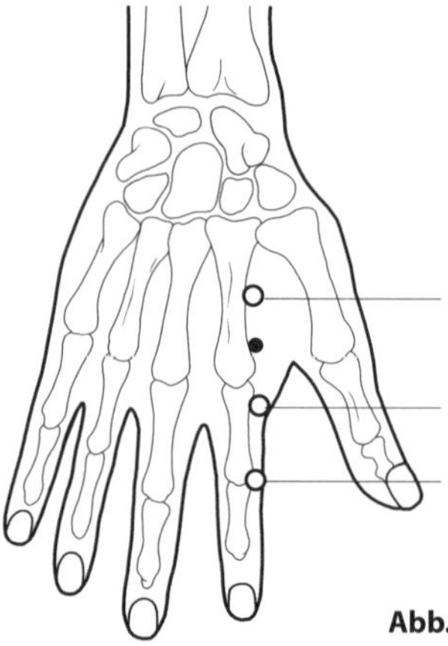

Di 4
Di 3
Di 2

Abb. 2.65

Verhärtungen scheinen häufiger an Lokalisation B aufzutreten. Für die Akupunktur verwende ich meist Lokalisation A, und für Moxa Lokalisation B, wenn dort mehr Reaktivität vorliegt.

Stichtechnik: diagonal, sehr oberflächlich, die Nadelspitze nach proximal gerichtet

Indikation: ein Ungleichgewicht im Dickdarm-Meridian, Flush-Symptomatik, Schulter-Nackenverspannungen.

Erläuterung: Vor der Zeit Antibiotika wurde Di 4 bei Vereiterungen mit vielen Moxa-Kegeln behandelt, vor allem bei Infektionen im Gesicht und der oberen Körperhälfte. Auch auf meiner Hand sieht man noch Zeichen der damaligen Moxabehandlungen. Angeblich würde diese Technik auch zu Abtreibungszwecken funktionieren, aber dessen bin ich mir nicht sicher.

Im *Illustrated Manual to Practical Acupuncture and Moxibustion Points* schreibt Honma, dass Di 4 für verschiedenste Anämiesymptome effektiv ist. Als ich in meiner Teenagerzeit Peritonitis hatte, bekam ich entsetzlichen Durchfall, so heftig, dass ich ohnmächtig wurde. Beim Aufwachen sah ich das Gesicht meines Akupunkturlehrers ober mir. Er hatte mich wieder zu Bewusstsein gebracht, indem er Di 4 sehr stark stimuliert hatte. Ich erinnere mich auch an ein Kind mit Krampfanfällen, bei dem die Nadelung von Di 4 sofort gewirkt hatte. Es war das Nachbarkind, und die Eltern waren erstaunt und dankbar zugleich.

Di 6 *(hen-reki / piān lì)* 

Zhen Jiu Jia Yi Jing (Der systematische Aku-Moxa Klassiker): 3 cun oberhalb des Handgelenks.

Illustriertes Handbuch der Akupunktur- und Moxa-Punkte, Honma Shōhaku, 1955: auf der radialen Seite des Unterarms, drei cun oberhalb der Handgelenksfalte. Hier gibt es zwei Muskeln und der medial und oberhalb gelegene ist der Musculus abductor pollicis longus. An dieser Stelle kommt es bei festem Druck zu einer starken durchdringenden Empfindung.

Lokalisation: auf der radialen Seite des Unterarms, drei cun (ungefähr 4 Finger breit) proximal von Di 5 (Abb. 2.66).

Palpation: man beginne an der radialen Seite des Unterarms knapp oberhalb des Handgelenks und palpiere mit dem Daumengelenk weiter nach proximal. Etwa vier fingerbreit proximal von Di 5 findet man eine Vertiefung zwischen den Muskeln mit harten Muskelfasern. Eine andere Möglichkeit wäre es, mit abgewickeltem Daumen mit der Daumenspitze nach proximal zu palpieren und so einen druckempfindlichen Punkt aufzuspüren.

Stichtechnik: senkrecht, oberflächlich. Bei Vorliegen einer Entzündung sollte man besser oberflächlich und horizontal nadeln.

Indikation: Tendinitis, Bauchschmerzen.

Erläuterung: in der Moxa-Tradition nach Fukaya verschränkt man Daumen und Zeigefinger und lokalisiert Di 6 an jener Stelle, an der die Mittelfingerspitze die radiale Seite des Unterarmes berührt (Abb. 2.67). Bei Aphten und Bauchschmerzen appliziert man an diesem Punkt direktes Moxa (Fukaya, 1966). Dieser Punkt liegt etwas distal der Standardlokalisation, ist aber sehr effektiv, wenn er reaktiv ist.

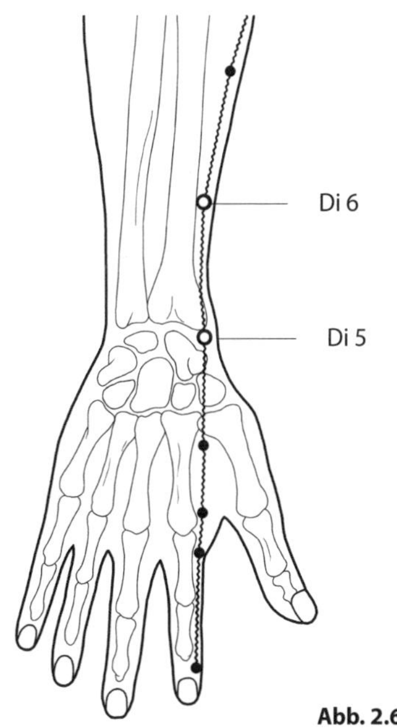

Abb. 2.66

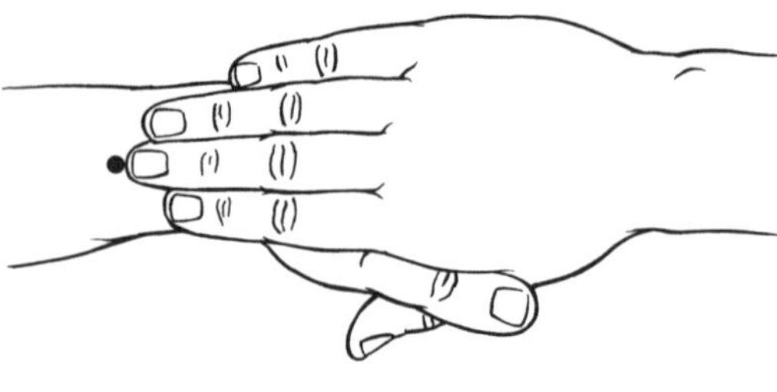

Abb. 2.67

Ich benutzte früher Di 6 sehr häufig für Sehnenscheidenentzündungen des Handgelenks. In meiner Gegend gibt es viele Bauern, und als man früher die Reissetzlinge per Hand einsetzen musste, musste ich jedes Jahr einige Patienten wegen Überlastung der Handgelenkssehnen behandeln. Heute kommt das durch die Mechanisierung nur noch selten vor. Die Handgelenke waren bei diesen Patienten geschwollen und empfindlich, und bei Bewegung des Handgelenkes kam es zu einem Quietschen.

Es gibt die Geschichte eines Soldaten, der sich nach einem Gewehrkugeltreffer vor Bauchschmerzen krümmend auf den Boden geworfen hatte. So stark waren seine Bauchschmerzen! Interessanterweise hatte er aber gar keine Bauchverletzung, und schließlich fand man die Schussverletzung am Handgelenk, in der Nähe von Di 6. Diese Geschichte hörte ich von einem Patienten meines Lehrers in den 40-Jahren, und aus irgendeinem Grund blieb sie mir in Erinnerung.

Eine andere Geschichte zu Di 6 ist die von einem meiner Schulkameraden aus der Volksschulzeit, der im ersten Jahr meiner Akupunkturtätigkeit in meine Praxis gekommen war. Er ist das absolute Gegenstück zu mir, denn er liebt Gartenarbeit, sie ist sein einziges Hobby, und außerdem mag er keine Akupunktur. Ich behandelte seine Handgelenksentzündung im Sitzen und ihm wurde übel. Er erlitt einen Nadelkollaps, weil ich ihn mit zu viel Bemühen und einer damals noch sehr schlechten Nadeltechnik behandelt hatte. Er ist immer noch kein Akupunkturfan, aber dennoch kommt er gelegentlich für eine Behandlung vorbei. Was ich damit unterstreichen will, ist, wie wichtig es ist, nur sanft zu stimulieren und die Akupunkturbehandlung vollkommen schmerzlos zu halten.

Di 10 *(te-san-ri / shŏu sān lĭ)*

Zhen Jiu Jia Yi Jing (Der systematische Aku-Moxa Klassiker): «2 cun unter Di 11. Wenn man hier drückt, wölbt sich der Muskel vor. An der Ecke des geraden Muskels [Brachioradialis].»

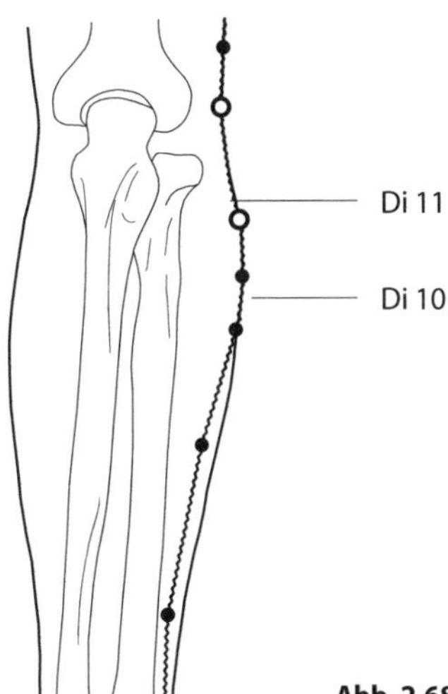

Abb. 2.68

Illustriertes Handbuch der Akupunktur- und Moxa-Punkte, Honma Shōhaku, 1955: «2 cun unterhalb von Di 11, dort, wo es auf Druck in den Mittelfinger ausstrahlt.»

Lokalisation: 2 cun unterhalb von Di 11 (Abb. 2.68).

Palpation: Man benutze dieselbe Technik wie bei Di 11 beschrieben. Man palpiere den Meridian von Di 11 ausgehend nach distal. Im Muskelbauch des Musculus brachioradialis findet man dann eine Verhärtung. Aus meiner Sicht ist der gesamte Bereich zwischen Di 8 und Di 10 eine zusammenhängende Behandlungszone; man nadle einfach den Punkt mit der stärksten Reaktion.

Stichtechnik: senkrecht, oberflächlich; direktes Moxa ist auch effektiv.

Indikation: Flush-Symptomatik in Gesicht und Nacken, Schulterspannung.

Di 11 *(kyoku-chi / qū chí)*

Zhen Jiu Jia Yi Jing (Der systematische Aku-Moxa Klassiker): «am Epicondylus lateralis, zwischen den Ellbogenknochen. Man lokalisiere den Punkt mit der Hand [des Patienten] auf der Brust.»

Lokalisation essentieller Punkte, Fukumoto Kentarō, 1986: «lateral und anterior am Epicondylus lateralis, am lateralen Ende der Ellenbogenfalte.»

Lokalisation: am lateralen Ende der Ellenbogenfalte (Abb. 2.68).

Palpation: Man markiere bei maximal gebeugtem Ellbogen den Punkt am lateralen Ende der Ellenbogenfalte. Dann strecke man den Ellenbogen und lokalisiere eine Verhärtung oder einen druckempfindlichen Punkt, indem man den Knochen des eigenen distalen Daumengliedes über dieses Areal hin und her bewegt. Manchmal liegt diese Verhärtung sehr tief und ist schwer zu finden. Sollte es schwierig sein, eine Reaktion an dieser Stelle zu finden, kann man mit abgewinkeltem Daumen mit der Daumenspitze in der Tiefe palpieren. Mit einiger Erfahrung ist es dann nicht mehr notwendig, den Ellbogen zu Beginn der Lokalisation zu beugen.

Stichtechnik: senkrecht, oberflächlich bei gestrecktem Arm. Wenn man tiefer nadeln will (in Richtung Gelenk), ist es günstiger bei abgewinkeltem Ellbogen senkrecht am Ende der Ellenbogenfalte zu nadeln.

Indikation: Ich benutze Di 11 primär im Rahmen der Wurzelbehandlung als Tonisierungspunkt des Dickdarms. Als symptomatischer Punkt weist Di 11 ein breites Einsatzspektrum auf, der Haupteffekt dabei ist aber immer, Qi aus dem Kopf abzuziehen. Daher ist Di 11ein sehr guter Punkt bei Vorliegen einer Flush-Symptomatik. Bei Pathologien im Ellbogengelenk muss man tiefer nadeln.

Erläuterung: Im Behandlungsstil nach Sawada ist Di 11 einer der wichtigsten Standardpunkte, vor allem für Störungen der oberen Extremitäten – wohingegen Ma 36 für Störungen der unteren Extremität verwendet wird. Di 11 ist einer der wichtigsten Moxa-Punkte um den Blutdruck zu regulieren, und um generell den allgemeinen Gesundheitszustand zu verbessern.

Ebenso ist Di 11 ein wichtiger Punkt im Rahmen von Wurzel-Behandlungen. Das Tonisieren des Dickdarm-Meridianes kann Qi aus dem Lungen-Meridian abziehen zur Behandlung einer Leber-Leere.

SJ 3 *(chū-sho / zhōng zhŭ)* 

Zhen Jiu Jia Yi Jing (Der systematische Aku-Moxa Klassiker): «Ober dem Hauptgelenk [Metacarpophalangealgelenk] jenes Fingers, der neben dem kleinen Finger liegt, in einer Vertiefung.»

Illustriertes Handbuch der Akupunktur- und Moxa-Punkte, Honma Shōhaku, 1955: «Im Zwischenraum zwischen dem 4. und 5. Metacarpophalangealgelenk. In der

Vertiefung zwischen den Mittelhandknochen, ein cun von SJ 2 entfernt [welcher unmittelbar distal des Metacarpophalangealgelenkes liegt].»

Lokalisation: Am Handrücken, unmittelbar proximal und ulnar des 4. Metacarpophalangealgelenkes, am Rand des Mittelhandknochens (Abb. 2.69).

Palpation: Man palpiere zwischen den Metacarpophalangealgelenken nach proximal, dabei landet man hinter einer Sehne in einer Vertiefung. Alternativ kann man mit der Fingerspitze entlang der ulnaren Seite des vierten Mittelhandknochens nach distal streichen, bis man auf diese Vertiefung stößt. Dann palpiere man am Knochen entlang nach einem druckempfindlichen Punkt. Man kann auch versuchen unter den vierten Mittelhandknochen hineinzudrücken.

Stichtechnik: senkrecht, sehr oberflächlich.

Indikation: SJ 3 ist ein Holz-Punkt, also benutze ich ihn zur Tonisierung des San Jiao-Meridianes. Darüber hinaus ist SJ 3 sehr effektiv bei Schwindel oder Tinnitus, wenn diese in Bezug zum San Jiao-Meridian stehen.

SJ 5 *(gai-kan / wài guān)* ★

Zhen Jiu Jia Yi Jing (Der systematische Aku-Moxa Klassiker): «2 cun ober dem Handgelenk in einer Vertiefung.»

Illustriertes Handbuch der Akupunktur- und Moxa-Punkte, Honma Shōhaku, 1955: «2 cun proximal des Mittelpunktes auf der Handgelenkrückseite.»

Lokalisation: 2 cun proximal von SJ 4 (dorsalen mittig am Handgelenk). In etwa 3 fingerbreit oberhalb des Handgelenkes, zwischen Radius und Ulna (Abb. 2.69).

Palpation: wenn man mit den Fingerspitzen von SJ 4 ausgehenden in Richtung Ellbogen fährt, trifft man auf eine Vertiefung. Man bewege die Fingerspitze am Knochen entlang hin und her und spüre so einen druckempfindlichen Sehnenstrang oder Punkt auf.

Stichtechnik: senkrecht, oberflächlich

Indikation: SJ 5 ist ein Luo-Punkt, also benutze ich ihn, um den San Jiao-Meridian entweder zu tonisieren oder zu zerstreuen. Auch bei Handgelenkschmerzen, wenn der genaue Fokus dieser Schmerzen unklar ist, ist SJ 5 eine gute Option.

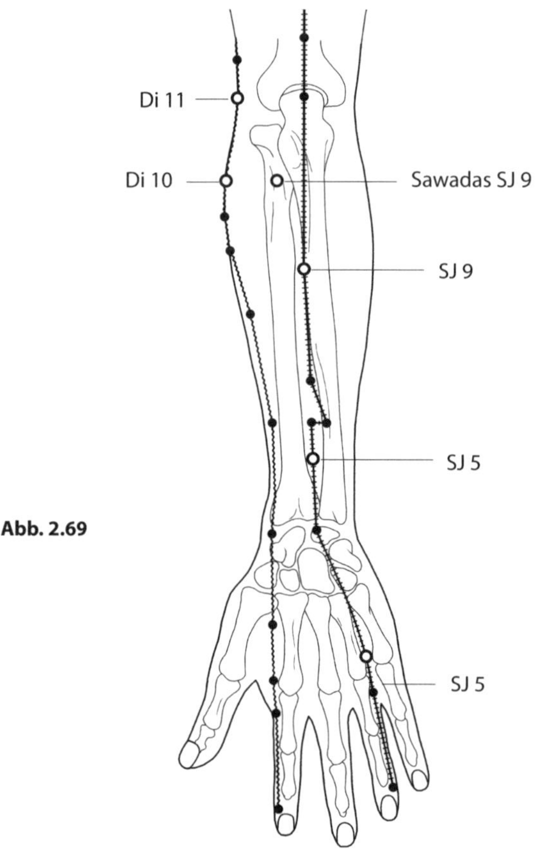

Abb. 2.69

SJ 9 *(shi-toku / zhī gōu)* 

Zhen Jiu Jia Yi Jing (Der systematische Aku-Moxa Klassiker): «5 cun distal des Ellbogens, in einer Vertiefung auf der Rückseite [des Unterarmes].»

Illustriertes Handbuch der Akupunktur- und Moxa-Punkte, Honma Shōhaku, 1955: «auf der Oberseite des Unterarmes. Die Distanz zwischen Ellbogen und Handgelenk wird als 10 cun definiert. [Dieser Punkt] liegt 0,5 cun unterhalb der Ellbogenspitze, zwischen Ulna und Radius».

Shiroda, 1940: «Meister Sawada benutzt eine andere Lokalisation, nämlich 2 cun distal des Ellbogengelenkes. Lu 6, Di 10 und SJ 9 liegen folglich alle auf eine Linie. SJ 9 liegt dabei in einer Vertiefung im Muskel ulnar von Di 10.»

Lokalisation: Ulnar von Di 10 am Musculus brachioradialis (Abb. 2.69).

Palpation: ich benutze Sawadas Lokalisation. Zuerst lokalisiere ich Di 10 drei fingerbreit unterhalb von Di 11 (welcher am Ende der Ellbogenfalte liegt). Dann palpiere ich mit dem Daumen über die Muskelfasern nach lateral. Die dortige Reaktion lässt sich leicht aufspüren, wenn man mit der Daumenspitze quer zu den Muskelfasern hin und her palpiert. Noch einfacher ist es, die Verhärtungen bei Lu 5, Di 10 und SJ 9 dadurch aufzuspüren, dass man das distale Daumenglied quer über die Muskelfasern rollt.

Stichtechnik: sehr oberflächlich, senkrecht oder diagonal. Man nadelt direkt in die Vertiefung im Muskel oder schräg, als ob man unter den Muskel stechen wolle.

Indikation: Schmerzen und Spannungen im Schulter-Nacken-Bereich, zwischen den Schulterblättern oder im Arm.

Dü 1 *(shō-taku / shào zé)* 

Zhen Jiu Jia Yi Jing (Der systematische Aku-Moxa Klassiker): «an der Ecke des kleinen Fingers, 0,1 cun von der seitlichen Nackenbasis entfernt, in einer Vertiefung.»

Illustriertes Handbuch der Akupunktur- und Moxa-Punkte, Honma Shōhaku, 1955: «an der ulnaren Spitze des kleinen Fingers, in der Vertiefung, 0,1 cun lateral der Basis des Fingernagels. Wenn man das Fleisch seitlich des Fingernagels drückt und [mit der Fingerspitze] nach proximal fährt, dann lässt sich der Fingerknochen palpieren. Hier liegt der Punkt.»

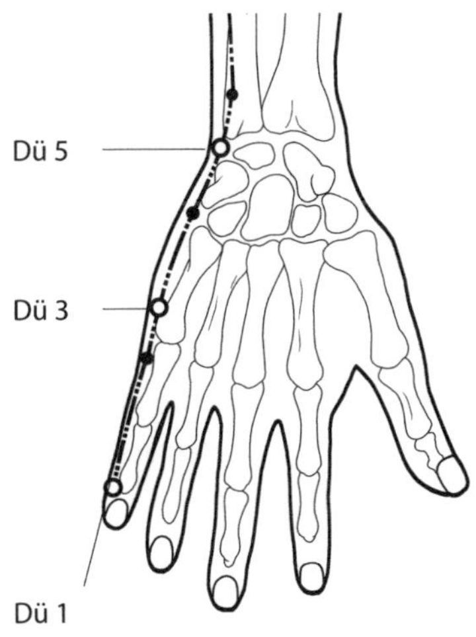

Abb. 2.70

Lokalisation: an der ulnaren Seite des kleinen Fingers, 0,1 cun proximal des Nagelfalzwinkels. (Abb. 2.70)

Palpation: man benutze dieselbe Technik wie bei Di 11 beschrieben. Fährt man mit der Zeigefingerspitze an der Seite des Fingernagels nach proximal, dann trifft man auf einen Knochen. Etwas distal dieses Knochens liegt eine leichte Vertiefung. Zur exakten Lokalisierung bewege man die Fingerspitze ein wenig hin und her.

Stichtechnik: an diesem Punkt ist die Kontaktnadelung sehr effektiv. Für einen schmerzlosen sehr oberflächlichen Einstich schnippe man die Nadel und des Führungsröhrchen mit etwas Kraft von der Seite. Bei Hitze im Dünndarm-Meridian lasse man diesen Punkt bluten.

Indikation: Schmerzen oder Unwohlsein in der Brust. Bei Schmerzen oder Hitze im Dünndarm-Meridian steche ich Dü 1 kurz an und drücke ein paar Tropfen Blut heraus.

Dü 3 *(kō-kei / hòu xī)*

Zhen Jiu Jia Yi Jing (Der systematische Aku-Moxa Klassiker): «lateral der [Basis] des kleinen Fingers, oberhalb des großen Gelenkes, in einer Vertiefung.»

Illustriertes Handbuch der Akupunktur- und Moxa-Punkte, Honma Shōhaku, 1955: «an der ulnaren Spitze der Transversalfalte des Metacarpophalangealgelenkes. Wenn man diesen Punkt mit dem Fingernagel fest drückt, dann löst es einen durchdringenden Schmerz aus. Im Zhen Jiu Jia Yi Jing heißt es, dass Dü 3 in der Vertiefung oberhalb des großen Gelenkes [= Metacarpophalangealgelenk) liegt. Dieser Punkt wird also traditionell proximal der Vorwölbung des Mittelhandknochenköpfchens lokalisiert.

Shiroda, 1940: «in einer Vertiefung proximal des fünften Metacarpophalangealgelenkes. Man lokalisiere den Punkt in der Vertiefung nahe der Spitze jener Falte, die bei Faustschluss entsteht. In vielen Fällen liegt der Punkt auch genau an der Spitze dieser Falte.»

(Lokalisation essentieller Punkte, Fukumoto Kentarō, 1986): «In der Vertiefung vor dem Metacarpophalangealgelenk, dort, wo man mit dem Finger etwas ansteht, wenn man an der ulnaren Seite des 5. Mittelhandknochens nach distal streicht.»

Lokalisation: Proximal des 5. Metacarpophalangealgelenkes liegt jene in den Klassikern erwähnte «Vertiefung oberhalb des großen Gelenkes». Ich benutze also die traditionelle Lokalisierung für Dü 3 (Abb. 2.70).

Palpation: man streiche an der ulnaren Seite des fünften Mittelhandknochens nach distal, bis man auf eine knöcherne Vorwölbung trifft. Wenn man mit dem Zeigefinger im richtigen Winkel zur Haut über die parallel zum Knochen verlaufenden Muskelfasern hin und her palpiert, dann lässt sich ein empfindlicher Punkt ertasten. Man kann also am Ende der Falte, die bei Faustschluss entsteht, eine Markierung setzen, und dann bei geöffneter Hand unterhalb dieser Markierung palpieren.

Stichtechnik: senkrecht, sehr oberflächlich. Sollte die Haut an den Händen sehr dick sein, wie bei schwer körperlich arbeitenden Menschen, dann muss man sehr geschickt nadeln, damit es nicht zu schmerzhaft ist.

Indikation: Ich benutze Dü 3 zum Zerstreuen einer Fülle im Dünndarm-Meridian. Außerdem benutze ich diesen Punkt bei Schmerzen im Nacken, den Schultern, zwischen den Schulterblättern oder im unteren Rücken. Gekoppelt mit BL 62 ist Dü 3 ein Meisterpunkt der außerordentlichen Gefäße. Manchmal benutze ich bei Nackenschmerzen Dü 3 auch als Punktpaar gemeinsam mit BL 62, aber meistens benutze ich dafür nur Dü 3.

Erläuterung: Honma schreibt in seinem Buch *The Illustrated Manual to Practical Acupuncture and Moxibustion Points*, dass Dü 3 in der Mitte des Metacarpophalangealgelenkes liege (Abb. 2.71). Nach meiner persönlichen Erfahrung ist die klassische Lokalisation oberhalb des Gelenkes jedoch effektiver. Wie ich es unter Di 2 erläuterte, werden in den Klassikern Punktpaare oberhalb und unterhalb der «großen Gelenke» der 3 Yang-Meridiane am Arm lokalisiert. Diesem Schema zufolge muss der distale Punkt Dü 2 sein, und der Punkt proximal des Gelenkes Dü 3. Obschon ich Dü 3 als Zerstreuungspunkt für den Dünndarm-Meridian nutze, halte ich ihn auch für sehr effektiv bei occipitalen Schmerzen unabhängig davon, welcher Meridian involviert ist. Im Großen und Ganzen also ein Punkt, den ich sehr häufig verwende.

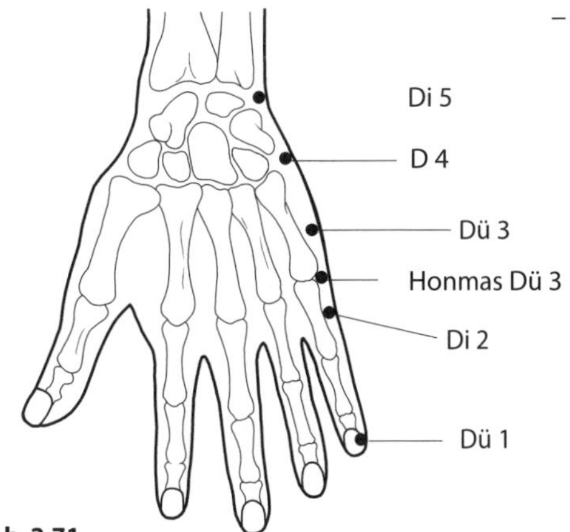

Abb. 2.71

Punkte an Beinen und Füßen

Mi 1 *(in-paku / yǐn bái)* 

Zhen Jiu Jia Yi Jing (Der systematische Aku-Moxa Klassiker): an der Spitze des großen Zeh, eine Schnittlauchbreite Abstand von der mittleren Seite des Zehennagels.»

Illustriertes Handbuch für Akupunktur und Moxa, Honma Shōhaku, 1955: «0,1 cun vom medialen Ende der Basis des Zehennagels der großen Zehe.»

Lokalisation: an der medialen Seite der großen Zehe, 0,1 cun proximal des Nadelfalzwinkels (Abb. 2.72).

Palpation: man benutze dieselbe Technik wie bei Di 11 (siehe Seite 187). Man suche also nach einer leichten Vertiefung neben dem Nagelbett.

Stichtechnik: senkrecht, sehr oberflächlich. Entweder benutzt man einen einfachen Einstich und ein leichtes Drehen, oder man belässt die Nadel im Punkt. Für die-

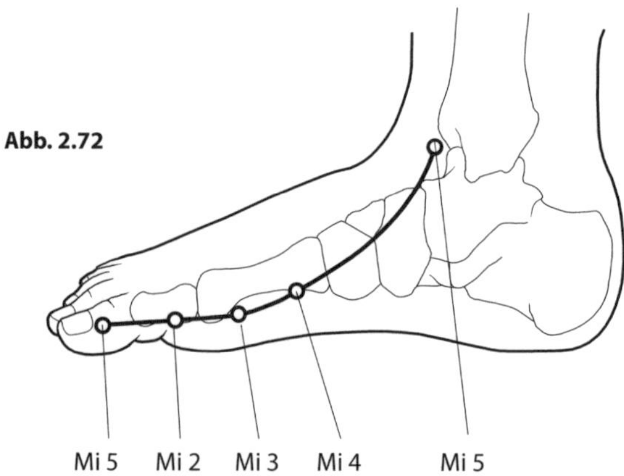

Abb. 2.72

sen Punkt sind Führungsröhrchen nicht notwendig. Wenn man Führungsröhrchen benutzt, dann schnippe man Führungsröhrchen und Nadelkopf gleichzeitig, um so den Schmerz zu reduzieren. An diesem Punkt kann man die Nadel nicht sehr tief einstechen; wenn man die Nadel im Punkt belässt, bleibt sie flach liegen.

Indikation: Ich benutze Mi 1 bei schmerzhaften gastrointestinalen Störungen. In seinem Buch *Illustriertes Handbuch für Akupunktur und Moxa* empfiehlt Honma Mi 1 für Geisteskrankheiten.

Erläuterung: Wie schon weiter vorne erörtert, sind die *Jīng*/Brunnen-(Holz)-Punkte gemäß Kapitel 68 des *Nán Jīng* für Spannungen im Epigastrium indiziert. Demzufolge ist Mi 1 bei Störungen im Milz-Meridian oder bei Spannungen oder Härte im Epigastrium indiziert. Da ich großes Vertrauen in das *Nán Jīng* hatte, benutzte ich Mi 1 für diese Indikationen viele Jahre lang. Im Gegensatz zu Le 1 hatte ich mit Mi 1 jedoch bei diesen Indikationen keinen Erfolg. Zuletzt hatte ich aber zwei Erfahrungen mit Mi 1, die mein ursprüngliches Vertrauen rechtfertigten.

Ich selbst habe eine allergische Konstitution, denn seit meiner Jugend gab es immer wieder Dinge, die ich nicht verdauen konnte. Ich konnte weder Milch trinken noch eine größere Menge an Meeresfrüchten essen. Ein paar Muschelarten konnte ich essen, aber wenn ich auch nur ein klein wenig einer an sich verträglichen Sorte aß, bekam ich nur Stunden später Magenschmerzen und Durchfall. Mit dem Älterwerden besserten sich auch diese Nahrungsmittelunverträglichkeiten und so kann ich heute ein klein wenig Milch trinken oder frittierte Austern ohne Nebenwirkungen essen. Vor kurzem schenkte mir ein Patient als Neujahrsgeschenk frische Austern. Im Glauben, dass es mir nicht ausmachen würde, frittierte ich sie eines Abends als Snack. Spät nachts um 2:00 Uhr wachte ich dann jedoch mit Magenschmerzen auf, Ober- und Unterbauch waren angespannt und schmerzhaft. Kurz darauf bekam ich Bauchkrämpfe und Durchfall. Da ich zu müde war, um wach zu bleiben, nadelte ich mich im Bett mit einer Nadel der Dimension 40 mm x 0,14 mm beidseits an Mi 1, und kurz darauf verspürte ich eine Bewegung im Nabelbereich, meine Magenschmerzen besserten sich, als wenn sich die Flut zurückziehen würde. Die Bewegung in meinem Bauch hörte auf und die Bauchschmerzen traten nun lokalisiert im Epigastrium auf. Daraufhin nadelte ich noch eine Nadel links an Pe 7, die Schmerzen bessern sich und ich konnte bald einschlafen.

Die andere Erfahrung trug sich in der monatlichen Akupunktur-Studiengruppe zu, die ich leitete. Einer der Teilnehmer erlitt eine Schwindelattacke und musste sich seitlich hinlegen. Normalerweise behandle ich Schwindel immer als eine Leber-Leere, daher nadelte ich meine Standardpunkte bei Schwindel, nämlich Le1 und den Schwindel-Punkt am Ohr. Ich ließ die Nadeln liegen und überprüfte die Pulse. Dabei zeigte auch die Milz-Position eine Leere; also entfernte ich die Nadel von Le 1 und nadelte Mi 1. Das wirkte wie ein Wunder, und die Symptome besserten sich unverzüglich.

In meiner Zeit als Student besuchte Yanagiya Sorei die Praxis meines Lehrers im Kyoshu und gab dort einige Behandlungen. Ich sah ihm bei der Behandlung eines Patienten mit einer Geisteskrankheit zu. Ich kann mich noch genau daran erinnern, wie der Patient vor Schmerzen winselte, als sein großer Zeh genadelt wurde. Es war entweder Mi 1 oder Le 1, aber ich denke, es muss Mi 1 gewesen sein.

In seinen Vorlesungen über das *Nán Jīng* erzählte Inoue Keiri, dass Geisteskrankheiten meistens mit einer Milz-Leere zu tun hätten und man eher oberflächlich nadeln solle. Selbst Kontakt-Nadelung sei genug, und nach einem erholsamen Nachtschlaf würde sich der Zustand des Patienten verbessern.

Aus meiner Erfahrung ist die Kontakt-Nadelung von Mi1 eine hervorragende Behandlung für ältere Patienten mit Schlafstörungen oder Depressionen. Eines Tages war ein 70-jähriger Mann wegen Schlafstörungen in meine Praxis gekommen. Akupunkturbehandlungen in anderen Kliniken hätten die Schlafstörung sogar noch verschlimmert, daher nadelte ich ihn ganz vorsichtig, nur oberflächlich und ließ nur ein paar Nadeln liegen. Einige Tage später berichtete er, dass er immer noch nicht schlafen könne. Außerdem wolle er keinerlei Nadeln am Kopf oder auf der Nackenrückseite. Das gefiel mir nicht, aber was hätte ich sagen sollen? Es war nun einmal eine Tatsache, dass die letzte Behandlung nicht geholfen hatte. Daher benutzte ich nur eine Kontaktnadelung und stach keine einzige Nadel durch die Haut. Bei seiner nächsten Behandlung berichtete er, dass er in der Nacht nach der Behandlung gut geschlafen hätte, aber der Effekt nicht angehalten hätte. Auch wenn dieser alte Mann nicht leicht zufriedenzustellen war, kam er für weitere Behandlungen, und seine Stimmung war von Mal zu Mal besser, genauso wie sein Schlaf. Irgendwann einmal war er an dem Punkt angelangt, mich zu bitten, jetzt «richtig zu akupunktieren». So sind die Leute!

Mi 2 *(dai-to / dà dū)* 

Sù Wèn: «hinter und unterhalb des großen Gelenkes, in der Mitte eine Vertiefung»

Illustriertes Handbuch für Akupunktur und Moxa, Honma Shōhaku, 1955: «der 1. Mittelfußknochen und der Großzehenstrahl bilden eine große, runde Mulde. Wenn man den großen Zeh beugt, dann zeigt sich medial des Gelenks eine Falte. [Der Punkt] liegt unmittelbar proximal [dieser Falte]. Zwischen der Haut an der Ober- und Unterseite des Fußes ist ein Unterschied sichtbar. Mi 2 liegt an der Grenze zwischen dem «roten und weißen Fleisch.»

Lokalisation: In einer Vertiefung medial am Metatarsophalangealgelenk (Abb. 2.72).

Palpation: wenn man am großen Zeh an der medialen Seite in Richtung Metatarsophalangealgelenk streicht, bleibt man mit dem Finger in einer Vertiefung hängen. Durch senkrechten Druck auf genau diesen Punkt und eine Hin-und-her-Bewegung lässt sich ein druckempfindlicher Punkt ertasten.

Stichtechnik: senkrecht, sehr oberflächlich

Indikation: Magenschmerzen, Gicht

Erläuterung: Mi 2 wird generell in einer Vertiefung distal des Metatarsophalangealgelenks lokalisiert. In seinem Buch *Illustriertes Handbuch für Akupunktur und Moxa* empfiehlt Honma eine Lokalisation nahe am Zentrum des Metatarsophalangealgelenks. Unter Di 2 habe ich erwähnt, dass viele distale Punkte in den Klassikern entweder vor oder hinter dem Grundgelenk lokalisiert werden. In diesem Fall benutze ich Honmas Lokalisation, weil sie einfach klinisch effektiver zu sein scheint.

Mi 3 *(tai-haku / taì bái)* 

Líng Shū: «unter dem Gelenk der großen Zehe.»

Classification: «an der Grenze zwischen rotem und weißem Fleisch.»

Zhen Jiu Jia Yi Jing (Der systematische Aku-Moxa Klassiker): «an der Innenseite des Fußes, in der Mitte der Vertiefung unterhalb des Großzehengrundgelenkes.»

Illustriertes Handbuch für Akupunktur und Moxa, Honma Shōhaku, 1955: «posterior der Protuberantia des ersten Metatarsophalangealgelenks, an der Grenze zwischen rotem und weißem Fleisch. Das ist jene Stelle, an der der Finger ansteht, wenn man an der medialen Seite des ersten Mittelfußknochens nach distal in Richtung große Zehe streicht.»

Lokalisation: An der medialen Seite in der Vertiefung proximal des ersten Metatarsophalangealgelenks (Abb. 2.72).

Palpation: man palpiere entgegengesetzt zu der unter Ni 2 angeführten Richtung. Wenn man von Mi 4 in Richtung Metatarsophalangealgelenk streicht, stoppt der Finger an einer gewissen Stelle. Am Knochenrand lässt sich hier häufig ein druckempfindlicher Punkt aufspüren. Will man Mi 3 im Rahmen der Wurzelbehandlung einsetzen, sollte man mit der Fingerspitze nur ganz sanft streichen und die tiefste Vertiefung aufspüren.

Stichtechnik: senkrecht, sehr oberflächlich. Für eine Wurzelbehandlung oder bei sehr sensiblen Patienten benutze man die Kontaktnadeltechnik und richte die Nadel nach proximal.

Indikation: Mi 3 ist ein wichtiger Tonisierungspunkt für die Behandlung eines Milz-Leere- oder Lungen-Leere-Musters. Außerdem ist es ein effektiver Punkt für gastrointestinale Beschwerden, Bauchschmerzen, Herzerkrankungen, Magersucht, Schlafstörungen oder Abgeschlagenheit.

Ich benutze Mi 3 auch für Schmerzen bei Nierensteinen. Meistens ist bei akuten Schmerzen im unteren Rücken durch eine Nierenkolik das zu Grunde liegenden Muster eine Milz-Leere.

Wenn sich der Patient mit diesem vernichtenden Nierenkolikschmerz am Boden windet, dann nadle ich Mi 3 am unten liegenden Bein – meistens auf der kontralateralen Seite. Der Trick ist, ohne Führungsröhrchen zu nadeln. Und selbst wenn man Führungsröhrchen benutzt, ist es besser, die Nadel nicht einzuklopfen. Man setzt dann einfach das Führungsröhrchen und die Nadel auf den Punkt, hält die Nadeln fest und entfernt dann das Führungsröhrchen. Danach drehe man die Nadel auf der Hautoberfläche ein paar Minuten lang, und innerhalb dieser paar Minuten lässt der Schmerz meist nach.

Mi 4 *(kō-son / gōng sūn)*

Líng Shū: «ein cun proximal der Rückseite des großen Gelenks.»

Illustriertes Handbuch für Akupunktur und Moxa, Honma Shōhaku, 1955: «Ein cun posterior von Mi 3. Es ist die Stelle, an der man mit dem Finger etwas ansteht, wenn man von Mi 3 kommend den Metatarsalknochen entlang nach proximal streicht.»

Lokalisation: an der medialen Seite des ersten Mittelfußknochens, dort, wo man mit dem Finger ein wenig hängen bleibt, wenn man von Mi 3 kommend nach proximal streicht (Abb. 2.72).

Palpation: wenn man den ersten Mittelfußknochen nach distal streicht, dann bleibt der Finger bei Mi 3 «hängen». Wenn man hingegen nach proximal streicht, dann bleibt der Finger in der Vertiefung von Mi 4 hängen. Wenn diese Vertiefung nur sehr undeutlich ist, streiche man mit dem Finger in Richtung Fußsohle zum dortigen Muskelbauch (Musculus abductor hallucis). Man kann Mi 4 auch direkt auf diesem Muskel lokalisieren.

Stichtechnik: senkrecht oder diagonal, sehr oberflächlich, die Nadelspitze nach proximal gerichtet.

Indikation: gastrointestinale Störungen. Bei Verstopfung benutze ich Mi 4 auf der linken Seite.

Mi 5 *(shō-kyū / shāng qiū)* 

Líng Shū: «unter dem Malleolus medialis, in der Mitte einer Vertiefung».

Zhen Jiu Jia Yi Jing (Der systematische Aku-Moxa Klassiker): «unter dem Malleolus medialis, in der Mitte einer Vertiefung, etwas anterior [des Malleolus medialis]. In dieser schüsselförmigen Vertiefung vor dem Malleolus medialis.»

Illustriertes Handbuch für Akupunktur und Moxa, Honma Shōhaku, 1955: «in der Vertiefung am vorderen unteren Winkel des Malleolus medialis. Zwischen Malleolus medialis und Os naviculare.»

Lokalisation: zwischen Malleolus medialis und Os naviculare (Abb. 2.72).

Palpation: zwischen Malleolus medialis und Os naviculare liegt eine tiefe Mulde. In diese Vertiefung lege man den Finger vertikal, palpiere in Richtung Fußrücken (Le 3) hin und her und suche nach einem druckempfindlichen oder verhärteten Punkt.

Stichtechnik: senkrecht, oberflächlich.

Indikation: Husten, Keuchatmung und Fieber im Rahmen einer Disharmonie des Milz-Meridians. Mi 5 als Metallpunkt des Milz-Meridians kann als alternativer Tonisierungspunkt für den Milz-Meridian bei Lungen-Leere oder bei Respirationsstörungen benutzt werden. Außerdem kann man Mi 5 anstelle von Mi 3 benutzen, falls Mi 3 zu schmerzhaft sein sollte.

Erläuterung: in seinem Buch *Secrets of Practical Nursing Care in the Home* schreibt Chikuta Takichi viel über Moxa, und ich las während meiner Rekonvaleszenz als junger Mann sehr viel in diesem Buch. Chikuta empfiehlt darin bei Analprolaps direktes Moxa an Mi 5. Meine erste Patientin mit Analprolaps war eine ältere Dame. Der Prolaps hatte die Größe eines Tischtennisballes und konnte auf der rechten Seite durch die Kleidung getastet werden. Ihre Versuche, den Prolaps zurückzudrücken, hatten nicht funktioniert. Ich weiß nicht genau, ob ich bei ihr eine Leber- oder Lungen-Leere behandelt hatte, aber ich nadelte auf jeden Fall jeweils beide Tonisierungspunkte beidseits (gesamt also vier Nadeln). Als symptomatische Punkte nadelte ich Ren 3 und einige Punkte im Bereich des Sakrums. Dann benutzte ich direktes Moxa an Mi 5. Innerhalb von einer Stunde zog sich der Anus an seine normale Stelle zurück! In den folgenden Jahren bis zu ihrem Tod kam es noch mehrmals vor, dass der Anus prolabierte. Aber jedes Mal konnte dieselbe Behandlung den Prolaps zum Verschwinden bringen. Ich kann nicht sagen, welchen Effekt das Moxa an Mi 5 bei dieser Dame gehabt hatte, aber ein Punkt auf dem Milz-Meridian macht aus meiner Sicht durchaus Sinn.

Mi 6 *(san-inkō / sān yīn jiāo)* 

Zhen Jiu Jia Yi Jing (Der systematische Aku-Moxa Klassiker): «3 cun oberhalb des Malleolus medialis, in einer Vertiefung unterhalb des Knochens.»

Illustriertes Handbuch für Akupunktur und Moxa, Honma Shōhaku, 1955: «ungefähr 3 fingerbreit oberhalb des Malleolus medialis; einen Muskelstrang Abstand vom Hinterrand der Tibia. Dieser Punkt liegt also auf dem Musculus tibialis posterior, 0,3 cun hinter der Tibia.»

Lokalisation: 3 cun oberhalb des Malleolus medialis (Abb. 2.73).

Palpation: die ungefähre Lokalisation dieses Punktes ist entweder A) 3 cun oberhalb des Oberrandes des Malleolus medialis oder B) 4 fingerbreit oberhalb der Mitte des Malleolus medialis. Am besten stehe man am Fußende des Patienten und palpiere mit den Daumen beidseits gleichzeitig entlang des Schienbeins. Wenn dieser Punkt eine Reaktion aufweist, dann ist dies meistens ein schwammiger oder druckempfindliche Punkt. Wenn man einfach nur den Knochen fühlen kann, dann liegt vermutlich keine Reaktion vor. Man kann auch mit dem Mittelfinger palpieren, entweder in kleinen Kreisen oder senkrecht am Knochen entlang.

Im Buch *Illustriertes Handbuch für Akupunktur und Moxa* schreibt Honma:

> «Der Milz-Meridian verläuft im Wesentlichen am Hinterrand der Tibia entlang. Aber da Mi 6 der Treffpunkt von Milz-, Nieren-und Leber-Meridian ist, liegt dieser Punkt etwas weiter hinter [dem Knochen].»

Dies ist *eine* Meinung, in der Praxis findet man die Reaktion jedoch meistens *direkt* am Tibiarand, und es ist besser, den reaktiven Punkt zu nadeln.

Stichtechnik: senkrecht oder diagonal, oberflächlich, die Nadel nach oben gerichtet. Bei gynäkologischen Störungen setze man eine Intradermalnadel oder verschreibe der Patientin direktes Moxa als Heimbehandlung.

Indikation: unregelmäßige Menstruation, Menstruationsschmerzen, Unwohlsein vor oder nach der Menstruation, Beckenendlage in der Spätschwangerschaft.

Erläuterung: es gibt nur wenige Punkte außerhalb der 5-Wandlungsphasen-Punkte die genauso wichtig sind wie Mi 6, vor allem im Hinblick auf seine diagnostische Aussagekraft. Es verwundert also nicht, dass dieser Punkt als «Ma 36 der Frauen» bekannt ist. Bei der Palpation von Frauen überprüfe ich immer diesen Punkt, weil er ein wichtiger diagnostischer Punkt bei gynäkologischen Störungen sein kann. Zur Behandlung empfehle ich direktes Moxa als Heimbehandlung. Wenn die Patientin jedoch Moxa nicht mag, dann setzte ich eine Intradermalnadel. In der Akupunktur hingegen benutze ich eher Punkte wie Mi 3 oder Mi 9 anstelle von Mi 6.

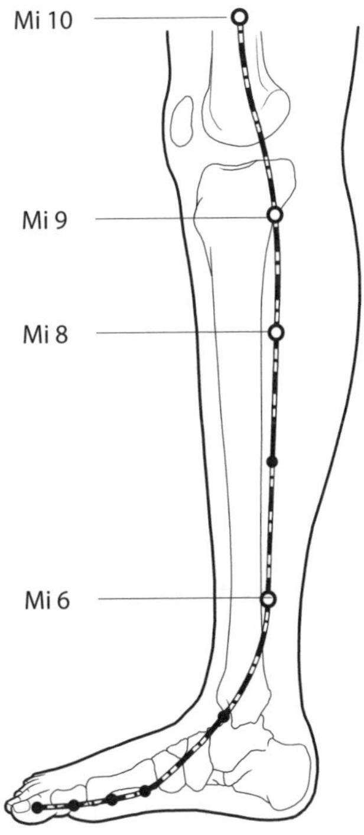

Abb. 2.73

Mi 6 zählt zu den in der Schwangerschaft verbotenen Punkten. Diese Sichtweise stammt aus dem Klassiker *Illustrated Manual of the Acupuncture and Moxibustion Points on the Bronze Figure* (Wang, 1027; Maruyama, 1977). Das geht auf folgende Geschichte zurück: Ein Prinz aus der *Song*-Dynastie vermutete einst bei einer schwangeren Frau, sie würde ein Mädchen gebären. Sein Minister Xu Wenbo hingegen sagte, dass sie einen Buben und ein Mädchen in ihrem Bauch trage. Aus Neugierde wollte der Prinz sofort wissen, ob das stimme oder nicht, indem er ihren Bauch öffnen ließ: «Der Minister sagte, dass das durch Akupunktur geschehen würde, wenn man Mi 6 am Bein zerstreuen und Di 4 am Hand *Yáng Míng* tonisieren würde». Die Behandlung funktionierte und die Babys kamen unverzüglich auf die Welt. So wie von Xu Wenbo vorausgesagt, handelte es sich um einen Buben und ein Mädchen. Und seit dieser Geschichte heißt es, dass man Mi 6 in der Schwangerschaft nicht nadeln dürfe.

In seinem Werk *Concise Discourse on Acupuncture and Moxibustion* zitiert Ishizaki folgende klassische Textstelle über Mi 6: «Darf bei einer schwangeren Frau nicht genadelt werden. Wird zu jeder Zeit eine Abtreibung auslösen.» Er kommentierte diese Stelle wie folgt: «Es heißt, dass die Menschen in alten Zeiten diese Erfahrung gemacht hatten. Ich glaube jedoch nicht, dass das wahr ist.»

Unter Ren 4 habe ich schon angemerkt, dass auch meine Versuche einer Akupunktur-Abtreibung nicht von Erfolg gekrönt waren. Dennoch ist es keine gute Idee, Mi 6 bei einer schwangeren Frau tief zu nadeln, denn ich habe schon von Fällen gehört, in denen eine Abtreibung durch Akupunktur ausgelöst wurde. Selbst, wenn jemand nicht schwanger ist, können zu große Nadeln oder sorgloses, übertrieben tiefes Nadeln schaden.

Seit ich Meridiantherapie praktiziere, wurde meine Akupunktur präziser, meine Stichtechnik oberflächlicher und ich benutze immer dünnere Nadeln. Derartige Behandlungen werden sowohl der schwangeren Mutter, wie auch dem Baby gut tun, und das Kind wird sicherlich Akupunktur mögen. Das nenne ich «pränatale Erziehung zur Akupunktur». Viele Schwangere haben Bedenken gegenüber westlichen Medikamenten und Akupunktur ist da eine ideale Methode, sowohl zur Vorbeugung als auch zur Behandlung verschiedenster Schwangerschaftsleiden.

Ischias ist in der Schwangerschaft eine häufige Beschwerde, da das Gewicht des Babys eine große Belastung für das Becken darstellt. Eines Tages behandelte ich eine schwangere Patientin mit Ischialgie und benutzte dafür direktes Moxa an Mi 6 und Bl 59. Zuvor hatte sie von ihrer Hebamme gehört, sie würde vermutlich einen Kaiserschnitt brauchen, aber durch die wiederholte Behandlung mit Akupunktur und Moxa verbesserte sich ihr Zustand und zu ihrer großen Freude konnte sie auf natürlichem Weg gebären.

Der erste, der Moxa auf Mi 6 als Geburtsvorbereitungspunkt einführte, war der Gynäkologe Dr. Ishino Nobuyasu. Wenn sie also von einem Gynäkologen kommt, dann besitzt diese Methode noch mehr Überzeugungskraft. In letzter Zeit gab es wissenschaftliche Studien, dass Akupunktur und Moxa an Mi 6 und Bl 67 eine Beckenendlage korrigieren können. Das ist sehr gut für unseren Berufsstand, und wir sollten unsere Patientinnen über diese Vorteile der Akupunktur informieren.

Mi 8 *(chi-ki / dì jī)* 

Zhen Jiu Jia Yi Jing (Der systematische Aku-Moxa Klassiker): «5 cun unter dem Knie.»

Illustriertes Handbuch für Akupunktur und Moxa, Honma Shōhaku, 1955: «an der medialen Seite des Unterschenkels, 5 cun unter dem Knie [Le 8], an der Hinterkante der Tibia.»

Lokalisation: an der medialen Seite des Unterschenkels, am Übergang vom oberen zum mittleren Drittel, wenn man die Distanz zwischen Le 8 und Malleolus medialis in drei Teile teilt (Abb. 2.73).

Palpation: man palpiere mit dem Daumen von der Mitte der Tibia ausgehend an der medialen Kante nach proximal, bis man mit dem Finger hängenbleibt. Dann drehe man den Daumen vertikal und palpiere am Knochen entlang hin und her, um eine Reaktion aufzuspüren. Da die Verhärtung manchmal im Musculus gastrocnemius liegt, sollte man auch ein wenig posterior des Knochens palpieren.

Stichtechnik: senkrecht, oberflächlich.

Indikation: akute gastrointestinale Störungen wie Magen-, Bauchschmerzen oder Durchfall.

Mi 9 *(in-ryō-sen / yīn líng quán)* 

Zhen Jiu Jia Yi Jing (Der systematische Aku-Moxa Klassiker): «unterhalb des Knies an der Innenseite, unterhalb des Tibiakopfes, in der Mitte der dortigen Vertiefung. Man lokalisiere diesen Punkt bei ausgestreckten Beinen.»

Illustriertes Handbuch für Akupunktur und Moxa, Honma Shōhaku, 1955: «Man palpiere am Hinterrand der Tibia bei ausgestrecktem Bein. Dieser Punkt liegt am Knochen an der Biegung, dort, wo der Finger hängenbleibt.»

Lokalisation: posterior und inferior des Condylus medialis. (Abb. 2.73).

Palpation: Man gleite mit etwas Druck mit dem Daumen von der proximalen Hälfte der Wade am Knochenrand entlang nach proximal. Dort, wo der Knochen eine Biegung aufweist, wird man mit dem Finger hängen bleiben. An dieser Stelle drehe man Daumen oder Zeigefinger senkrecht und suche am Knochen entlang mit einer Hin-und-her-Bewegung nach einer Vertiefung oder einem druckempfindlichen Punkt.»

Stichtechnik: senkrecht, oberflächlich. An den Punkten zwischen Mi 6 und Mi 9 kann man zwar sehr tief nadeln, aber es ist ausreichend, oberflächlich zu nadeln (3. Stichtiefe). In dieser Tiefe manipuliert man die Nadel ganz sanft bis man das «Ankommen des Qi» wahrnimmt.

Indikation: gastrointestinale Störungen und Knieprobleme mit Beteiligung des Milz-Meridians. Ebenso ist der Punkt für Verdauungsprobleme mit Durchfall oder Hitzewallungen indiziert.

Mi 10 *(ke-kai / xuè hăi)* 

Zhen Jiu Jia Yi Jing (Der systematische Aku-Moxa Klassiker): «auf der Innenseite des Knies, oberhalb der Kniescheibe; 2,5 cun von der Grenze zwischen rotem und weißem Fleisch entfernt»

Illustriertes Handbuch für Akupunktur und Moxa, Honma Shōhaku, 1955: «an der Innenseite des Oberschenkels. 2,5 cun oberhalb des oberen medialen Kniescheibenwinkels. Medial des Musculus rectus femoris, unmittelbar unterhalb seines Muskelbauches.»

Lokalisation: 3 fingerbreit oberhalb des oberen medialen Kniescheibenwinkels (Abb. 2.73).

Palpation: der Musculus rectus femoris setzt an der Patella an. Sollte die Begrenzung dieses Muskels nicht deutlich sein, dann soll der Patient das Knie ausstrecken, wodurch der Muskel deutlicher hervortritt. Man drücke am Rand dieses Muskels und bewege den Daumen von der Patella nach proximal. Sehr häufig findet man auf diese Art einen verhärteten oder schmerzhaften Punkt genau an der Stelle, an der der Muskelrand etwas undeutlicher wird. Manchmal findet man einen ungewöhnlich empfindlichen Punkt, wenn man in Richtung Leber-Meridian palpiert.

Stichtechnik: senkrecht, oberflächlich, etwas nach dorsal und kaudal gerichtet. Alternativ kann man die Nadel auch etwas nach oben in Meridianflussrichtung stechen.

Indikationen: unregelmäßige Menstruation.

Le 1 *(dai-ton / dà dūn)* 

Zhen Jiu Jia Yi Jing (Der systematische Aku-Moxa Klassiker): «Am Nagelfalzwinkel der großen Zehe, eine Schnittlauchbreite von [der Basis] des Nagels entfernt; in der Mitte [des Punktes], wo die 3 Haare hingelangen.»

Illustriertes Handbuch für Akupunktur und Moxa, Honma Shōhaku, 1955: «0,1 cun vom Ende der Zehennagelbasis entfernt.»

Lokalisation: auf der lateral Seite der großen Zehe, 0,1 cun proximal des Nadelfalzwinkels (Abb. 2.74).

Palpation: man verwendet dieselbe Technik wie bei Lu 11 beschrieben. Man fahre also mit der Zeigefingerspitze an der lateralen Seite des Zehennagels nach proximal, bis man auf eine kleine Vertiefung stößt. Hier bewege man zur genauen Lokalisation des Punktes die Fingerspitze hin und her.

Stichtechnik: Kontaktnadelung; oder man lässt die Nadel nach einem sehr oberflächlichen Einstich liegen.

Indikationen: Benommenheitsgefühl im Kopf, Übelkeit, Kopfschmerzen. Le 1 ist ein sehr effektiver Punkt bei einer Leber-Leere mit akuten Symptomen und Spannung oder Fülle im Epigastrium.

Erläuterung: ich versuche in meinen Behandlungen nicht zu viele Punkte zu benutzen, also folgen die von mir benutzten Punkte immer einem gewissen Muster. Mit der Zeit ändern sich auch diese von mir häufig benutzten Punkte-Muster. Le 1 zum Beispiel war ursprünglich ein 1-Stern-Punkt, d.h., dass ich ihn nicht oft benutzte. Mit der Zeit jedoch wurde Le 1 jedoch so wichtig für mich, dass er in die 3-Sterne-Kategorie aufgestiegen ist.

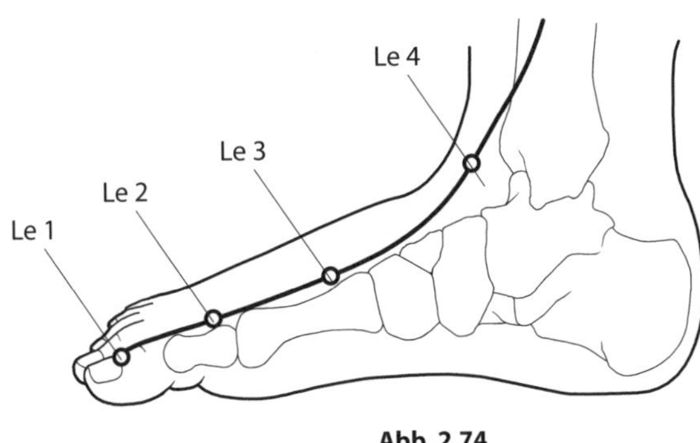

Abb. 2.74

Einige Meridiantherapeuten sagen, man solle die Jīng-(Holz)-Punkte nur in akuten Fällen und nicht bei chronischen Beschwerden verwenden. Bei den von mir beschriebenen Symptomen wirkt Le 1 jedoch auch hervorragend in chronischen Fällen. Vielleicht meiden viele Therapeuten diese *Jīng*/Brunnen-Punkte, weil der Einstich an diesen Punkten sehr schmerzhaft sein kann. Eine Möglichkeit um den Schmerz beim Einstich zu reduzieren ist, Führungsröhrchen und Nadelgriff von der Seite her kräftig zu schnippen. Meistens genügt das, dass die Nadel durch die Haut durchtritt und man muss nicht direkt von oben auf den Nadelkopf klopfen. Manchmal schmerzt jedoch auch diese Nadeltechnik. Diese Methode funktioniert am besten mit Führungsröhrchen aus Metall. Ich benutze Führungsröhrchen, bei denen der Nadelgriff nur 2 mm hervorragt. Bei Einwegnadeln mit Kunststoff-Führungsröhrchen funktioniert diese Technik nicht so gut. Mit einiger Übung lässt sich aber der Einstichschmerz dennoch minimieren.

Vor einiger Zeit kam ein 58-jähriger Mann aus einem anderen Bezirk in meine Praxis. Er litt seit über fünf Monaten an Kopfschmerzen im ganzen Kopf. Die neurologische Untersuchung war unauffällig gewesen. Zusätzlich hatte er Schlafstörungen, ein Taubheitsgefühl der Fingerspitzen und leichte Schmerzen im unteren Rücken. Sein diastolischer Blutdruck war mit 90 etwas erhöht. Ich wollte diesem Patienten sehr schnell helfen, da er von weit her kam und ich nicht so oft behandeln konnte. Eigentlich wollte ich ihm Moxa am Rücken als Heimbehandlung auftragen. Dann erfuhr ich jedoch, dass seine Frau schon verstorben war und er niemanden hatte, der ihn mit Moxa behandeln könnte. Daher markierte ich an seinen Füßen Le 1 und Le 3 und wies ihn an, täglich an diesen Punkten selbst direktes Moxa anzuwenden. Schon nach der 2. Behandlung waren seine Beschwerden deutlich gebessert. Direktes Moxa an Le 1 kann sehr schmerzhaft sein, aber dieser Patient beschwerte sich nicht darüber. Möglicherweise ist es nicht so schmerzhaft, wenn man sowieso schon Schmerzen hat.

Le 2 *(kō-kan / xíng jiān)* 

Zhen Jiu Jia Yi Jing (Der systematische Aku-Moxa Klassiker): «zwischen den Zehen, in der Mitte einer Vertiefung mit Pulsation.»

Illustriertes Handbuch für Akupunktur und Moxa, Honma Shōhaku, 1955: «auf der Schwimmfalte zwischen erster und zweiter Zehe, an der Grenze von rotem und weißem Fleisch.»

Lokalisation: zwischen der ersten und zweiten Zehe, distal des Metacarpophalangealgelenkes (Abb. 2.74).

Palpation: man palpiere zwischen der 1. und 2. Zehe distal des Metacarpophalangealgelenkes. Man drücke in Richtung große Zehe und palpiere über das Bindegewebe in Richtung Metatarsophalangealgelenk. Hier muss man sehr sorgfältig palpieren. Um einen etwaigen druckempfindlichen Punkt aufzuspüren, ist es hilfreich, die Fingerspitze bei der Palpation am Knochen hin und her zu bewegen. Wie unter Di 2 erörtert, kann man auch Le 2 je nach der klassischen Quelle, die man benutzt, entweder distal oder proximal des «großen Gelenkes» lokalisieren. Beide Lokalisationen können effektiv sein, vorausgesetzt, man findet dort eine klare Reaktion.

Stichtechnik: diagonal, oberflächlich (3. Tiefe); die Nadelspitze nach proximal und medial gerichtet.

Indikation: Le 2 ist ein Zerstreuungspunkt bei Leber-Fülle. Dieser Punkt ist hilfreich bei Kopfschmerzen und Übelkeit durch eine Leber-Dysbalance.

Erläuterung: wenn der Leber-Puls (mittlere linke Position) sehr stark und Lungen- und Milz-Puls (rechts distale und mittlere Position) sehr schwach sind, ist das Tonisieren von Lunge und Milz alleine noch nicht ausreichend, um diese Leber-Fülle zu reduzieren. Das Tonisieren von Lunge und Milz lindert in diesem Fall auch nicht die Begleitsymptome wie Kopfschmerzen, Schmerzen im unteren Rücken oder Spannung im Abdomen. In diesen Fällen lassen sich mit Le 2 sowohl Puls als auch Symptome bessern.

Le 3 *(tai-shō / taì chōng)* 

Zhen Jiu Jia Yi Jing (Der systematische Aku-Moxa Klassiker): «2 cun hinter dem großen Gelenk der großen Zehe.»

Illustriertes Handbuch für Akupunktur und Moxa, Honma Shōhaku, 1955: «wenn man den Raum zwischen erster und zweiter Zehe von Le 2 ausgehend drückt [und man den Finger] zwischen den Knochen nach proximal bewegt, dann bleibt man mit dem Finger am Kopf des Mittelfußknochens dort hängen, wo dieser sich verbreitet. An dieser Stelle lässt sich auch die Pulsation der Arterie tibialis anterior ertasten. Hier lokalisiere man den Punkt.»

Lokalisation: In der Vertiefung distal des Treffpunktes von 1. und 2. Mittelfußknochen (Abb. 2.74).

Palpation: Man streiche mit dem Mittelfinger zwischen der ersten und zweiten Zehe nach proximal, bis der Finger am Treffpunkt der zwei Mittelfußknochen hängenbleibt. Mit der Daumenspitze drücke man oberhalb und unterhalb dieses Punktes. Man bewege den Daumen unter Druck in Richtung erstem Mittelfußknochen so hin und her, als ob man «unter den Knochen hinein fahren wolle». Man sucht also die diagnostische Reaktion nicht zwischen den beiden Mittelfußknochen, sondern am *ersten Mittelfußknochen entlang.*

Stichtechnik: diagonal, oberflächlich (3. Tiefe) mit der Nadelspitze entweder nach distal in Richtung große Zehe oder nach proximal gerichtet. Diesen Punkt muss man vorsichtig nadeln, um eine zu starke Nadelsensation zu vermeiden.

Indikation: Zum Tonisieren oder Zerstreuen im Rahmen einer Leber-Dysbalance. Dieser Punkt ist besonders hilfreich, wenn eine Leber-Leere zu Appetitverlust führt. Da es ein Yuan-Punkt ist, empfehle ich diesen Punkt auch häufig für die Heimbehandlung mit direktem Moxa.

Le 4 *(chū-hō / zhōng fēng)*

Líng Shū: «1,5 cun anterior des Malleolus medialis, in der Mitte einer Vertiefung. Man finde diesen Punkt, indem man den Fuß hin und her bewegt.»

Illustriertes Handbuch für Akupunktur und Moxa, Honma Shōhaku, 1955: «0,5 cun anterior des Malleolus medialis, in der Vertiefung. Auf der Fußvorderseite verlaufen 3 große Sehnen. Von medial nach lateral gesehen sind das die Sehnen des Musculus tibialis anterior, des Musculus extensor hallucis longus und des Musculus extensor digitorum longus. Le 4 liegt an der medialen Begrenzung der Sehne des Musculus tibialis anterior; auf halben Weg zwischen Mi 5 und Ma 41.»

Location of Essential Points: «an jener Stelle, an der der Finger ein wenig hängen bleibt, wenn man an der medialen Begrenzung der Sehne des Musculus tibialis anterior entlang fährt. Zur Lokalisierung sollte man den Fuß bewegen.»

Lokalisation: 1,5 cun anterior des Malleolus medialis, an der medialen Begrenzung der Sehne des Musculus tibialis anterior (Abb. 2.74).

Palpation: Für die Palpation von Le 4 sind Daumen oder Zeigefinger am besten geeignet. Man lege einen dieser Finger in die Vertiefung zwischen Os naviculare und Malleolus medialis (Mi 5) und bewege den Finger nach vorne, um die Sehne des Musculus tibialis anterior aufzuspüren. Dann drehe man den Finger vertikal und palpiere entlang der Sehne.

Wie im Werk *Location of Essential Points* beschrieben, findet man die Reaktion für Le 4 manchmal entlang der Sehne ein wenig weiter distal. Dies trifft vor allem auf Verhärtungen zu. Eine Kneif-Empfindlichkeit ist hingegen meist an der Standardlokalisation zu finden. Le 4 ist einer jener distalen Punkte, die beim Kneifen sehr schmerzhaft sein können.

Stichtechnik: senkrecht, oberflächlich (3. Tiefe).

Indikation: Husten, Keuchatmung, Fieber (im Rahmen einer Leber-Leere).

Erläuterung: Le 4 ist leichter zu nadeln und zu lokalisieren als Le 8. Manchmal, wenn ich es eilig habe und Patienten lange Hosen tragen, die man nicht gut aufkrempeln kann, dann benutze ich zum Tonisieren des Leber-Meridians Le 3 oder Le 4 anstelle von Le 8.

Einer meiner älteren Schüler, Shibahara Toshi-Chi, behandelte einmal eine Frau in ihrer Lebensmitte, die an Verkühlung und hohem Fieber litt. Seine Diagnose war Leber-Leere, und er fand eine deutliche Reaktivität an Le 4 auf beiden Seiten; also wendete er dort direktes Moxa an. Zuerst spürte die Patientin die Hitze, aber dann konnte sie keine Hitze mehr fühlen. Erst nach 60 Moxakegel konnte sie wieder Hitze spüren und er konnte die Moxabehandlung beenden. Nur diese eine Moxa-Behandlung konnte das Fieber der Patientin reduzieren und ihre Symptome lindern.

Le 5 *(rei-kō / lǐ gōu)* 

Wang, 1027: «in einer Vertiefung».

Zhen Jiu Jia Yi Jing (Der systematische Aku-Moxa Klassiker): «der *Luo*-Punkt des Bein-*Jué Yīn*; 5 cun oberhalb des Malleolus medialis.»

Illustriertes Handbuch für Akupunktur und Moxa, Honma Shōhaku, 1955: «an der Innenseite der Wade, 5 cun oberhalb des Malleolus medialis, an der Innenseite der Tibia; 0,2–0,3 cun anterior der [hinteren] Begrenzung des Knochens, direkt auf dem Knochen, dort, wo der Muskel ist.»

Lokalisation: man teile die Distanz zwischen Malleolus medialis und Knie in drei Teile. Le 8 liegt am Übergang vom unteren zum mittleren Drittel in einer Vertiefung auf der medialen Seite der Tibia (Abb. 2.75).

Palpation: man palpiere mit dem Daumen vom Übergang zwischen unterem und mittlerem Drittel der Tibia an der Tibia entlang nach oben. Etwa in der Mitte der medialen Seite der Tibia liegt eine sehr druckempfindliche Mulde.

Stichtechnik: senkrecht, oberflächlich.

Indikationen: Le 5 wird als *Luo*-Punkt des Leber-Meridianes genutzt, wenn ein Ungleichgewicht im Leber-Meridian vorliegt und man hier eine Reaktion palpieren kann. Dieser Punkt eignet sich auch gut für direktes Moxa.

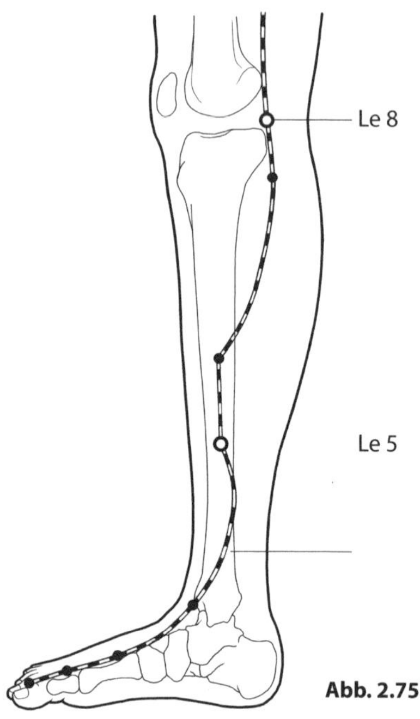

Abb. 2.75

Le 8 *(kyoku-sen / qŭ quán)* 

Zhen Jiu Jia Yi Jing (Der systematische Aku-Moxa Klassiker): «am Knie, unterhalb des Condylus medialis, unter dem kleinen Muskel, in der Mitte einer Vertiefung. Man findet diesen Punkt bei gebeugtem Knie.»

Illustriertes Handbuch für Akupunktur und Moxa, Honma Shōhaku, 1955: «in der Vertiefung an der Knieinnenseite. Am Ende jener Falte, die entsteht, wenn das Knie [vollkommen] gebeugt ist. Zwischen Musculus sartorius und Musculus gracilis.»

Lokalisation: in der Mulde an der Knieinnenseite (Abb. 2.75).

Palpation: wenn man an der Innenseite des Knies mit der Fingerkuppe entlang fährt, dann zeigt sich eine Mulde. Man platziere die Fingerspitze in die tiefste Stelle dieser Vertiefung und bewege den Finger ein wenig in einer vertikalen Richtung auf und ab. Wenn dieser Punkt reaktiv ist, zeigt er sich als Verhärtung oder Druckempfindlichkeit, also ein «Fülle-Punkt in einem Leere-Areal».

Stichtechnik: diagonal, oberflächlich (3. Tiefe), die Nadelspitze nach proximal gerichtet. An diesem Punkt kann man die Nadel verweilen lassen.

Indikation: Le 8 ist der wichtigste Tonisierungspunkt bei Leber-Leere. Zusätzlich hat dieser Punkt eine breite Indikationsliste, u.a. Übelkeit, Benommenheit, Unterbauchschmerzen, Kopfschmerzen, Schmerzen im unteren Rücken und Knieschmerzen.

Erläuterung: obwohl Le 8 eigentlich bei Benommenheit indiziert ist, kann er in seltenen Fällen selbst Benommenheit auslösen. Eines Tages beließ ich eine Nadel oberflächlich (3. Tiefe) an Le 8 – was ich eigentlich immer tue. Aber dieser Patient wurde etwas benommen und schwindelig. Ich lasse Nadeln häufig an anderen Tonisierungspunkten wie Ni 7, Mi 3, Lu 9, Pe 7, Ni 10 und Lu 5 liegen. Aber an keinem dieser anderen Punkte hatte ich jemals Benommenheit ausgelöst. Abgesehen von der Möglichkeit einer falschen Diagnose ist es verwirrend, dass das Liegen-lassen einer Nadel an Le 8 tatsächlich Benommenheit auslösen kann. Ein einfaches kurzes Nadeln von Le 8 hat meiner Erfahrung nach nie eine Benommenheit ausgelöst. In der Zeitschrift *Journal of the Japan Meridian Therapy Association* stellt Ikeda Masakazu ganz prinzipiell das Liegen-lassen von Nadeln an Tonisierungspunkten im Zuge der Wurzelbehandlung infrage. Aus seiner Sicht kann das möglicherweise ein «Ausrinnen und von Qi» zur Folge haben.

Die Technik, viele oberflächlich eingestochene Nadeln liegen zu lassen, soll angeblich von Okaba Sodo, dem Begründer der Meridiantherapie entwickelt worden sein. Da er meine Praxis sehr stark beeinflusste, neige ich dazu, in den meisten Fällen Nadeln liegen zu lassen anstatt nur kurz zu nadeln. Da das Liegen-lassen der Nadel auch Nebenwirkungen haben kann, muss man dabei sehr wach sein. Vor allem am Lungen- und Leber-Meridian muss man meiner Erfahrung nach bei den distalen Punkten mit dem Liegenlassen von Nadeln sehr behutsam sein. Diese beiden Meridiane sind empfindlicher als andere. Genauso ist es problematisch, wenn das eigene Behandlungssystem auf das Liegenlassen von Nadeln limitiert ist. Man muss verschiedene Techniken meistern, und v.a. muss man lernen, das «Ankommen des Qi» am Akupunkturpunkt zu fühlen.

Le 8 zu nadeln kann gerade an sehr empfindlichen Patienten oder bei dünner Haut sehr schwierig sein. Vor allem ist es dann nicht einfach, schmerzlos zu nadeln. Manche Therapeuten nadeln Le 8 bei nach außen rotierter Hüfte und gebeugtem Knie und unterstützen das Bein mit einem kleinen Kissen. Das erleichtert auch den Einstich und das Liegenlassen der Nadel. Es ist enorm wichtig, das Nadeln der Tonisierungspunkte zu meistern. Und je öfter man sie benutzt, desto besser wird man darin. Das ist keine leichte Sache, und man wird auch dann nicht immer die erhofften Ergebnisse erzielen. Es ist wie bei jeder Kunst: je öfter man es macht, desto besser wird man und desto mehr Möglichkeiten eröffnen sich.

GB 29 *(kyo-ryō / jū liáo)* 

Zhen Jiu Jia Yi Jing (Der systematische Aku-Moxa Klassiker): «8,3 cun unterhalb von Ni 13, am hervortretenden Knochen, in der Mitte einer Mulde».

Illustriertes Handbuch für Akupunktur und Moxa, Honma Shōhaku, 1955: «posterior zum Ursprung des Musculus sartorius an der Spina iliaca anterior superior. In der Mulde am Ursprung der Musculus tensor fasciae latae. Man palpiere mit festem Druck und lokalisiere [diesen Punkt] an der schmerzhaftesten Stelle.»

Lokalisation: Drei fingerbreit medial und inferior der Spina iliaca anterior superior (Abb. 2.76).

Palpation: das Ligamantum inguinale verläuft von der Spina iliaca anterior superior nach medial und distal. Man suche den am meisten gespannten Punkt in der lateralen Hälfte des Ligamantum inguinale.

Stichtechnik: senkrecht, oberflächlich (3. Tiefe); an der härtesten Stelle.

Indikation: Hüftprobleme. Ich untersuche GB 29 auch, wenn der Beckenkamm-Punkt verhärtet oder druckempfindlich ist. Wenn nämlich dort eine starke Reaktion vorliegt, dann behandle ich beide Punkte, GB 29 und den Beckenkamm-Punkt.

Ni 1 *(yū-sen / yŏng quán)* 

Zhen Jiu Jia Yi Jing (Der systematische Aku-Moxa Klassiker): «auf der Fußsohle, in der Vertiefung. Wenn der Patient die Zehen abbiegt, dann [liegt der Punkt] in einer schalenförmigen Mulde.»

Illustriertes Handbuch für Akupunktur und Moxa, Honma Shōhaku, 1955: «er liegt in jener Mulde, die beim Abbiegen der fünf Zehen entsteht. Zwischen dem 2. und 3. Mittelfußknochen, leicht medial der Mitte der Transversalfalte»

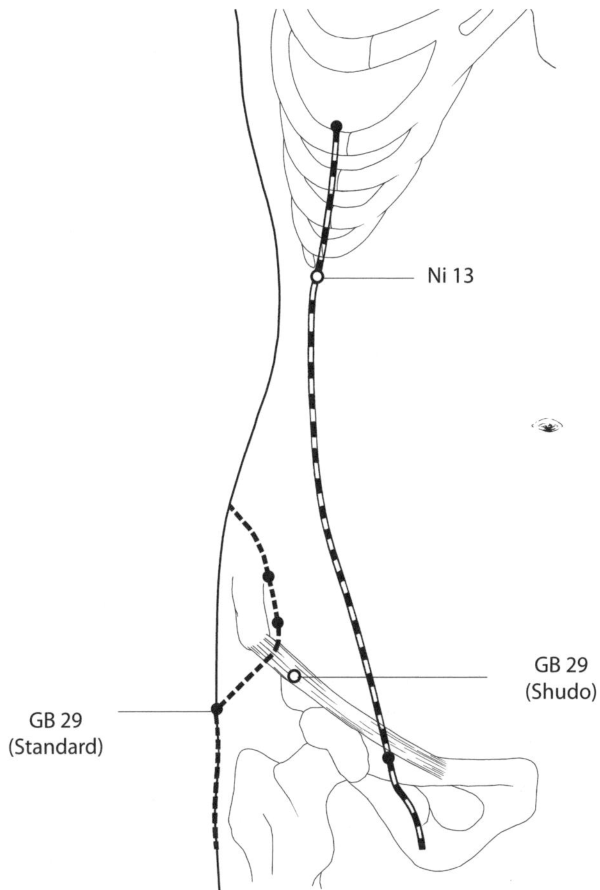

Abb. 2.76

Lokalisation: An der Fußsohle im Vorfußbereich, an der tiefsten Stelle bei maximal gebeugten Zehen (Abb. 2.77).

Palpation: wenn man alle Zehen krümmt, dann bildet sich auf der Fußsohle eine Falte oder Mulde. Man kann entweder den Patienten bitten, die Zehen zu krümmen, oder man kann selbst die Zehen des Patienten abbiegen. Dann drücke man mit dem Daumen in die Mitte dieser Vertiefung, häufig findet man dort einen druckempfindlichen oder verhärteten Punkt. Die Reaktionen findet man meist etwas anterior der Standardlokalisation. Dabei soll man sowohl direkt auf als auch zwischen den Mittelfußknochen palpieren.

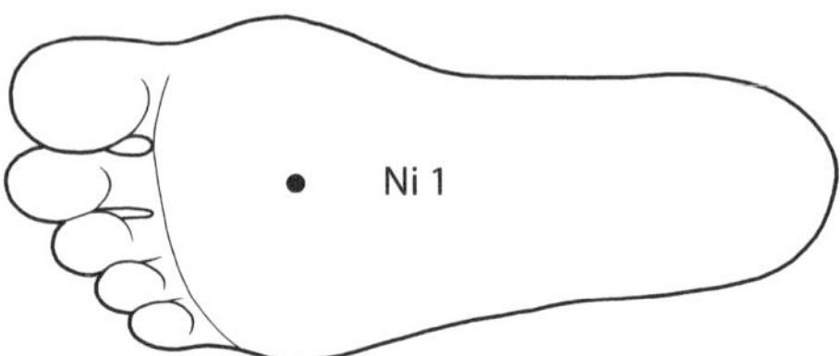

Abb. 2.77

Stichtechnik: senkrecht, oberflächlich (3. Tiefe). Mit einem sehr schnellen Einstich lässt sich der Schmerz minimieren. Hier soll man die Nadel nicht stecken lassen!

Indikationen: Ein guter Punkt, um das Energieniveau zu verbessern, den Patienten zu kräftigen oder das Bewusstsein wiederzubeleben. Zur Wiederbelebung benutze man direktes Moxa.

Erläuterung: der nun folgende Vorfall ereignete sich vor vielen Jahren zu meiner Zeit bei meinem Lehrer Meister Miura. Seine Tochter ging damals zur höheren Schule. Um Mitternacht bekam sie plötzlich Krämpfe und verlor ihr Bewusstsein. Ich bin mir nicht sicher, aber aus meiner Sicht muss es ein epileptischer Anfall gewesen sein. Mein Lehrer, ein sehr emotionaler Mensch – außer in seiner Arbeit – war völlig durcheinander und wusste nicht, was er tun solle. Zur damaligen Zeit lebte eine Verwandte bei ihm und diese fragte ihn, warum er nicht Moxa auf Ni 1 benutze. Sie hätte schon oft gesehen, wie er das bei anderen Patienten gemacht hätte. Meister Miura kam auf diese Frage hinauf wieder besser zu sich und moxte nun Ni 1; kurz darauf kam seine Tochter wieder zu Bewusstsein.

Das war erstaunlich. Meister Miura war so ruhig und effizient in der Behandlung meiner Anämie gewesen, als ich damals durch meinen chronischen Durchfall wirklich kritisch krank gewesen war; und nun war er so durcheinander, wenn es darum ging, die eigene Tochter zu behandeln. Das erklärte für mich die weitverbreitete Praxis, die eigene Familie nach Möglichkeit nicht selbst zu behandeln.

Ni 1 ist auch ein guter Punkt bei Bluthochdruck und Arteriosklerose. Einige Autoren warnen davor, bei Bluthochdruck Moxa am Scheitelpunkt des Kopfes oder im Hinterkopfbereich anzuwenden. Dem kann ich nur zustimmen. Ich habe viele Patienten mit Schlaganfall behandelt und mich über die Anwendung von direktem Moxa in diesen Fällen gewundert.

Als ich später erneut in Honmas Buch *Illustriertes Handbuch für Akupunktur und Moxa* las, stieß ich auf eine Stelle, in der er diese Thematik direkt anspricht:

«Dieses Moxa ist meistens gut bei Menschen, die zu Hitzewallungen, Bluthochdruck oder Arterienverhärtung neigen. In manchen Fällen kann Moxa dann jedoch eine Zunahme des gegenläufigen Qi bewirken und Tinnitus oder Nackenverspannungen verschlechtern. Es scheint, dass Moxa an Du 20 für Menschen mit einem roten oder aufgedunsenen Gesicht, starkem Tinnitus, verschwommenem Sehen oder geistiger Vernebelung meist nicht gut ist. Ich hatte einmal durch direktes Moxa an Du 20 sogar eine Netzhautblutung ausgelöst, als damals die Patientin mit Bluthochdruck dezidiert um die Therapie gebeten hatte. Nie mehr werde ich vergessen, dass man in solchen Fällen im Kopfbereich mit Akupunktur zerstreuen soll und Moxa besser am Fuß, z.B. an Ni1 anwenden soll.»

Das ist wirklich wahr. Nur weil Symptome an einer gewissen Stelle auftreten, heißt es noch nicht, dass man auch dort behandeln soll. Man muss eben auch wissen, wie man die distalen Punkte an den Armen und Beinen einsetzt, denn manchmal kann eine Lokalbehandlung nützlich sein, manchmal jedoch ist sie kontraindiziert.

Ni 2 *(nun-koku / rán gŭ)* 

Zhen Jiu Jia Yi Jing (Der systematische Aku-Moxa Klassiker): «vor dem Malleolus medialis, unter dem Os naviculare, in der Mitte einer Mulde.»

Illustriertes Handbuch für Akupunktur u. Moxa, Honma Shōhaku, 1955: «das Os naviculare ist dieser auffällige Knochen anterior und inferior des Malleolus medialis. [Dieser Punkt] liegt unter dessen Unterrand, in der Mulde zwischen [diesem Knochen] und dem medialen Os cuneiforme. Auf Druck ist der Punkt schmerzhaft.»

Lokalisation: In der Mulde unterhalb des Os naviculare (Abb. 2.78).

Palpation: anterior und unterhalb von Ni 6 findet man einen etwas hervorstehenden Knochen. Dies ist das Os naviculare, und unterhalb davon liegt eine Mulde. Man suche mit der Fingerspitze die tiefste Stelle der Mulde auf; häufig ist dieser Punkt druckempfindlich.

Stichtechnik: senkrecht, sehr oberflächlich.

Indikation: Tinnitus, heiße Füße und Parotitis. Bei Ohrerkrankungen mit einer Feuchtigkeitspathologie lässt sich die Feuchtigkeit sehr gut mit direktem Moxa an Ni 2 entfernen.

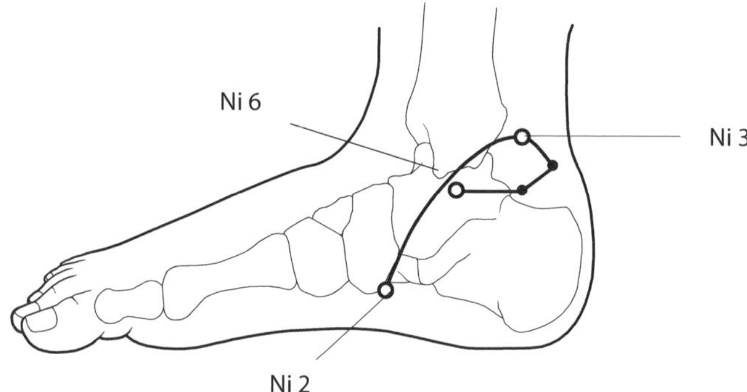

Abb. 2.78

Erklärung: Ni 2 kann bei Eiterungen oder anderem Ohrsekret wahre Wunder wirken, genauso wie bei Flüssigkeit im Ohr im Rahmen einer Otitis Media. Ich hatte Patienten nach monatelanger HNO-Behandlung, bei denen selbst der HNO-Arzt oft erstaunt war, wie schnell das Mittelohr nach einem Infekt durch Moxa auf Ni 2 austrocknen kann. Aus irgendeinem Grund ist Akupunktur an Ni 2 nicht annähernd so effektiv.

Manchmal kommt es auch vor, dass ein ganz starkes *katakori* (Schulter-und Nackenverspannungen) in Wirklichkeit durch eine Flüssigkeitsansammlung im Ohr ausgelöst ist. Das betrifft vor allem ältere Frauen. In diesem Fall sollte man die Patienten zuerst zur Behandlung zum HNO-Arzt schicken. Danach kann man mit Moxa auf Ni 2 den Effekt stabilisieren.

Auch Parotitis reagiert gut auf Moxa an Ni 2, dafür braucht es aber eine große Anzahl Moxakegel. Häufig spüren die Patienten die Hitze von Moxa an Ni 2 anfangs gar nicht. Erstaunlicherweise bessern sich die Schmerzen im oft heißen und geschwollenen Kiefer, sobald der Patient Hitze an Ni 2 fühlen kann.

Ni 3 *(tai-kei / taì xī)* 

Zhen Jiu Jia Yi Jing (Der systematische Aku-Moxa Klassiker): «hinter dem Malleolus medialis oberhalb des Calcaneus, in der Mulde, in der man einen Puls tasten kann.»

Illustriertes Handbuch für Akupunktur und Moxa, Honma Shōhaku, 1955: «0,5 cun posterior des Hinterrandes des Malleolus medialis, dort wo eine Pulsation liegt.»

Lokalisation: Posterior des Malleolus medialis, an der Stelle, wo die Pulsation der Arterie tibialis am stärksten ist (Abb. 2.78).

Palpation: Zuerst spüre man die Pulsation mit der Fingerspitze auf. Bei einer deutlichen Pulsation lokalisiere man den Punkt dort, wo diese am stärksten ist. Wenn die Pulsation aber schwach oder kaum spürbar ist, suche man nach einem druckempfindlichen oder verhärteten Punkt. Meistens ist das Areal von Ni 3 so stark eingesunken, dass man diese Verhärtungen oder Druckempfindlichkeit nur schwer findet. In diesen Fällen mache ich es meistens so, dass ich mit einer Hand den Fuß in eine starke dorsale Flexion bringe und mit dem Daumen oder Mittelfinger der anderen Hand in kleinen Kreisen palpiere. Um Ni 3 im Rahmen der Wurzelbehandlung einzusetzen, genügt es, mit der Fingerspitze ganz sanft zu streichen und so die tiefste Stelle der Mulde zu ertasten.

Stichtechnik: senkrecht, oberflächlich (3. Tiefe). Wenn sich die Nadel mit der Pulsation leicht bewegt, ist das in Ordnung. Ein tiefes Nadeln kann eine starke Nervensensation mit einer Ausstrahlung in die Fußsohle auslösen. Bei sehr empfindlichen Patienten muss man vorsichtig sein, weil sie diese starke Ausstrahlung meist nicht mögen und es zusätzlich auch eine zerstreuende Wirkung auf das Qi hat.

Indikation: als *Yuan/Quell*-Punkt des Nieren-Meridians wird Ni 3 häufig bei Nieren-Leere benutzt. Als spezifische Indikation würde ich sagen, dass es sich hier um eine Nieren-Leere mit Verdauungsstörungen handelt, zum Beispiel mit Appetitverlust. Dies liegt daran, dass Ni 3 der Erde-Punkt des Nieren-Meridians ist. Die Erde-Punkte (diese sind an den Yin-Meridianen auch gleichzeitig die Yuan-Punkte) tonisieren Milz und Magen – zusätzlich zu ihren anderen Wirkungen. Ni 3 wird häufig zusammen mit Ni 6 im Rahmen einer Moxabehandlung benutzt. Ni 3 ist auch ein guter Punkt für die Selbstbehandlung bei Nieren-Leere.

Erläuterung: in manchen Texten heißt es, dass sich Störungen der Yin-Organe in den Yuan-Punkten zeigen:

> Wenn eine Krankheit in den 5 Yin-Organen liegt, dann findet man eine Reaktion an den 12 Yuan-[Punkten] … Eine Verletzung der 5 Yin-Organe lässt sich erkennen, wenn man ein klares Wissen über die Yuan-[Punkte] besitzt und diese auf Reaktionen untersucht. Und wenn nun eine Krankheit in den 5 Yin-Organen sitzt, dann sollten die 12 Yuan [-Punkte] auch behandelt werden (*Ling Shu,* Kapitel 1).

Man kann also durch Palpation der Yin-Punkte feststellen, ob in den 5 Yin-Organen eine Krankheit vorliegt oder nicht. Und wenn man eine Reaktion findet, dann kann man diesen Yuan-Punkt gleich für die Behandlung dieser Erkrankung nutzen. Das ist das klassische Konzept der Yuan-Punkte, und es hat seine klinische Berechtigung.

In den Klassikern findet man häufig den Begriff «*Shào Yīn*-Gefäß» als Begriff für den Nieren-Meridian. Auch im *Pulsklassiker* von Wang Shu-He wird dieser Begriff öfters erwähnt. Ein bekannter japanischer Gelehrter, Kosoto Yo, erklärt jedoch, dass dieser Begriff aus noch älteren Klassikern wie dem *Shang Han Lun* und dem *Jin Gui Yao Lue* entlehnt sei (Kosoto 1981). Beide Werke wurden im frühen 3. Jahrhundert nach Christus von Zhang Zhong Jing verfasst:

> «Das *Shào Yīn*-Gefäß ist fest und untergetaucht. ‹Fest› ist ein Hinweis auf Schmerzen, und ‹untergetaucht› ein Hinweis auf Feuchtigkeit. Daher gibt es Schwierigkeiten beim Wasserlassen.» (Zhang, c. 220).

Wenn also das *Shào Yīn*-Gefäß «untergetaucht und fest» ist, dann liegt die Vermutung nahe, dass es Schmerzen und Probleme beim Wasserlassen gibt.

> «[Das ist] Primär eine diagnostische Methode für die Funktion des Urogenitalsystems und der Fortpflanzungsorgane in Bezug zur Niere.» (Maruyama, 1977)

Das heißt, dass die Pulsation an Ni 3 (=*Shào Yīn*-Puls) palpiert wurde, um Niere und Blase sowie auch Nieren-und Blasen-Meridian zu diagnostizieren. Seit der Entwicklung der Pulsdiagnose an der Arteria radialis wird diese Methode jedoch nur noch selten angewendet. Aber erst kürzlich begannen einige Kräutertherapeuten und auch Meridiantherapeuten wieder, mit dieser Methode zu experimentieren. Das ist ein sehr interessantes Forschungsgebiet, vor allem im Hinblick auf die steigende Lebenserwartung und die Verbindung zwischen Niere, Alter, Knochen und Mark.

Ni 6 *(shō-kai / zhào hǎi)* 

Zhen Jiu Jia Yi Jing (Der systematische Aku-Moxa Klassiker): «ein cun unterhalb des Malleolus medialis.»

Illustriertes Handbuch für Akupunktur und Moxa, Honma Shōhaku, 1955: «in etwa ein fingerbreit unterhalb des Malleolus medialis, in einer Grube zwischen Ligament und Sehne. Man lokalisiere [Ni 6] in dieser Vertiefung. Auf festen Druck ist dieser Punkt schmerzhaft.»

Lokalisation: Ein cun unterhalb des Malleolus medialis (Abb. 2.78).

Palpation: man drücke mit dem Daumen eine Stelle etwa 1 bis 2 fingerbreit unterhalb der höchsten Erhebung des Malleolus medialis. Der Punkt liegt in der Mitte der härtesten Stelle direkt auf dem Knochen.

Stichtechnik: senkrecht, sehr oberflächlich.

Indikation: Halsschmerzen.

Ni 7 *(fuku-ryū / fù liū)* 

Zhen Jiu Jia Yi Jing (Der systematische Aku-Moxa Klassiker): «2 cun oberhalb des Malleolus medialis in der Mitte der dortigen Mulde.»

Illustriertes Handbuch für Akupunktur und Moxa, Honma Shōhaku, 1955: «2 cun oberhalb der oberen Begrenzung des Malleolus medialis, am Vorderrand der Achillessehne.»

Lokalisation: 2 cun oberhalb des Malleolus medialis an der anterioren Begrenzung der Achillessehne (Abb. 2. 79).

Palpation: sehr häufig lässt sich eine Mulde ertasten, wenn man mit der Fingerspitze an der anterioren Begrenzung der Achillessehne nach proximal streicht. Ni 7

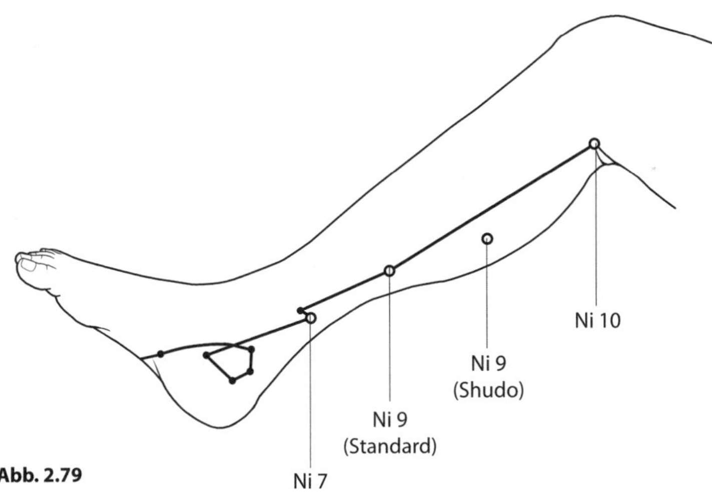

Abb. 2.79

liegt in der deutlichsten Mulde oberhalb von Ni 3, und entlang der Achillessehne. Wenn sich hier keine Mulde befindet, dann palpiere man 2 cun oberhalb des Malleolus medialis in Richtung Tibia und suche den druckempfindlichsten Punkt.

Stichtechnik: diagonal, die Nadelspitze nach proximal gerichtet.

Indikationen: Ni 7 ist der Haupt-Tonisierungspunkt bei Nieren-Leere. Zu den Indikationen zählen Spannungen im Unterbauch, verminderte Belastbarkeit, Libidoverlust, Störung des Gleichgewichts, Tinnitus und verringerte Kältetoleranz.

Erläuterung: in Shirodas Werk *Basic Study of Acupuncture and Moxibustion Therapy* (gewissermaßen die Bibel für den Akupunkturstil nach Sawada) werden für Ni 7 keinerlei Indikationen gelistet. Da wir diesen Stil praktizierten, benutzten mein Lehrer und ich niemals Ni 7. Ich selbst hatte im Bereich von Ni 7 auf der linken Seite eine extreme Verhärtung. Mein Lehrer war jedoch der Meinung, dass etwas derart Hartes nicht in die Kategorie der «Verhärtungen und druckempfindlichen Punkte» fallen würde, die im Sawada-Stil behandelt wurden. Dennoch lag es ganz deutlich am Nieren-Meridian, vor allem angesichts meiner Vorgeschichte mit Peritonitis, Bluthusten, Hämorrhoiden und meiner Schwierigkeit bei längerem Stehen.

In meinem Buch *Einführung in die Meridiantherapie: Klassische japanische Akupunktur* schrieb ich darüber, wie das Nadeln von Ni 7 eine unglaubliche Wirkung auf die Spannung in meinem Unterbauch hatte. Das ist deshalb noch bedeutender, da ich diesen Punkt so lange ignoriert hatte. Dadurch begriff ich, dass sich eine ganz neue Dimension eröffnen kann, wenn man die eigene Perspektive ändert. Das betrifft nicht nur die Auswahl der Punkte, sondern auch den eigenen Behandlungszugang. Es ist eine Schande, darauf zu beharren, es gäbe nur einen einzigen richtigen Weg – und nie darüber hinauszugehen.

Ni 9 *(chiku-bin / zhú bīn)* 

Zhen Jiu Jia Yi Jing (Der systematische Aku-Moxa Klassiker): «oberhalb des Malleolus medialis, zwischen den Wadenmuskeln.»

Illustriertes Handbuch für Akupunktur und Moxa, Honma Shōhaku, 1955: «5 cun oberhalb des Malleolus medialis, an der vorderen Begrenzung der Achillessehne, am Musculus flexor hallucis longus.»

Lokalisation: auf der Innenseite der Wade, am Übergang vom unteren zum mittleren Drittel, wenn man den Weg zwischen der medialen Kniefalte und dem Malleolus medialis in drei Teile teilt; direkt auf dem Muskelbauch des Musculus gastrocnemius (Abb. 2.79).

Palpation: man suche auf der medialen Seite des Musculus gastrocnemius den härtesten Punkt auf. Hier palpiere man mit der Spitze von Daumen oder Mittelfinger in einer Kreisbewegung und suche so nach dem Punkt.

Stichtechnik: senkrecht, sehr oberflächlich.

Indikation: Ni 9 ist ein guter Punkt für eine Dysbalance im Nieren-Meridian, vor allem, wenn akute Symptome wie Palpitationen, Herzschmerzen oder Schmerzen im Brustkorb vorliegen. Vielleicht rührt diese Wirkung daher, dass Ni 9 auch der *Xi*-Punkt des *Yin*-Fersengefäßes (*in kyō myaku / Yin Qiao Mai*) ist. Bei Reisekrankheit setze ich eine Intradermalnadel an Ni 9.

Ni 9 ist häufig sehr kneifempfindlich; das kann man sowohl diagnostisch als auch therapeutisch nutzen. Die genaue Lokalisation dieses Punktes variiert stark, sowohl in vertikaler als auch horizontaler Richtung. Man sollte Ni 9 eher als *Areal* betrachten, als als *Punkt*. Früher benutzte ich Ni 9 fast immer, wenn ich bei einem Ungleichgewicht im Nieren- oder Leber-Meridian eine Reaktion an diesem Punkt vorfand. Heutzutage benutze ich in diesen Fällen jedoch meistens Ni 7 oder Ni 10. Das rührt von meiner Erfahrung her, dass sich auch gute Erfolge erzielen lassen, ohne auf einem Meridian mehrere Punkte zu nutzen. Oder vielleicht werde ich auf meine alten Tage einfach bequemer.

Bei Reiseübelkeit kann eine Intradermalnadel an Ni 9 wahre Wunder wirken. Einer meiner Kollegen behauptet, das in diesen Fällen eine Intradermalnadel an Mi 6 effektiver sei, aber ich nutze dafür Ni 9. Würde man beide Punkte verwenden, würde man alle Möglichkeiten abdecken; ich jedoch denke, das eine Dauernadel an der am meisten verhärteten oder druckempfindlichen Stelle einseitig ausreichend ist.

Der entscheidende Punkt hierbei ist die Lokalisation. In vielen Lehrbüchern wird Ni 9 am Übergang vom ersten zum zweiten Drittel oder vom ersten zum zweiten Viertel der Strecke zwischen Malleolus medialis und medialer Kniefalte beschrieben. In der Behandlung von Reisekrankheit ist meiner Erfahrung nach jedoch der Punkt am Übergang vom mittleren zum oberen Drittel effektiver. Vor allen bei erwachsenen Patienten gab es nur zwei Ausnahmen, bei der denen die Behandlung nicht gewirkt hatte: einem Patienten war am Tag nach der Behandlung «fast übel» geworden, und der andere hatte am Tag darauf weiterhin Reiseübelkeit. Für Kinder unter 10 Jahren scheint der Punkt nicht ganz so gut zu helfen. Bei ungefähr zehn Prozent dieser Kinder wirkt die Behandlung nicht. Ich kann also für diese Behandlung keine 100%-ige Garantie abgeben, aber dennoch ist es eine sehr einfache und effektive Methode bei Reisekrankheit.

Ni 10 *(in-koku / yīn gŭ)* 

Zhen Jiu Jia Yi Jing (Der systematische Aku-Moxa Klassiker): «unter dem Knie, hinter dem Condylus medialis, unter der große Sehne und oberhalb der kleinen Sehne. Wenn man [diesen Punkt] drückt, dann lässt er sich mit der Hand fühlen. Man lokalisiere diesen Punkt bei gebeugtem Knie.»

Illustriertes Handbuch für Akupunktur und Moxa, Honma Shōhaku, 1955: «Wenn man am Knie medial und posterior mit den Fingern bei 90° abgewickeltem Knie die Sehnen entlang fährt, dann trifft man auf eine dicke Sehne, die am weitesten posterior liegt und auf eine etwas dünnere unmittelbar lateral davon. Man kann den Finger zwischen diese beiden Sehnen legen. Dieser Punkt liegt medial von Bl 40, im Raum zwischen den Sehnen.»

Location of Essential Points: «medial in der Fossa poplitea. Bei leicht gebeugten Knie oder in Bauchlage. Dieser Punkt liegt zwischen den Sehnen des Musculus semitendinosus und des M. gastrocnemius.

Lokalisation: medial in der Fossa poplitea. Zwischen den Sehnen des Musculus semitendinosus und M. semimembranosus. Man lokalisiere diesen Punkt bei leicht gebeugtem Knie (Abb. 2.70).

Palpation: bei leicht gebeugtem und entspanntem Knie lassen sich zwei Sehnen am medialen Ende der Fossa poplitea palpieren. Ni 10 liegt zwischen diesen beiden Sehnen. Bei gestrecktem Knie zeigt sich etwas medial von Le 8 eine kleine Mulde. Durch sanftes Streichen mit einer Fingerspitze lässt sich diese Mulde lokalisieren.

Stichtechnik: Ni 10 ist leichter bei leicht gebeugtem Knie zu lokalisieren und zu nadeln. Man richte die Nadelspitze leicht nach proximal. Man kann diesen Punkt sehr-oberflächlich oder oberflächlich nadeln, meistens steche ich jedoch nicht tiefer als 5 mm.

Indikationen: Tonisierungspunkt für Leber- und Nieren-Leere.

Erläuterung: Ni 10 ist der Wasserpunkt auf einem Wasser-Meridian, also manifestiert sich an diesem Punkt der Wasseraspekt der Nieren. Im *Líng Shū* heißt es in Kapitel 23, dass «das Wasser zu den Nieren gehört». Das bedeutet also, dass die Nieren an allem beteiligt sind, was mit «Wasser» oder «Flüssigkeiten» zu tun hat. Angesichts der Tatsache, dass der Körper zum Großteil aus Wasser besteht, macht es auch Sinn, dass der Nieren-Meridian so viele körperliche Funktionen abdeckt. Zur Vielzahl an Körperflüssigkeiten zählen: Tränen, Nasensekret, Sputum, Urin, Ödeme und auch die Lymphe. Bei Problemen mit einer dieser Flüssigkeiten sollte man an Ni 10 denken.

Ma 41 *(kai-kei / jiě xī)* 

Líng Shū: «1,5 cun oberhalb von Ma 42, in der Mitte einer Mulde.»

Illustriertes Handbuch für Akupunktur und Moxa, Honma Shōhaku, 1955: «am Fußrücken, in der Mitte im Bereich des Sprunggelenks. Er wird in einer kleinen Mulde bei leicht plantarflektiertem Fuß lokalisiert.»

Lokalisation: am Fußrücken, am Knöchel, zwischen den Sehnen. Von medial nach lateral gesehen sind es die Sehnen von:

- Musculus tibialis anterior
- Musculus extensor hallucis longus
- Musculus extensor digitorum longus.

Ma 41 wird *auf* der Sehne des Musculus extensor hallucis longus lokalisiert (Abb. 2.80).

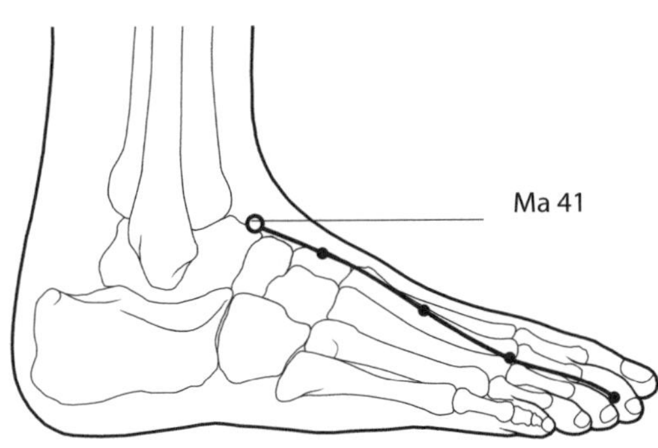

Abb. 2.80

Palpation: man palpiere die Sehnen am Fußrücken und finde so die Mulde zwischen den Sehnen des Musculus tibialis anterior und M. extensor digitorum longus auf.

Stichtechnik: senkrecht, oberflächlich (3. Tiefe).

Indikation: Ma 41 ist der Feuerpunkt des Magen-Meridians; daher lässt er sich zur Tonisierung des Magen-Meridians nutzen. Agario Mitsuru, einer meiner Kollegen in meinem Arbeitskreis, kneift zur Diagnose den Musculus sternocleidomastoideus. Ist dieser druckempfindlich, schreibt er dies einer Leere des Magen-Meridians zu und lässt bei ausgeprägter Druckempfindlichkeit eine Nadel an Ma 41 ipsilateral liegen. Ihm zufolge verschwindet für gewöhnlich am Ende der Behandlung diese Druckempfindlichkeit.

Ma 40 *(hō-ryū / fēng lóng)* 

Zhen Jiu Jia Yi Jing (Der systematische Aku-Moxa Klassiker): «8 cun oberhalb des Malleolus lateralis, an der lateralen Begrenzung des Schienbeins, in der Mitte eine Mulde.»

Illustriertes Handbuch für Akupunktur und Moxa, Honma Shōhaku, 1955: «an der lateralen Unterschenkelvorderseite, ein cun oberhalb des Malleolus lateralis. Ein cun lateral von Ma 38. Man lokalisiere diesen Punkt im Muskel nahe der dortigen Grube.»

Lokalisation: am Unterschenkel, in der Mitte zwischen Untergrenze der Patella und Malleolus lateralis. An der lateralen Begrenzung des Musculus tibialis anterior (Abb. 2.81).

Stichtechnik: senkrecht, sehr oberflächlich.

Indikationen: Dysbalance im Magen-Meridian. Ich benutze Ma 40 häufig bei Fülle im Magen-Meridian.

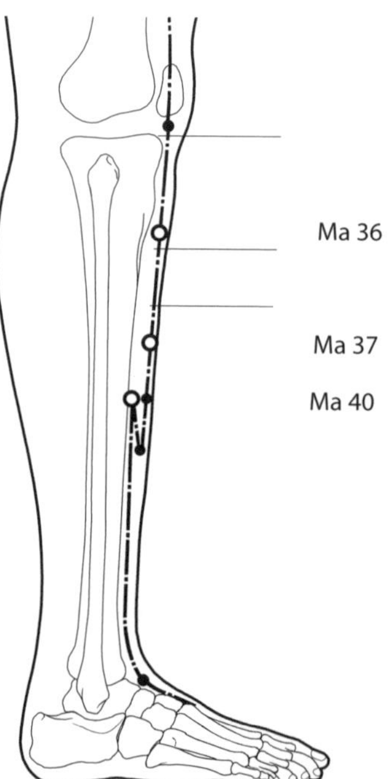

Abb. 2.81

Ma 37 *(jō-ko-kyo / shàng jù xū)* 

Zhen Jiu Jia Yi Jing (Der systematische Aku-Moxa Klassiker): «3 cun unterhalb von Ma 36.»

Illustriertes Handbuch für Akupunktur und Moxa, Honma Shōhaku, 1955: «3 cun unterhalb von Ma 36, auf dem Musculus tibialis anterior.»

Lokalisation: Ungefähr 3 fingerbreit unterhalb von Ma 36 und auf dem Musculus tibialis anterior (Abb. 2.81).

Palpation: Man palpiere mit abgewickeltem Daumen den Musculus tibialis anterior von Ma 36 ausgehend nach distal. Ungefähr 3 cun unterhalb von Ma 36 suche man nach dem druckempfindlichsten Punkt.

Stichtechnik: senkrecht oder diagonal, sehr oberflächlich, die Nadelspitze nach proximal gerichtet.

Indikationen: bei Knieschmerzen mit Schwellung ist direktes Moxa sehr effektiv.

Erläuterung: Bei arthritischen Knieschmerzen ist es meistens ausreichend, die reaktiven Punkte um das Knie herum zu behandeln. Bei Knieschwellungen muss man auch jedoch die Dysbalance in den Meridianen behandeln, ansonsten lässt sich die Schwellung meistens nicht verbessern. Bei Entzündungen im Knie ist meistens der Leber-Meridian in Leere, bei Knieschwellungen hingegen liegt das meist an einer Leere des Nieren- oder Milz-Meridians. Von den Yang-Meridianen ist am häufigsten der Magen-Meridian betroffen und sollte dann auch behandelt werden. Neben anderen Punkten des Magen-Meridians sind vor allem die reaktiven Punkte zwischen Ma 37 und Ma 39 sehr effektiv. Manchmal spricht eine Knieschwellung sehr schnell auf direktes Moxa an diesen Punkten an. Bei Knieschwellung nutze ich diese lokalen Magen-Punkte, unabhängig von der Hauptbeschwerde oder unabhängig vom involvierten Meridian.

Eine meiner Patientinnen war schon etwa 70 Jahre, als sie zum ersten Mal wegen chronischen Knieschwellungen zur Behandlung kam. Jede Woche hatte man Flüssigkeit aus dem Knie punktiert – ohne merklichen Erfolg. Eigentlich war sie auf dem Weg zu einer anderen Akupunkturpraxis gewesen, als ihr der Taxifahrer von mir erzählt hatte – und so kam sie zu mir. Die Schwellung zu heilen dauerte lange, aber nun kommt sie schon seit über 12 Jahren und ist mittlerweile weit über 80. Sie selbst meint, dass sie ihr Alter und ihre Gesundheit den regelmäßigen Akupunkturbehandlungen verdanke. Der Nachteil dieses langen Lebens ist, dass sie nun leider den Tod ihres Mannes und ihres einzigen Sohnes überlebt hat und unter der Einsamkeit leidet. Ironischerweise sind ihr dadurch die Termine in meiner Praxis wichtiger denn je.

Ma 36 *(ashi-san-li / zú sān lǐ)* 

Sù Wèn: «wenn man hier sehr fest drückt, bringt man die Pulsation am Fußrücken [Ma 41] zum Erliegen.»

Zhen Jiu Jia Yi Jing (Der systematische Aku-Moxa Klassiker): «3 cun unter dem Knie, an der lateralen Begrenzung des Schienbeins.»

Lokalisation essentieller Punkte, Fukumoto Kentarō, 1986: «lateral der Tuberositas tibiae. Neben dem Punkt, an dem man mit dem Finger leicht hängen bleibt, wenn man an der Vorderseite der Tibia entlang nach proximal streicht. Auf dem Musculus tibialis anterior, 3 cun unter dem Knieauge [Ex UE 16].»

Lokalisation: 2 fingerbreit lateral der Tuberositas tibiae, auf dem Musculus tibialis anterior.

Palpation: man lokalisiere diesen Punkt bei gestrecktem Knie. Dafür streiche man an der vorderen medialen Begrenzung der Tibia nach kranial, um so die Tuberositas zu lokalisieren. Der Ursprung des Musculus tibialis anterior ist 2 fingerbreit lateral davon. Diesen Punkt palpiere man mit der Daumenspitze entweder in vertikaler Richtung oder quer über den Muskel und spüre so den am stärksten gespannten Punkt auf.

Stichtechnik: senkrecht oder diagonal, die Nadelspitze nach kranial gerichtet. Meistens genügt eine oberflächliche Nadeltiefe (3. Stichtiefe). Man vermeide eine zu starke Nadelsensation durch zu tiefes Nadeln in den Musculus tibialis anterior.

Indikation: Tonisiert Milz und Magen: Verdauungsbeschwerden, Schlafstörungen, Depression und Knieprobleme mit Schwellungen.

Erläuterung: Honma lokalisiert in seinem Buch *Illustriertes Handbuch für Akupunktur und Moxa* Ma 36 in der Mitte zwischen Tuberositas tibiae und Fibulakopf. Shiroda wiederum lokalisiert Ma 36 in seinem Werk *Basic Study of Acupuncture and Moxibustion* «am Mittelpunkt der Verbindungslinie zwischen dem Punkt ein cun unterhalb des Fibulakopfes und der Untergrenze der Tuberositas tibiae.»

Allgemein ist man der Auffassung, dass Ma 36 in der Mitte des Musculus tibialis anterior liege, diese beiden Autoren jedoch lokalisieren Ma 36 am lateralen Rand des Muskels. Meiner Erfahrung zufolge findet man am Musculus tibialis anterior die am meisten verspannten Punkte nahe der Tibia.

In *Sù Wèn* heißt es, dass man Ma 36 dadurch lokalisieren könne, dass man hier mit festem Druck die Pulsation der Arteria dorsalis pedis unterbrechen könne. Auch in anderen Quellen wird diese Methode erwähnt. Wenn es jedoch nur um die Kompression der Arterie geht, dann geht das genauso an Punkten wie Ma 37, 38 oder 39.

Ex UE 16 *(Shitsu-gan / xī yǎn)*, Ma 35 *(toku-bi / dú bí)* 

Sun (700 n. Chr.): «unterhalb der Patella in den Mulden auf beiden Seiten; genau in der Mitte der schalenförmigen Vertiefung.»

Illustriertes Handbuch für Akupunktur und Moxa, Honma Shōhaku, 1955: «unterhalb der Patella, in den Vertiefungen beidseits der Patellasehne.»

Lokalisation: in der Vertiefung medial bzw. lateral der Patellasehne (Abb. 2.82).

Palpation: Man lokalisiere diesen Punkt bei ausgestrecktem Bein. Die Lokalisation in dieser Vertiefung ist natürlich einfach, aber ich habe eine spezielle Technik entwickelt, um den reaktiven Punkt aufzuspüren. Zur Behandlung des linken Knies stehe man auf der linken Seite und palpiere mit der Palmarseite des rechten Daumens die mediale Vertiefung. Durch eine vertikale oder horizontale Palpationsbewegung lässt sich die Verhärtung oder der druckempfindliche Punkt aufspüren. Zur Palpation der lateralen Mulde würde ich beim linken Knie meinen linken Daumen benutzen; für das rechte Knie mache ich es spiegelverkehrt und stehe somit auf der rechten Seite.

Stichtechnik: senkrecht, bei ausgestrecktem Knie; ideal ist eine oberflächliche Nadeltiefe (3. Stichtiefe).

Indikationen: Knieschmerzen und Arthritis.

Erläuterung: Es heißt, dass der Körper in etwa ab dem 25. Lebensjahr zu altern beginnt. Bei den Blutgefäßen stenosieren zuerst die Vertebralarterien, und unter den Gelenken sind die Kniegelenke als erste betroffen. Verhärtungen oder druckempfindliche Punkte um ein Gelenk herum sind ein Hinweis auf Degeneration.

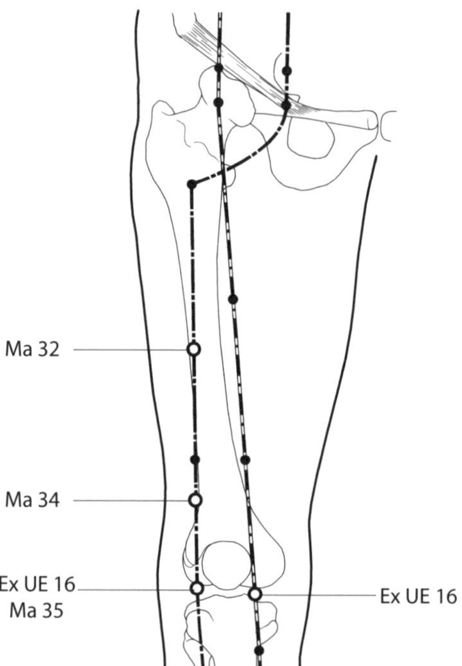

Abb. 2.82

Und tatsächlich wird man bei den meisten Patienten ein gewisses Maß an Degeneration auffinden, wenn man um die Kniegelenke herumpalpiert. Häufig haben diese Patienten gar keine Kniebeschwerden, aber dennoch gibt es kleine Knötchen oder gummiartige Punkte, die sich vom restlichen Gewebe unterscheiden. Das kann Jahre vor dem Auftreten von Knieschmerzen sein; sobald die Patienten jedoch Beschwerden bekommen (und möglicherweise die Diagnose «Arthrose»), ist es zu spät. Dieses inaktive noch schmerzfreie Stadium mit reaktiven Punkten ähnelt einem inaktiven Vulkan, der jederzeit ausbrechen kann.

Lateral der Patellarsehne lässt sich häufig ein reaktiver Punkt mit dem Daumen ertasten. Bei der medialen Vertiefung ist es jedoch so, dass die Reaktion nur sehr selten direkt in der Vertiefung auftritt. Meistens finde ich die Reaktionen etwas medial und kranial des medialen Knieauges und bei einer exakten Punktlokalisation muss man auch nicht tief nadeln. Manchmal genügt es, die Nadel knapp unterhalb der Hautoberfläche zu drehen, um eine angenehme Nadelausstrahlung auszulösen. Das ist dann völlig ausreichend.

In Japan ist es üblich, bei Knieschmerzen direktes Moxa am medialen und lateralen Knieauge *(shitsu-gan)* und an den Punkten Ma 34 und Mi 10 anzuwenden. Wenn diese Punkte jedoch keine Reaktion aufweisen, dann sind sie bei degenerativen Prozessen auch nicht effektiv. Es macht kaum Sinn, Punkte um das Knie herum zu behandeln, wenn sie nicht reaktiv sind. Einfach wiederholt Moxa an Standardpunkten anzuwenden bringt nicht den gewünschten Erfolg. Es ist also von höchster Wichtigkeit, ein oder zwei wirklich druckempfindliche Punkte zu lokalisieren. Früher behandelte ich Knieschmerzen durch sehr tiefes Nadeln der beiden Knieaugen bei gebeugtem Knie, aber diese Methode erscheint mir aus heutiger Sicht jedoch wie ein großer Umweg.

Beim Älterwerden nehmen Knieschmerzen automatisch zu, und direktes Moxa, zu Hause vom Patienten eigenständig durchgeführt, ist die einfachste und wirkungsvollste Methode. Je länger ich nun schon chronische Kniebeschwerden behandle, desto mehr verstärkt sich mein Eindruck, dass Moxa in Wirklichkeit die Wurzel-Behandlung ist. Ebenso ist Moxa eine gute Möglichkeit, um die Heilung nach einer Knieoperation zu beschleunigen.

Eine akute Entzündung im Knie ist jedoch ein anderes Kapitel. Jeder Punkt um das Knie herum ist in diesem Fall schmerzhaft. Kürzlich behandelte ich eine 42-jährige Frau mit einer akuten Arthritis im Knie. Die Schmerzen begannen am Abend davor im rechten Knie, und über Nacht wurden die Schmerzen so extrem, dass allein das Gewicht der Kleidung unerträglich war. Sie konnte kaum gehen und es war für sie somit eine Herausforderung, in meine Praxis zu kommen. Ihr Knie war rot, geschwollen, der ganze Bereich um die Kniescheibe überwärmt und überall druckempfindlich. Der Puls war oberflächlich und langsam, die Nieren-Position war leer und Blase-, Gallenblase- und Magen waren Fülle. Bei der Bachdiagnostik zeigte sich eine Druckempfindlichkeit am linken Punkt Ni 16.

Bei derartig akuten Fällen muss die lokale Behandlung auf ein Minimum reduzieren werden. Ich ließ Nadeln beidseits an Ni 7 liegen und nadelte dann hintereinander die Punkte Ni 10, Ma 40, Bl 40, Bl 23 und Bl 25, jeweils ohne die Nadeln liegen zu lassen. Im Bereich des betroffenen Knies benutzte ich eine Kontaktnadelung. Zum Schluss setzte ich am medialen Knieauge (Ex-UE 16) eine Intradermalnadel unmittelbar unterhalb der Patella. Zwei Tage nach der Behandlung hatten sich Entzündung und Schmerzhaftigkeit stark gebessert, die Patientin konnte sogar schmerzfrei gehen und nach der zweiten Behandlung war sie vollkommen beschwerdefrei. Bei akuten Krankheiten wie dieser muss man sorgfältig vorgehen, weil eine übermäßige Behandlung die Beschwerde verschlimmern kann!

Ma 34 *(ryō-kyū / liáng qīu)* 

Sun (700 n. Chr.): «2 cun oberhalb des Knies.»

Illustriertes Handbuch für Akupunktur und Moxa, Honma Shōhaku, 1955: «auf der Oberschenkelvorderseite, 2 cun oberhalb des lateralen oberen Kniescheibenrandes. Im Musculus vastus lateralis liegt eine kleine druckschmerzhafte Vertiefung.»

Lokalisation: ungefähr 3 fingerbreit oberhalb der lateralen oberen Begrenzung der Patella. Lateral der Sehne des Musculus rectus femoris (Abb. 2.82).

Palpation: Man palpiere mit einer Hin-und Her-Bewegung von der lateralen oberen Begrenzung der Patella nach proximal. Zwei oder drei fingerbreit oberhalb Patella findet man in einen druckempfindlichen Punkt. Sollte dieser schwer zu finden sein, kann man am Muskel entlang auf und ab palpieren.

Stichtechnik: senkrecht, sehr oberflächlich. Alternativ kann man auch eine Intradermalnadel setzen

Indikation: Knieschmerzen.

Erläuterung: früher, als ich noch Hausbesuche machte, setzte ich einmal einem Patienten mit Ödemen und spontan aufgetretenen Knieschmerzen eine Intradermalnadel an Ma 34. Als ich am kommenden Tag zur zweiten Behandlung kam, berichtet der Patient, dass er an der Stelle, an der ich die Intradermalnadel gesetzt hatte, immer noch ein Prickeln verspüre. Versehentlich hatte ich die Intradermalnadel diagonal anstatt horizontal gesetzt. Wie auch immer, da die Ödeme am nächsten Tag viel besser waren, war der Patient tief beeindruckt. Die Irritation durch die Intradermalnadel war so aber nicht beabsichtigt gewesen, aber das hat offensichtlich zu meinen Gunsten gewirkt.

Ma 32 *(fuku-to / fú tù)* 

Líng Shū: «6 cun oberhalb des Knies, zwischen den Muskelbäuchen»

Illustriertes Handbuch für Akupunktur und Moxa, Honma Shōhaku, 1955: «Man palpiere die laterale Begrenzung des Musculus rectus femoris und lokalisiere [diesen Punkt] 6 cun oberhalb der lateralen oberen Begrenzung der Patella.»

Lokalisation: Am anterolateralen Oberschenkel, in der Mitte, auf einer Linie mit der lateralen Obergrenze der Patella (Abb. 2.82).

Palpation: In etwa in der Mitte zwischen Knie und Spina iliaca anterior superior ist eine Stelle, an der die Haut etwas dicker ist. Wenn man diesen Bereich kneift, löst dies einen stechenden Schmerz oder ein Pieksen aus. Eine andere Lokalisationsmöglichkeit wäre, im mittleren Bereich des anterolateralen Oberschenkels sanft zu streichen.

Stichtechnik: senkrecht, oberflächlich (3. Tiefe). Manchmal muss man jedoch tiefer nadeln, um die Verhärtung zu erreichen.

Indikationen: Neuralgie des Nervus cutaneus femoris lateralis.

Erläuterung: Auch hier gibt es eine Geschichte mit meinem Lehrer Meister Miura. Als Xi-Punkt des Magen-Meridians wird Ma 34 sehr häufig für akute Magenschmerzen benutzt. Meister Miura jedoch war der Meinung, dass Ma 32 für diese Indikation besser sein und behandelte diesen Punkt häufig an sich selbst. Offensichtlich hatte er sich dies in den Anfängen seiner therapeutischen Tätigkeit angewöhnt. Als sein Lehrer, der bekannte Meridian-Therapeut Yanagiya Sorei eines Tages in die Praxis meines Lehrers kam, fragte ich ihn zu dieser Präferenz meines Lehrers für Ma 32. Yanagiya Sorei antwortete etwas verhalten: «Wenn das seine Meinung ist, dann ist das in Ordnung.» Er sah jedoch ein wenig verwirrt aus und wirkte dabei nicht vollkommen glücklich. Aber das war einfach seine Art. Yanagiya zwang seinen Schülern seine Ideen nie auf, sondern erlaubte ihnen, eigene Wege zu gehen. Durch Yanagiyas lockeren Umgang und durch die Tatsache, dass Meister Miura älter war und als Rechtsanwalt mehr Lebenserfahrung mitbrachte, hatten die beiden ein eher ambivalentes Verhältnis. Mein Lehrer hat daher nicht allzu viel von seinem Wissen und seiner Philosophie aufgesogen, was sehr schade ist. Nachdem Meister Miura die Akupunkturausbildung in der Schule von Yanagiya beendet hatte, erlernte er den populäreren Akupunkturstil nach Sawada. Wenn man nicht genügend Wissbegierde hat, bleiben Chancen ungenutzt, selbst wenn man gute Gelegenheiten zum Lernen gehabt hätte.

GB 40 *(kyū-ryo / qiū xū)* 

Líng Shū: «anterior und inferior des Malleolus lateralis in der Mitte der dortigen Vertiefung.»

Illustriertes Handbuch für Akupunktur und Moxa, Honma Shōhaku, 1955: «in einer Vertiefung, in etwa 0,3 cun anterior der Untergrenze des Malleolus lateralis. In einer Linie mit der vierten Zehe, 3 cun oberhalb von GB 41. In der größten Mulde, die sich zeigt, wenn man bei leicht gebeugtem Fuß die Zehen in eine Extension bringt. Hier lässt sich mit festem Fingerspitzendruck ein durchdringender Schmerz auslösen.»

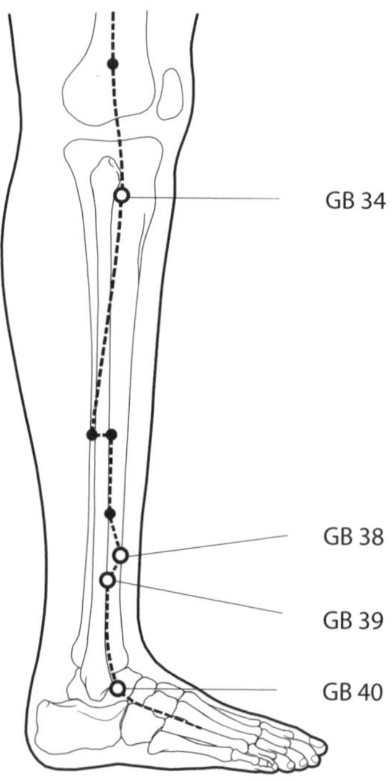

Abb. 2.83

Lokalisation: in der Mulde anterior und inferior des Malleolus lateralis (Abb. 2.83).

Palpation: man beuge und strecke das Sprunggelenk mit der einen Hand und untersuche mit dem Daumen der anderen Hand die Mulde anterior des Malleolus lateralis. Auf diese Weise spüre man die tiefste Stelle der Mulde auf, die meist auch druckempfindlich ist.

Stichtechnik: senkrecht oder diagonal, sehr oberflächlich, die Nadelspitze nach proximal gerichtet.

Indikation: ich benutze GB 40 bei einem Ungleichgewicht im Gallenblasen-Meridian. Dieser Punkt ist vor allem effektiv, wenn der Gallenblasen-Meridian in Fülle ist und dieser Punkt eine starke Reaktion zeigt.

GB 39 *(ken-shō / xuán zhōng)* 

Zhen Jiu Jia Yi Jing (Der systematische Aku-Moxa Klassiker): «3 cun oberhalb des Malleolus lateralis, in der Mitte der dortigen Pulsation. Dies ist der Verbindungspunkt der 3 Yang-Meridiane am Bein. Wenn man [diesen] Punkt drückt, unterdrückt man den *Yáng Míng*-Puls. Das zeigt, dass man am richtigen Punkt ist.»

Illustriertes Handbuch für Akupunktur und Moxa, Honma Shōhaku, 1955: «An der Unterschenkelaußenseite, 3 cun oberhalb des Malleolus lateralis. Man lokalisiere den Punkt an der vorderen Begrenzung der Sehne des Musculus peroneus longus. Der Punkt liegt auf der Fibula, an der Stelle, wo kein Muskel tastbar ist.»

Lokalisation: Etwa vier fingerbreit oberhalb des Malleolus lateralis (Abb. 2.83).

Palpation: Wenn man GB 39 auf der rechten Seite lokalisieren will, dann stehe man links des Patienten und umfasse die rechte Wade so, dass der Daumen auf dem Milz-Meridian liegt und die anderen Finger auf dem Gallenblasen-Meridian. Dann drücke man mit den Spitzen der vier Finger, vor allem mit dem Mittelfinger und palpiere (vom Übergang des unteren zum mittleren Drittel der Wade) nach distal in Richtung Malleolus lateralis. Sobald man die Fibula palpieren kann, bewege man die Finger etwas nach posterior in Richtung Blasen-Meridian. Hier palpiere man mit der Kuppe des Mittelfingers einen druckempfindlichen oder angespannten Punkt auf der Sehne.

Stichtechnik: senkrecht, oberflächlich (3. Tiefe). Meist lasse ich an diesem Punkt die Nadel liegen.

Indikationen: ich benutze GB 39 bei Störungen des Gallenblasen-Meridians. Dafür suche ich nach einem reaktiven Punkt zwischen GB 34 und GB 40. Wenn ich den Gallenblasen-Meridian zerstreuen möchte, dann lokalisiere und nadle ich den reaktivsten Punkt entlang dieser Linie.

GB 38 *(yō-ho / yáng fŭ)*

Zhen Jiu Jia Yi Jing (Der systematische Aku-Moxa Klassiker): 4 cun oberhalb des Malleolus lateralis, auf der Vorderseite der Fibula, am Knochenrand, in etwa 0,3 cun anterior. [Er] liegt 7 cun von GB 40 entfernt.»

Illustriertes Handbuch für Akupunktur und Moxa, Honma Shōhaku, 1955: «An der Unterschenkelaußenseite, 4 cun oberhalb des Malleolus lateralis. Dieser Punkt liegt nicht direkt auf der Verbindungslinie zu GB 34, sondern in etwa 0,3 cun anterior [von dieser Linie]. An der Vordergrenze der Sehne des Musculus peroneus longus.»

Lokalisation: Auf einer vertikalen Linie unterhalb von GB 34, an der Vordergrenze der Sehne des Musculus peroneus longus. GB 38 liegt in etwa am Übergang zwischen unterem und mittlerem Drittel zwischen Malleolus lateralis und dem Unterrand der Patella. (Abb. 2.83)

Palpation: man positioniert sich auf der kontralateralen Seite, also zur Palpation des linken Beines stelle man sich auf die rechte Seite des Patienten. Dann umfasse man die Wade, so dass der Daumen innen liegt und die vier Finger außen (siehe GB 39). Dann suche man den Mittelpunkt zwischen Fibula und Malleolus lateralis und palpiere von hier ausgehend nach distal. Man drücke mit den vier Fingern, v.a. mit dem Mittelfinger. Wenn man eine Verhärtung aufspürt, dann palpiere man an dieser Stelle ein wenig horizontal hin und her (quer zum Muskel), um den exakten Punkt zu lokalisieren.

Stichtechnik: senkrecht, oberflächlich (3. Tiefe). An diesem Punkt sollte man die Nadel nicht stecken lassen. Sobald die Verhärtung weicher geworden ist, kann man die Nadel zurückziehen.

Indikation: Hauptindikation ist eine Fülle im Gallenblasen-Meridian.

Erläuterung: meiner klinischen Erfahrung nach stellen Störungen im Bereich des Leber-Gallenblasen-Meridians (in der mittleren linken Pulsposition zu fühlen) das bei weitem häufigste Disharmoniemuster dar. Meistens ist es ein Leber-Leere/Gallenblasen-Fülle-Muster, manchmal aber auch ein Leber-Gallenblasen-Fülle-Muster. Typische Symptome bei diesem Muster sind mediale Knieschmerzen, ein leichtes Druckgefühl im Epigastrium oder in den Flanken, Spannungen zwischen GB 20 oder GB 21 sowie Spannungen oder Schmerzen an den Schläfen. Häufig findet man eine angespannte Sehne von GB 31 hinunter bis zu GB 34 oder GB 38. Meist genügt es, den Yin-Meridian zu tonisieren (Le 3 oder Le 8) und leicht zu zerstreuen (Le 2) und somit die Fülle im Puls zu lösen. Manchmal genügt dies aber nicht. Dann muss man direkt Punkte am Gallenblasen-Meridian zerstreuen. Wenn der richtige Punkt behandelt wird, empfindet der Patient ein tiefes Gefühl «als ob eine große Last abfallen würde», oder «als ob ein großes Hindernis entfernt würde» (mit den Worten von Inoue Keiri, einem der Begründer der Meridian-Therapie).

GB 34 *(yō-ryō-sen / yáng líng quán)* 

Líng Shū: «in einer Mulde lateral des Knies, man lokalisiere diesen Punkt bei gestreckten Knie.»

Zhen Jiu Jia Yi Jing (Der systematische Aku-Moxa Klassiker): «ein cun unterhalb des Knies, an der lateralen Begrenzung der Fibula, in der Mitte der dortigen Vertiefung.»

Illustriertes Handbuch für Akupunktur und Moxa, Honma Shōhaku, 1955: «unter dem Fibulaköpfchen liegt die Sehne des Musculus peroneus longus, [GB 34] liegt an deren Vorderrand, anterior und inferior des Fibulaköpfchens.»

Lokalisation: an der Vorderseite der Sehne, ein fingerbreit unter dem Fibulaköpfchen (Abb. 2.83).

Palpation: man drücke die Sehne unmittelbar unterhalb des Fibulaköpfchens mit der Daumenspitze und palpiere von dort nach distal, um so den am stärksten gespannten Punkt auf der Sehne aufzusuchen.

Stichtechnik: Oberflächlich (3. Tiefe), senkrecht; an diesem Punkt soll man die Nadel nicht liegen lassen.

Indikationen: bei einer ausgeprägten Druckempfindlichkeit benutze ich GB 34, um eine Fülle im Gallenblasen-Meridian zu zerstreuen. GB 34 rechtsseitig ist auch hilfreich bei Gallenblasen-Erkrankungen.

Erläuterung: manchmal findet man beim Vergleichen der Empfindlichkeit von GB 34 rechts- und linksseitig eine ganz deutliche Verhärtung rechts. Das kann möglicherweise ein Hinweis auf eine Gallenblasen-Störung sein. In der Folge palpiere ich die anderen diagnostischen Punkte für die Gallenblase, wobei es hier zwei weitere wichtige Punkte gibt:

- Druckempfindlichkeit, Verhärtung oder eine Empfindlichkeit auf Kneifen an Ma 19 rechts
- Druckempfindlichkeit und Verhärtung medial von Bl 19 rechts neben dem Processus spinosus

Bei beiden Punkten gilt ebenso, eine etwaige Störung der Gallenblase ganz einfach durch Vergleichen der Reaktivität beidseits zu bestimmen. Manchmal ist GB 34 rechts extrem druckschmerzhaft. Wenn all drei diagnostischen Gallenblasen-Punkte rechtsseitig sensitiv oder reaktiv sind (GB 34, Ma 19 und medial von Bl 19), dann ist die Wahrscheinlichkeit einer Gallenblasen-Entzündung sehr hoch. Wenn GB 41 rechts druckempfindlich ist, dann sind Gallensteine wahrscheinlich (Dai, 1984). Diese Methode wird im Buch *Acupuncture Point Diagnosis* beschrieben und meiner Erfahrung nach ist diese Methode sehr genau, vor allem ist die Wahrscheinlichkeit einer Cholezystitis bei positiven Befunden an GB 34, Ma 19 und dem Bereich medial von Bl 19 sehr hoch. Diese Reaktion an den Gallenblasen-Punkten zeigt gleichzeitig an, dass eine Cholezystitis meist durch eine Gallenblasen-Fülle entsteht. Das ist nicht immer der Fall, aber die Korrelation ist groß. Folglich kann man zur Therapie der Cholezystitis auch diese reaktiven Punkte nadeln.

Ich möchte Ihnen hier noch mehr zu meiner Technik erzählen: Nach einem oberflächlichen Einstich an Ma 19 rechts drehe ich die Nadel. Nach etwa 1 Minute setze ich eine Intradermalnadel an diesem Punkt. Dann nadle ich 0,5 cun tief am reaktiven Punkt medial von Bl 19 rechtsseitig; auch diese Nadel wird analog zu Ma 19 rotiert und zusätzlich führe ich ein leichtes Heben und Senken durch. Nach 1 Minute wird die Nadel entfernt und 5 Stück direktes Moxa werden appliziert. Dann nadle ich in die Verhärtung an GB 34 rechts ca. 0,3 cun tief. Sobald sich diese Verhärtung lockert, entferne ich die Nadel. Natürlich führe ich auch vor dieser Behandlung der Vollständigkeit halber eine Wurzelbehandlung durch, meistens tonisiere ich zuerst Punkte wie Le 8 oder Mi 2.

GB 30 *(kann-chō / huán tiào)* 

Zhen Jiu Jia Yi Jing (Der systematische Aku-Moxa Klassiker): «in der Mitte des Trochanter major. Um diesen Punkt zu lokalisieren, soll der Patient auf der Seite liegen, das untere Bein strecken sowie des obere Bein beugen.»

Hara, 1807: «Am Ende der Falte, wenn das obere Knie gebeugt ist. Dann [liegt er] unterhalb des Knochens in einer Vertiefung, in die ein Finger hineinpasst.»

Illustriertes Handbuch für Akupunktur und Moxa, Honma Shōhaku, 1955: «Man bitte den Patienten, in Seitenlage das untere Bein zu strecken und beim oberen Bein Knie und Hüfte zu beugen. Dann lokalisiere man [diesen Punkt] am Ende jener Falte, die sich seitlich am Hüftgelenk bildet.»

Lokalisation: am Ende der Hautfalte bei vollständig gebeugtem Hüftgelenk (Abb. 2.84).

Palpation: Hier gibt es 2 Möglichkeiten:

Lokalisation A: man suche seitlich an der Hüfte das am meisten angespannte Areal und drücke kräftig mit dem Mittelfinger. Sollte die Lokalisation eines druckempfindlichen Punktes nicht deutlich sein, dann kann man dieses Gebiet mit den Knöcheln des kleinen Fingers abklopfen. Das ist die japanische Standardlokalisierung für GB 30.

Lokalisation B: Etwas weiter posterior liegt die typisch chinesische Lokalisation für GB 30; auch diese kann effektiv sein, wenn man hier einen reaktiven Punkt findet. Zur Lokalisation dieses Punktes suche man einen

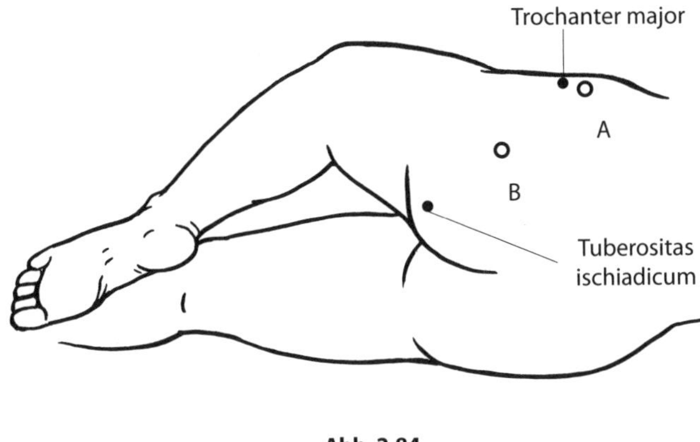

Abb. 2.84

Muskelstrang etwa 4 fingerbreit posterior des Trochanter major. Dann suche man mit etwas Druck den am stärksten verhärteten oder druckempfindlichen Punkt. Durch leichtes Beklopfen dieses Areals lässt sich manchmal eine starke Ausstrahlung in die Oberschenkelvorderseite auslösen.

Stichtechnik: senkrecht ca. 1 cun tief

Indikation: Auch hier gilt, dass die Indikationen je nach Lokalisation variieren.

Lokalisation A: Pathologien des Hüftgelenks, Beinschmerzen. Manchmal ist bei Beinschmerzen dies der einzige Punkt, der wirkt.

Lokalisation B: Schmerzen am Oberschenkel lateral bei GB 31 und Ma 32; zusätzlich auch Hüftschmerzen bei negativem Viererzeichen[17].

Erläuterung: Die Hüftpunkte um den Onodera-Punkt herum lassen sich in Bauchlage lokalisieren und behandeln, Punkte wie GB 30 oder der Gluteuspunkt lassen sich jedoch besser in Seitenlage behandeln. Durch Beugen in Hüfte und Knie öffnet sich die Hüftmuskulatur und damit wandern diese Punkte näher an die Oberfläche. Dadurch sie sie leichter zu lokalisieren und zu nadeln, also reicht meistens eine oberflächliche Nadeltiefe (3. Tiefe). Wenn man also in Bauchlage eine 50- oder 60 mm Nadel brauchen würde, genügt in Seitenlage eine 40 mm Nadel.

17 das Viererzeichen (englisch Patrick-Test) wird folgendermaßen bestimmt: der Patient liegt in Rückenlage, Hüfte und Knie sind gebeugt. Der Malleolus lateralis liegt auf der Kniescheibe des gegenseitigen Knies, und auf das Knie wird Druck ausgeübt. Bei einer Entzündung im Hüftgelenk ist dieser Test schmerzhaft.

Genau diese Patienten mit akuten Ischiasbeschwerden können aber meistens weder am Rücken noch am Bauch liegen Es ist also auch logisch, bei diesen Patienten die Hüft- und Bein-Punkte sowie auch die Punkte am unteren Rücken in Seitenlage zu lokalisieren und zu nadeln. Das ist vor allem dann wichtig, wenn man die Nadeln liegen lässt und die Patienten daher in dieser Position längere Zeit verbleiben müssen. Man muss dennoch vorsichtig damit sein, die Nadeln liegen zu lassen, weil das Liegen-lassen von lokalen Nadeln bei akutem Ischias zu Schmerzverschlechterung führen kann. Man sollte daher das betroffene Bein des Patienten ganz genau beachten. Bei starken oder spontanen Schmerzen bewegen die Patienten von Zeit zu Zeit ganz unwillkürlich die Beine. Zusätzlich lassen sich die Schmerzen über den Gesichtsausdruck einschätzen. Natürlich sollte man auch während der Behandlung die Patienten einfach nach der Schmerzstärke befragen.

Die Seitenlage ist jedoch nicht nur für das Nadeln hilfreich, sondern auch für die Untersuchung des Lendenbereichs. Der Bereich neben den Prozessi spinosi ist leichter zu untersuchen, wenn man von cranial aus palpiert. Weil in Seitenlage die Muskeln im Hüftbereich entspannt sind, sind so die Vertiefungen beidseits der Dornfortsätze leichter aufzufinden – die auch effektive Behandlungspunkte sein können.

Bl 67 *(shi-in / zhì yīn)* 

Zhen Jiu Jia Yi Jing (Der systematische Aku-Moxa Klassiker): «An der lateralen Seite des kleinen Zeh, eine Schnittlauchbreite von der Basis des Nagels entfernt.»

Illustriertes Handbuch für Akupunktur und Moxa, Honma Shōhaku, 1955: «0,1 cun von der lateralen Basis des Zehennagels entfernt. Wenn man mit dem Fingernagel an der Basis des kleinen Zehennagels drückt, dann bleibt man gewissermaßen an dieser Stelle hängen.»

Lokalisation: lateral des Zehennagels, 0,1 cun proximal des Nagelfalzwinkeles (Abb. 2.85).

Palpation: wenn man mit der Spitze des Zeigefingers in Richtung Zehennagelbasis palpiert, stößt man an eine «Wand». Der Punkt liegt in der Vertiefung unmittelbar neben dem Zehennagel.

Stichtechnik: Hier lässt sich nur sehr oberflächlich nadeln.

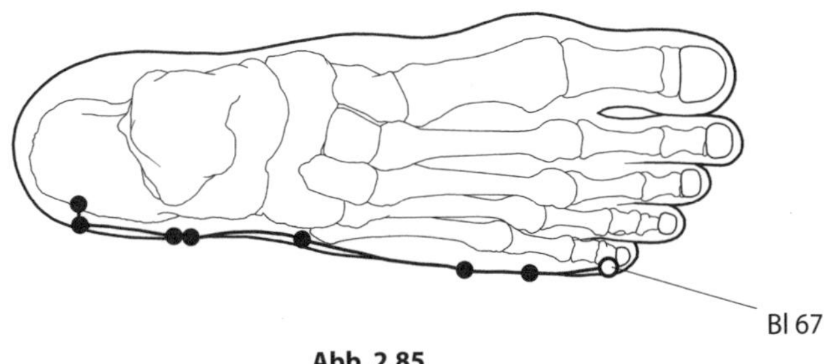

Abb. 2.85

Indikationen: ich benutze Bl 67 bei einer Leere im Blasen-Meridian. Der Punkt ist auch effektiv bei einer schwierigen Geburt oder wenn sich der Fötus vor der Geburt nicht in Kopflage dreht. Hier ist auch Akupunktur möglich, aber direktes Moxa ist viel effektiver. Meistens benutze ich 5 Stück direktes Moxa beidseits.

Bl 60 *(kon-ron / kūn lún)* 

Zhen Jiu Jia Yi Jing (Der systematische Aku-Moxa Klassiker): «hinter dem Malleolus lateralis, in der Vertiefung oberhalb des Calcaneus. An dieser Stelle lässt sich eine kleine Pulsation fühlen.»

Illustriertes Handbuch für Akupunktur und Moxa, Honma Shōhaku, 1955: «hinter dem Malleolus lateralis, an der vorderen Begrenzung der Achillessehne; in der Vertiefung oberhalb des Calcaneus.»

Lokalisation: In der Mulde in die Mitte zwischen Malleolus lateralis und Achillessehne (Abb. 2.86).

Palpation: Um Bl 60 in Bauchlage zu lokalisieren, nehme man den Fuß und bringe das Sprunggelenk in eine Plantarflexion.

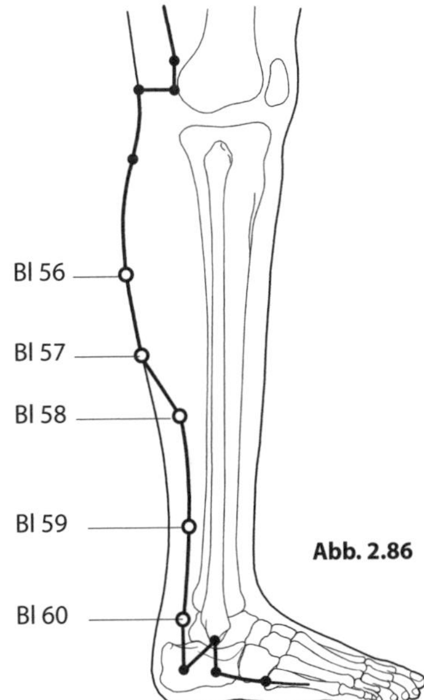

Abb. 2.86

Dann lege man den Daumen der anderen Hand knapp oberhalb des Calcaneus zwischen Malleolus lateralis und Achillessehne. Man beuge dann den Daumen rechtwinklig ab und palpiere mit etwas Duck posterior des Calcaneus mit der Daumenspitze quer zu den Muskelfasern hin und her. So suche man nach einer Verhärtung oder einem druckempfindlichen Punkt.

Stichtechnik: diagonal, die Nadelspitze nach posterior und distal gerichtet. Nur bis zu der Tiefe, in der man mit der Nadelspitze die Verhärtung berührt.

Indikationen: ich benutze Bl 60 bei einem Ungleichgewicht im Blasen-Meridian, meistens um zu zerstreuen. Bl 60 ist auch ein guter symptomatischer Punkt für occipitale Kopfschmerzen oder Schmerzen im oberen oder unteren Rücken.

Man kann Bl 60 aber auch in Dorsalflexion lokalisieren. Dafür nutze man die Mittelfingerspitze und untersuche die Mulde zwischen Malleolus lateralis und Achillessehne mit kreisenden Bewegungen.

Bl 59 *(fu-yō / fū yáng)*

Zhen Jiu Jia Yi Jing (Der systematische Aku-Moxa Klassiker): «3 cun oberhalb des Malleolus lateralis. Anterior des Tài Yáng (Meridians] und posterior des Shào Yáng [Meridians]. Im Raum zwischen Knochen und Muskeln.»

Illustriertes Handbuch für Akupunktur und Moxa, Honma Shōhaku, 1955:
«3 cun oberhalb des [höchsten Punktes des] Malleolus lateralis; an der vorderen Begrenzung der Achillessehne.»

Lokalisation: 3 cun oberhalb des Malleolus lateralis, am Hinterrand der Fibula (Abb. 2.86).

Palpation: man palpiere ausgehend von Bl 60 mit der Fingerspitze am Hinterrand der Fibula nach proximal. Etwa 3 cun oberhalb des Knöchels liegt eine schwammige Stelle. Hier drücke man an der Rückseite der Fibula mit der Daumenspitze und suche so nach einem druckempfindlichen Punkt. Sollte hier keine Reaktion vorliegen, dann palpiere man näher an der Achillessehne.

Stichtechnik: senkrecht, sehr oberflächlich.

Indikation: Ischias, Schmerzen im unteren Rücken.

Erläuterung: «Aktive Akupunkturpunkte» sind etwas sehr Interessantes. Nur durch sanftes Streichen mit der Fingerkuppe kann man sagen, dass da irgendwas ist. In den Worten des *Líng Shū* heißt es «der Gast ist am Tor». Man kann beim Darüberstreichen eine leichte Mulde, eine leichte Schwammigkeit oder eine Spannung ertasten. «Gast» im obigen Zitat des *Líng Shū* bezieht sich auf einen ungewollten Gast, also einen pathogenen Faktor *(jaki / Xié Qì)*. Dies ist vor allem an Bl 59 sehr häufig der Fall. Es fühlt sich so, an als ob im Umkreis des Punktes übermäßig Flüssigkeit eingelagert sei. Diese Stagnation von Flüssigkeiten wird manchmal «Flüssigkeitsgift» *(sui doku / shuǐ dú)* genannt.

Wenn dieser Punkt nicht geschwollen ist und es sich nur wie ein Knochenrand anfühlt, dann ist kein Gast an diesem Tor. In diesen Fällen wären Akupunktur und Moxa natürlich auch sinnlos, man müsste dann an anderen Punkten wie BL 58 oder Bl 60 nach Reaktionen suchen. Derartig schwammige reaktive Zonen findet man auch an anderen Punkten, die an Knochenrändern liegen, wie zum Beispiel Mi 6.

Punkte, die sich beim Darüberstreichen schwammig anfüllen, sind häufig auch sehr kneifempfindlich; manchmal springen die Patienten dann vor Schmerz auf. Diese Punkte können auch sehr druckempfindlich sein. Die Art der Reaktion variiert und gibt häufig schon einen Hinweis auf die zugrunde liegende Pathologie (Abb. Tab. 2.2).

Pathologie	Reaktion
Veränderungen in der Epidermis	Zur Palpation genügt ein sanftes Streichen
Veränderungen im Subkutangewebe oder Fettgewebe	empfindlich auf Kneifen
Veränderungen in Faszien und dem oberflächlichen Muskelgewebe	Druckempfindlich

Tab. 2. 2

Das einzigartige an Bl 59 ist, dass hier häufig alle 3 Schichten Veränderungen aufweisen, denn normalerweise sind Akupunkturpunkte entweder druckempfindlich oder kneifempfindlich. So gesehen kann man Bl 59 auch in jeder Tiefe nadeln.

Meine Lokalisation von Bl 59 weicht von jeder in den meisten Büchern ab. In den Klassikern, wie auch zum Beispiel dem *Zhen Jiu Jia Yi Jing (Der systematische Aku-Moxa Klassiker)* wird Bl 59 «im Raum zwischen Knochen und Muskeln» lokalisiert – also in der Mitte zwischen Achillessehne und Fibula. In Illustrierten Handbuch für Akupunktur und Moxa lokalisiert Honma Bl 59 «an der vorderen Begrenzung der Achillessehne», also nahe der Achillessehne. Meine Lokalisation ist unmittelbar neben der Fibula, also näher am Gallenblasen-Meridian. Aus meiner Erfahrung zeigen sich die Reaktionen in folgender Häufigkeitsverteilung:

Nahe am Knochen > in der Mitte zwischen Sehne und Knochen > nahe an der Sehne

Vor einiger Zeit wachte ich eines Nachts mit Kämpfen im rechten Bein auf. Es war jedoch nicht der Musculus gastrocnemius, sondern eher im lateralen Oberschenkel, vom Knie bis zur Hüfte. Es waren schreckliche Schmerzen, und von meinen Schrei erwachten meine Frau und auch unser Hund. Neben meinem Bett liegen immer Akupunkturnadeln bereit, also nadelte ich GB 30 und Bl 59, was meine Kämpfe sofort linderte.

Bl 59 ist ein unverzichtbarer Punkt bei Schmerzen in Hüfte oder Bein (Ischias) sowie bei Schmerzen im unteren Rücken ohne auslösendes Ereignis. Wenn die Schmerzen heftig sind, dann können die Patienten häufig nicht am Bauch oder Rücken liegen. In diesen Fällen palpiere ich Bl 59, während der Patient auf der nicht schmerzhaften Seite liegt. Oft lindert schon allein das Akupressieren dieses Punktes die Schmerzen. Dann kann man sich sicher sein, dass Akupunktur an diesem Punkt gut wirkt; im Augenblick des Einstiches bessern sich die Schmerzen oder verschwinden ganz. Bl 59 ist wirklich unglaublich effektiv bei Ischias, und das liegt sicherlich an der Tatsache, dass dieser Punkt der *Xi*/Spalten-Punkt des *Yang Qiao Mai (yō kyō myaku)* ist.

Es kann jedoch vorkommen, dass sich derartige Hüft/Bein-Schmerzen verschlechtern, sobald man die Nadel an Bl 59 eingestochen hat oder wenn man sie eine Zeit lang an diesem Punkt liegen gelassen hat. Das trifft vor allem auf akute Ischiasbeschwerden zu, man muss also vorsichtig sein.

Eines Tages bekam ich einen Anruf eines Akupunkturanfängers, der keine Ahnung hatte, wie er Ischias behandeln sollte. Er hatte schon mit einem älteren Lehrer unserer Studiengruppe gesprochen, der ihm den Tipp gegeben hatte, den Puls genau zu untersuchen und dass entsprechende Muster zu behandeln. Dieser Akupunkteur war jedoch auf der Suche nach einer einfachen, schnellen, symptomatischen Methode. Die Meridiantherapie korrekt durchzuführen bedeutet, zuerst Puls und Bauch zu untersuchen, dann nach aktiven Punkten zu suchen und danach mit den Tonisierungspunkten zu beginnen. Die symptomatische Behandlung kommt immer erst nach dieser Wurzelbehandlung. Daher ist in der Meridiantherapie eine rein symptomatische Behandlung fast unmöglich. Dies ist also die orthodoxe Herangehensweise – aber es gibt auch andere Behandlungsmöglichkeiten, gewisser maßen die Behandlung «durch die Hintertür». Bevor ich jedoch selbst mit der Meridiantherapie begonnen hatte, ging ich in meinen

Behandlungen immer durch die Hintertür. Also schlug ich ihm folgende Behandlungsweise vor:

«Der Patient soll auf der gesunden Seite liegen und man palpiere die reaktivsten Punkte im Bereich von Bl 59. Dann nadle man oberflächlich (3. Tiefe) in diesen reaktivsten Punkt und belasse die Nadel an diesem Punkt. Sollte sich der Schmerz verschlechtern, muss man die Nadel sofort entfernen und an diesem Punkt direktes Moxa anwenden – so lange, bis der Schmerz sich deutlich bessert oder gar verschwindet. Zumindest sollte man Moxa so lange durchführen, bis der Schmerz besser ist als vor Behandlungsbeginn. Nach etwa 30–50 Stück tritt meist eine Linderung auf. Auf diese Art und Weise muss man jeden Akupunkturpunkt so einsetzen, als wäre er der einzige. Man sollte nicht der Versuchung nachgeben, zu viele Punkte zu verwenden, und vor allem sollte man vermeiden, zu viele Nadeln liegen zu lassen. Am besten benutze man als Maximum 5 Punkte. Wenn allein die Behandlung von Bl 59 genügt, um diese Schmerzen zu lösen, dann soll man es damit gut sein lassen. Es könnte so aussehen, als wäre das nicht genug, aber der ursprüngliche Effekt von Bl 59 würde schwinden, sollte man noch mehr Punkte stimulieren. Das nennt man «die Wirkung eines Punktes töten». Wenn man mehr Punkte nadelt, muss man jeden einzelnen Punkt sehr sorgfältig einsetzen und eine Technik benutzen, bei der man die Nadel nicht einstechen muss.

Einige Tage später bekam ich erneut einen Anruf dieses Akupunkteurs, in dem er mir seinen großen Dank aussprach. Offensichtlich hat dieser Behandlungsansatz gut gewirkt. Aber den größten Lerneffekt in derartigen Situationen hat man, wenn man sich diesen therapeutischen Schwierigkeiten selbst stellt und über «Versuch und Irrtum» eigenständig zur Lösung findet. Sachen selber herauszufinden ist jedoch heutzutage nicht mehr weit verbreitet. Vielen mangelt es an Courage, vor allem, wenn man erst im mittleren Alter Akupunkteur wird. Als Neuling sucht man dann lieber nach einem sicheren und verlässlichen Weg, aber das ist auch nicht anders zu erwarten.

Als ich vor mehr als 25 Jahren als junger Akupunkteur damit beschäftigt war, meine Praxis aufzubauen, machte ich eines Tages ein Hausbesuch bei einer ca. 30 Jahre alten Dame. Sie war Gemüsebäuerin und war während der Arbeit im Gewächshaus von einem derartigen Schmerz heimgesucht worden, dass sie sich nicht mehr bewegen konnte. Als ich ankam, lag sie neben den Gurkenpflänzchen am Boden. Die linke Hüfte war so schmerzhaft, dass sie sich nicht bewegen konnte. Kaum hatte ich jedoch die Nadel an Bl 59 eingestochen, da verschwand ihr spontan aufgetretener Schmerz. Dann bat ich sie, sich zu bewegen, aber das war aufgrund der Schmerzen immer noch sehr schwierig. Daher nadle ich eine weitere Nadel an linken Beckenkammpunkt, worauf sie mit nur noch leichten Schmerzen aufstehen konnte. Wir beide waren natürlich sehr erleichtert und erfreut. Diese Dame kommt immer noch hie und da zu Behandlung. Wir lachen darüber, dass unsere Haare und das Gesicht unser Alter verraten, obwohl wir uns doch noch so jung fühlen. Zu BL 59 habe ich viele solche Geschichten.

Bl 58 *(hi-yō / fēi yáng)* 

Zhen Jiu Jia Yi Jing (Der systematische Aku-Moxa Klassiker): «7 cun ober dem Malleolus lateralis. [Es ist] der *Luo*-Punkt des Bein-*Tài Yáng* und [hier] teilt sich der Meridian auf und zieht zum Shào Yáng. Im Raum zwischen Knochen und Muskeln.»

Illustriertes Handbuch für Akupunktur und Moxa, Honma Shōhaku, 1955: «7 cun oberhalb des Malleolus lateralis. Wenn man am Vorderrand der Achillessehne mit etwas Druck nach proximal streicht, dann stößt man auf den lateralen Kopf des Musculus gastrocnemius. Bl 58 liegt lateral und etwas distal von Bl 57 [zwischen den beiden Köpfen des Musculus gastrocnemius].»

Lokalisation: am Hinterrand der Fibula, am Übergang vom ersten zum zweiten Viertel, wenn man vom Malleolus lateralis in Richtung Knie fährt (Abb. 2.86).

Palpation: man palpiere mit der Daumenspitze in den Raum zwischen dem Fibulahinterrand und der vorderen Begrenzung der Achillessehne. In dieser Vertiefung palpiere man nach proximal und suche nach einem druckempfindlichen Punkt, am Übergang vom ersten zum zweiten Viertel oder vom ersten zum zweiten Fünftel der Strecke zwischen Malleolus lateralis und Knie. Die Lage dieses Punktes variiert stark, man sollte sich hier also nicht zu sehr auf die Lehrbuch-Lokalisation versteifen.

Stichtechnik: diagonal, sehr oberflächlich, die Nadelspitze nach anterior in Richtung Fibula gerichtet.

Indikationen: ich benutze Bl 58 für ein Ungleichgewicht im Blasen-Meridian. Bl 58 ist jedoch auch sehr gut bei Spannungskopfschmerzen im Hinterkopf, sowie Schmerzen im unteren Rücken und den Beinen (mit oder ohne Lähmungserscheinungen).

Erläuterung: Wie bei Bl 59 weicht meine Lokalisation von Bl 58 deutlich von der Lehrbuchlokalisation ab. Mein Trick dabei ist, diesen Punkt unmittelbar neben der Fibula zu lokalisieren. Sollte man jedoch nahe am Knochen keine Reaktion finden, dann suche man in Richtung Musculus gastrocnemius. Bl 58 liegt also irgendwo zwischen Blasen- und Gallenblasen-Meridian.

Die Indikationen von Bl 58 sind fast deckungsgleich mit jenen von Bl 59, außer dass Bl 58 wirksamer bei Dysbalancen im Blasen-Meridian ist. Diese größere Wirksamkeit von Bl 58 liegt sicherlich daran, dass er ein Luo-Punkt ist. Bl 58 ist auch ein idealer Punkt für die Heimbehandlung mit Moxa bei Schmerzen im unteren Rücken oder Ischias. Dieser Punkt sollte dann in Seitenlage lokalisiert werden, da dann auch das Moxa in Seitenlage (durch Bekannte oder Angehörige) durchgeführt werden kann.

Bl 56 *(shō-kin / chéng jīn)* ★

Zhen Jiu Jia Yi Jing (Der systematische Aku-Moxa Klassiker): «in der Mitte des Wadenmuskels, in einer Vertiefung.»

Illustriertes Handbuch für Akupunktur und Moxa, Honma Shōhaku, 1955: «5 cun unter Bl 40. Man palpiere den prominentesten Teil des Musculus gastrocnemius und lokalisiere [diesen Punkt] in der Mulde zwischen lateralem und medialem Muskelkopf.»

Lokalisation: mittig am Musculus gastrocnemius, zwischen lateralem und medialem Muskelkopf (Abb. 2.86).

Palpation: man drücke in der Mitte des Musculus gastrocnemius mit der Mittelfingerspitze und palpiere vertikal hin und her, um eine Vertiefung aufzuspüren. In dieser Vertiefung liegt der Bl 56, der schon auf leichten Druck schmerzhaft ist. Manchmal liegt dieser Punkt etwas weiter distal, also näher bei Bl 57.

Stichtechnik: senkrecht, sehr oberflächlich.

Indikation: Wadenkrämpfe.

Erläuterung: Wenn man bei Wadenkrampfpatienten die Waden anfasst, dann erscheint die Seite, die zu Krämpfen neigt, meistens härter als die andere. Manchmal fühlt sich der gesamte Muskel verhärtet an. Das kommt vor allem bei Patienten mit Problemen der Beine wie Kniearthrose, Ischias oder Gefäßentzündung (Artheritis) vor. Sobald der Wadenmuskel an der betroffenen Seite weicher wird, ist das ein Hinweis auf beginnende Heilung.

Bl 40 *(i-chū / wĕi zhōng)* 

Zhen Jiu Jia Yi Jing (Der systematische Aku-Moxa Klassiker): «in der Mitte der Kniegelenksfalte, auf der Pulsation.»

Illustriertes Handbuch für Akupunktur und Moxa, Honma Shōhaku, 1955: «in der Mitte der Fossa poplitea, dort, wo eine Pulsation liegt.»

Lokalisation: dieser Punkt liegt in der Mitte der Fossa poplitea (Abb. 2.87).

Palpation: Zuerst suche man die Kniegelenksfalte durch leichtes Beugen des Knies. Danach suche man den am meisten verhärteten oder druckempfindlichen Punkt auf der Kniegelenksfalte.

Stichtechnik: senkrecht, oberflächlich (3. Tiefe).

Indikation: Knieschmerzen, Schmerzen im unteren Rücken.

Erläuterung: bei allen Arten von Knieschmerzen zeigt sich an Bl 40 eine Reaktion, vor allem bei Bewegungseinschränkung im Knie (Tab. 2.3).

Bei Bewegungseinschränkung im Knie ist auch das Gehen eingeschränkt und schmerzhaft. In fortgeschrittenen Fällen bildet sich in der Nähe von Bl 40 ein harter Muskelknoten. Akupunktur alleine kann diese Verhärtung nicht lösen, ich empfehle deswegen direktes Moxa als Heimbehandlung. Leider gibt es heutzutage nicht mehr viele Menschen, die direktes Moxa gut beherrschen, aber in diesem Fall ist das ein großer Vorteil. Kleine Verbrennung direkt auf der Verhärtung an Bl 40 können manchmal wahre Wunder wirken. Und etwas größere Moxakügelchen wirken nicht nur bei Bewegungseinschränkung sondern auch bei Kniearthrose.

Pathologie	Jeweilige Reaktion
Kniearthrose mit Genu varum (O-Bein)	Meistens am Knie lateral
Kniearthrose mit Genu valgum (X-Bein)	Meistens am Knie medial
Streckhemmung im Knie	In der Fossa poplitea her, vor allem im Bereich von Bl 40

Tab. 2.3

Mir ist seit langem bewusst, dass bei Frozen Shoulder größere Moxakegel eine bessere Wirkung zeigen, aber erst kürzlich fand ich heraus, dass dies auch auf Knieprobleme zutrifft. Neuerdings also empfehle ich große Kegel direktes Moxa bei derartigen Störungen, solange das Gelenk nicht entzündet oder überwärmt ist. Bei Entzündungszeichen nutze ich eher Intradermalnadeln oder beim direkten Moxa kleinere Moxakegelchen. Direktes Moxa an Bl 40 ist die beste Behandlung bei einer Streckhemmung, aber Bl 40 ist einer der empfindlichsten Punkte überhaupt. Es braucht eine starke Willenskraft, um an diesem Punkt direktes Moxa als Heimbehandlung durchzuführen!

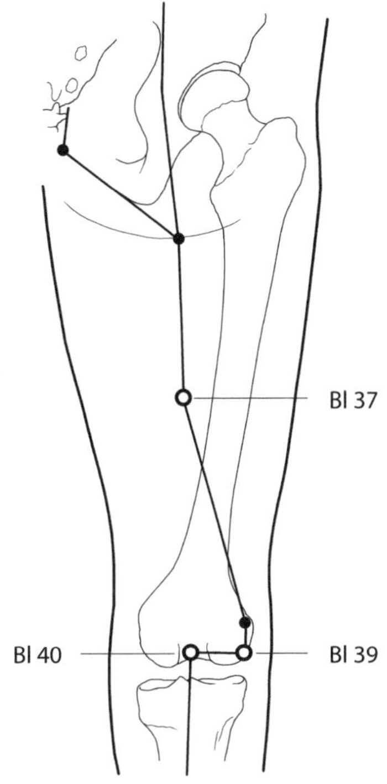

Abb. 2.87

Ich behandelte einmal eine etwa 50-jährige Patientin mit einer linksseitigen Flexionsdeformität im Knie und Genu valgum. Nachts hatte sie Schmerzen und die mediale Seite des Knies war geschwollen und fühlte sich warm an. Auf nähere Untersuchung zeigte sich, dass sie links auch leichte Ischiasbeschwerden hatte. Die Behandlung von Bl 59 und am Ischias-Punkt konnte die nächtliche Schmerzen lindern, und durch Heim-Behandlung mit Moxa an den Punkten Bl 40, Ma 34, am medialen Knieauge und Ma 40 besserte sich die Streckhemmung im Knie. Diese Verbesserung erfreute die Patienten, weil so das Gehen leichter wurde. Ihre Verbesserung übertraf sogar meine eigenen Erwartungen, und die ursprünglich befürchtete Operation wurde überflüssig. Tatsächlich war es so, dass die Patientin schon ein Jahr vorher, als die Beschwerden noch weniger stark waren, für ein paar Behandlungen gekommen war. Als jedoch die Schmerzen sich damals etwas gebessert hatten, beendete sie die Behandlungsserie anstatt sie bis zur vollständigen Besserung durchzuziehen. Selbst als der Schmerz wieder aufgetreten war, war sie anfangs nicht wiedergekommen – mit der Ausrede, Moxa sei «schmerzhaft und veraltet», und dass meine Praxis zu weit entfernt wäre. Ihre Beschwerden wurden aber schlimmer und sie suchte einen Orthopäden auf, welcher ihr Spritzen gab und Flüssigkeit aus dem Knie punktierte. Da aber ihr Knie sich trotz dieser Behandlung zunehmend verschlechterte, lenkte sie schlussendlich ein und kam erneut in meine Praxis. Mit ihrer nunmehrigen deutlichen Besserung versprach sie, zu Hause die Moxabehandlungen weiter durchzuführen.

Ich kenne mehrere Fälle wie diese, wo durch kontinuierliche Heimbehandlung mit Moxa bemerkenswerte Ergebnisse möglich waren. In all diesen Fällen hatten die Patienten immer größere Moxakegel appliziert als von mir ich ursprünglich empfohlen. Offensichtlich wirken bei derartigen Beschwerden größere Moxakegel besser als kleine. Mittlerweile bin ich mehr denn je der Überzeugung, dass direktes Moxa manchmal mirakulöse Wirkungen zeigt, die sich von denen der Akupunktur unterscheiden. Nicht zuletzt ist es historisch so, dass in Japan viele Therapeuten auch schwierige Erkrankungen allein mit Moxa behandelt hatten. Ich selbst zum Beispiel erholte mich von Tuberkulose, Rippenfellentzündung und Peritonitis allein durch regelmäßige Moxabehandlungen. Deshalb bin ich immer noch der Meinung, dass direktes Moxa die wichtigste Behandlung für Kniebeschwerden darstellt.

Bl 39 *(i-yō / wěi yáng)* ★

Zhen Jiu Jia Yi Jing (Der systematische Aku-Moxa Klassiker): «lateral des Tài Yáng an Bein und posterior des Shào Yáng-Meridians; [Dieser Punkt] liegt an der lateralen Begrenzung der Fossa poplitea, zwischen zwei Sehnen.»

Illustriertes Handbuch für Akupunktur und Moxa, Honma Shōhaku, 1955: «an der lateralen Begrenzung der Fossa poplitea, 2 cun lateral von Bl 40. Dieser Punkt liegt medial der dicken Sehne des Musculus bizeps femoris.

Lokalisation: lateral von Bl 40 und medial von Sehne und Knochen (Abb. 2.87).

Palpation: wenn man den lateralen Teil der Fossa poplitea mit der Daumenspitze in Richtung Knochen drückt, dann lässt sich eine Verhärtung bzw. ein druckempfindlicher Punkt aufspüren.

Stichtechnik: senkrecht, oberflächlich (3. Tiefe).

Indikationen: Schmerzen im unteren Rücken, Ischias.

Baba Hakkō, ein Meridiantherapeut der «alten Garde», benutzt nicht viele symptomatische Punkte. Er setzt auf eine fundierte Wurzel-Behandlung, durch Pulstasten, Nadeln der 5-Wandlungsphasen Punkte und erneutem Pulstasten. Bei einem Seminar sah ich jedoch, wie er bei einem Patienten dessen Schmerzen im unteren Rücken durch alleiniges Nadeln von Bl 39 zum Verschwinden brachte. Auch ich versuchte mich unmittelbar darauf in dieser Technik bei einem Patienten mit akuter Lumbalgie. Die Schmerzen besserten sich signifikant – nur durch Nadeln der

5-Wandlungsphasen Punkte an seinem Bein und ohne lokale Punkte im Rücken. Der Effekt war jedoch nur von kurzer Dauer, denn schon als er meine Praxis verließ, krümmte er sich wieder vor Schmerzen. Auf Techniken, die einem noch neu sind, kann man sich also nicht immer verlassen. Heutzutage benutze ich meistens Bl 40, und nutze Bl 39 nur, wenn er bei Rücken- oder Knieschmerzen reaktiver als BL 40 ist.

Bl 37 *(in-mon / yīn mén)* 

Zhen Jiu Jia Yi Jing (Der systematische Aku-Moxa Klassiker): «6 cun unter der Spalte im Fleisch [Bl 36, Glutalfalte].»

Illustriertes Handbuch für Akupunktur und Moxa, Honma Shōhaku, 1955: «in der Mitte zwischen Bl 36 und Bl 40.»

Lokalisation: Mittig auf der Oberschenkelrückseite; ein wenig oberhalb des Mittelpunktes zwischen Glutealfalte und Fossa poplitea (Abb. 2.87).

Palpation: wenn man in Bauchlage den Fuß anhebt, dann entspannen sich durch leichte Beugung die Kniegelenke. Mit dem Mittelfinger lässt sich dann mit einer Hin-und-Her-Bewegung eine Verhärtung ertasten. Diese liegt in der Mitte eines stark angespannten Muskelstranges, und man suche den am stärksten verhärteten Punkt.

Stichtechnik: senkrecht, oberflächlich (3. Tiefe).

Indikationen: Ischias, Steifigkeit der Beine.

Erläuterung: Menschen, die einen anstrengenden stehenden Beruf ausüben (wie Zimmermänner oder Maurer), leiden häufig unter einer chronischen Anspannung der Beinbeuger. Eine dünne Nadel an einer Verhärtung im Bereich von Bl 37 kann diesen Patienten große Erleichterung bringen. Außerdem ist es in diesen Fällen auch hilfreich, die Verspannungen um den Onodera-Punkt herum zu lösen.

Stichtechnik: man benutze eine senkrechte Stichtechnik in Richtung der Tuberositas ischiadicum.

Ischiaspunkt *(den-chō / tŭn dĭng)* 

Localisation: An der Tuberositas ischiadicum (Abb. 2.88).

Palpation: Wie den Gluteuspunkt muss man auch den Ischiaspunkt in Seitenlage lokalisieren. Das untere Bein ist gestreckt, und das obere Bein ist in der Hüfte mindestens 90° gebeugt. Das Knie des oberen Beines muss auf die Behandlungsliege aufliegen, damit der Patient stabil liegt. Man kann das Knie auch auf ein Polster platzieren. Dann lokalisiere man die Tuberositas ischiadicum und überprüfe mittels Klopfen, ob sie druckempfindlich ist. Ich benutze dafür die Knöchel meines kleinen Fingers. Wenn dieser Bereich druckempfindlich ist, dann palpiere man mit der Mittelfingerspitze in Kreisbewegungen, um den druckempfindlichsten Punkt aufzuspüren.

Stichtechnik: Ich benutze dafür eine Nadel der Dimension 40 mm × 0,14 mm; meistens nadle ich ca. 2 cm tief. Bei fettleibigen Patienten nadle ich bis zu einer Tiefe von 1 cun (30 mm).

Indikationen: Ischias.

Erläuterung: Da es ebenfalls einen Gluteus-Punkt gibt, der Verhärtungen oder druckempfindliche Punkte auf dem Musculus gluteus umfasst, könnte man davon ausgehen, dass es überflüssig sei, einen eigenen Punkt über der Tuberositas ischia-

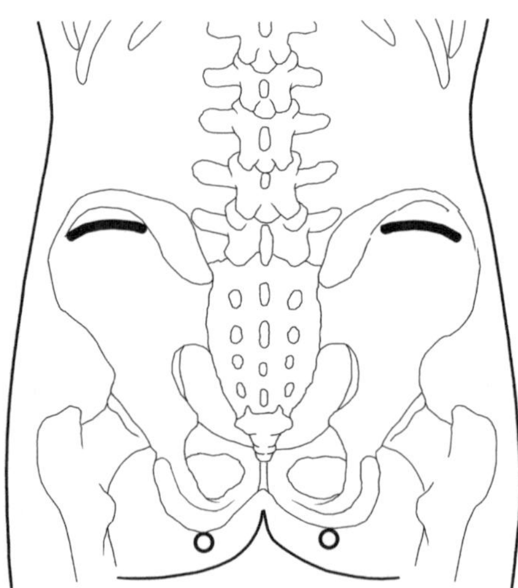

Abb. 2.88

dicum zu definieren. Durch meine Behandlungserfahrung bei Ischias jedoch kam ich zu der Schlussfolgerung, dass sich dieser Punkt über der Tuberositas ischiadicum definitiv von der Glutealregion unterscheidet. Daher möchte ich diesen Ischias-Punkt nun als Extrapunkt am Ende dieses Kapitels vorstellen.

Diesen Punkt muss man in Seitenlage lokalisieren, die oben liegende Hüfte gebeugt. Dadurch rückt die Tuberositas ischiadicum näher an die Oberfläche. Auch der Nervus ischiadicus liegt dann näher an der Oberfläche, sodass in Seitenlage eine Nadellänge von 40 mm ausreicht.

Bei der Palpation benutze man eine Klopftechnik. Diese Technik braucht ein bisschen Übung, aber leichtes Klopfen mit den Knöcheln des kleinen Fingers ist ein guter Weg, um abzuklären, ob hier ein druckempfindlicher Punkt liegt. So lässt sich auch der Härtegrad des darunterliegenden Gewebes erfühlen. Wenn man jedoch diesen Punkt ohne Erfahrung abklopft, dann geben die Patienten die Rückmeldung, dass «das nicht die richtige Stelle sei». Wie immer ist praktische Erfahrung von großer Bedeutung.

Zur Behandlung muss man an diesem Punkt eine dünne Nadel einsetzen; bei einer dicken Nadel wäre es schwer das «Ankommen des Qi» zu spüren. Also benutze ich eine 0,14mm dünne Nadel; eine starke De Qi-Ausstrahlung ist an diesem Punkt nicht nötig.

Man kann diesen Ischiaspunkt auch in Bauchlage lokalisieren und nadeln, aber er ist dann schwerer zu lokalisieren und zu nadeln, und es braucht eine Nadellänge von 50-60 mm. Dadurch ist es auch schwieriger, den richtigen Punkt zu treffen. Analog zum etwas oberhalb liegenden Gluteuspunkt ist auch der Ischiaspunkt sehr effektiv, wenn dort eine ausgeprägte Veränderung vorliegt.

Onodera Punkt *(Onodera-shi attsu-ten)* 

Dieser Punkt wurde vom japanischen Arzt Naosuke Onodera als ein diagnostischer Punkt bei Magen- oder Zwölffingerdarmgeschwüren gefunden. Es handelt sich jedoch eher um ein ganzes Areal als um einen kleinen Punkt.

Nanzamdō Medical Dictionary, 1978: «Dieser Punkt wird in Seitenlage palpiert, das obere Bein ist in Knie und Hüfte gebeugt. Der Therapeut palpiert dabei mit starkem Druck mit einer Fingerspitze gegen den Knochen, etwa 3 bis 4 cm unter der Darmbeinschaufel. Die Palpationslinie unterhalb der Darmbeinschaufel wird in drei Abschnitte gegliedert: anterior, medial und posterior.

Dies entspricht spezifischen Pathologien, nämlich:

A. Ösophagus
B. Cardia (Oberer Magenabschnitt)
C. restlicher Magen und Duodenum.

Normalerweise ist dieses Areal auf beiden Seiten gleich empfindlich, aber es heißt, dass bei einem Magenulcus die linke Seite, und bei einem Ulcus duodeni die rechte Seite empfindlicher sei.»

Lokalisation: Am Musculus gluteus, etwa 5 cm unterhalb der Darmbeinschaufel (Abb. 2.88.)

Stichtechnik: Ich lokalisiere diesen Punkt in Bauchlage. Man drücke sanft etwa 5 cm unterhalb des Darmbeinkammes und palpiere von der Spina Iliaca anterior superior in Richtung Spina Iliaca posterior superior. Ungefähr in der Mitte dieses Weges findet sich üblicherweise eine Verhärtung. Man palpiere mit festen Druck und kleinen Kreisbewegungen und suche so die härteste Stelle auf.

Der Onodera-Punkt ist normalerweise in Seitenlage schwierig zu lokalisieren. Außerdem zeigen sich selten, aber doch, Verhärtungen auf der ganzen horizontalen Linie unterhalb des Darmbeinkammes. Auch dann soll man nur die härteste Stelle behandeln. In dieser Onodera-Zone zeigen sich Reaktionen in einem größeren Areal, und diese können sich auch schnell ändern, d.h., im Zuge der Behandlung «wandern» die Verhärtungen. Es braucht daher etwas Erfahrung und Geschick, dieses Areal zu lokalisieren und zu behandeln.

Stichtechnik: diagonal, tief, die Nadelspitze in Richtung Füße gerichtet. 30–50 mm tief, als ob man durch die Verhärtung hindurch nadeln wolle. Bei übergewichtigen Patienten muss man noch etwas tiefer nadeln.

Indikationen: Schmerzen in den Beinen und Hüftgelenken, Müdigkeit im hinteren Oberschenkel und Erkrankungen des oberen Gastrointestinaltraktes.

Pathologie	Jeweilige Reaktion
Segment L1 bis L3 und Nervus cutaneus femoris	im Bereich von GB 30
Segment L4 bis L5 und Nervus ischiadicus	am Gluteuspunkt oder Ischiaspunkt
Bein-Schmerzen und Hüftgelenks- Pathologien anderer Genese	Am Onoderapunkt

Tab. 2.4

Erläuterung: Wo bei Lumbago und Beinschmerzen die reaktiven Punkte auftreten, scheint einem gewissen Muster zu folgen (Tab. 2.4). Diese Muster lassen sich sowohl diagnostisch als auch therapeutisch nutzen.

Ich selbst benutze den Onodera-Punkt nicht für Ischialgie oder Myofasziale Rückenschmerzen. Aus meiner Erfahrung ist der Onodera-Punkt bei Patienten reaktiv (druckempfindlich oder verhärtet), die ihre Beine stark beanspruchen – zum Beispiel Zimmermänner, Menschen, die in steilem Gelände arbeiten und bei Menschen mit gekrümmtem Rücken (die deshalb ihre Beine stark beanspruchen, um das Gleichgewicht zu halten). Die Steifigkeit in den Hüften und in der Muskulatur an der Oberschenkelrückseite löst sich oft augenblicklich, wenn man den Onodera-Punkt mit Akupunktur oder Moxa behandelt.

Einmal kam eine 55-jährige Frau zur Behandlung zu mir, weil sie durch starke Schmerzen im linken unteren Rücken und Bein nicht mehr gehen konnte. Sie musste von ihren zwei Begleitern fast auf die Behandlungsliege gehoben werden. Zusätzlich zu diesen Schmerzen litt sie auch unter deformierender Arthrose im linken Knie und linken Sprunggelenk. Im Bereich des linken Onodera-Punktes palpierte ich eine große, extrem druckempfindliche Verhärtung. Daraufhin platzierte ich eine Nadel der Dimension 50 mm × 0,20 mm direkt in die am stärksten angespannte Stelle und beließ die Nadeln dort in etwa zehn Minuten lang. Nach dem Entfernen der Nadel platzierte ich 15 Stück direktes Moxa am selben Punkt. Für das Grundmuster einer Milz-Leere nadelte ich Mi 3, Ren 12 und Ren 14. Nach der Behandlung konnte die Patientin eigenständig von der Behandlungsliege herunter steigen und ohne fremde Unterstützung umhergehen.

Kurz nach ihrer Ankunft zu Hause rief sie an, um mir begeistert zu sagen, dass ihre Schmerzen in Hüfte und Bein verschwunden seien. In den darauffolgenden zwei Jahren war sie hie und da zu einer Behandlung gekommen. Ihr Zustand besserte sich zunehmend und die Verhärtung am Onodera-Punkt ist nun ebenfalls verschwunden. Wenn ich in diesem Areal sehr tief drücke, kann ich jedoch noch einen weichen, klumpigen Muskelstrang nahe am Knochen tasten, und dieser ist immer noch nützlich als Behandlungspunkt.

Kapitel 3

Akupunkturpunkte effektiv einsetzen

Mein persönlicher Therapieansatz

Der Grund, warum wir Akupunkteure so viel Aufsehen um Akupunkturpunkte machen, ist, dass wir unsere klinischen Resultate verbessern wollen. Egal, wie wir uns dem Thema «Punktlokalisation» annähern: wenn es nicht dabei hilft, die Symptome unserer Patienten zu lindern und deren Gesundheit zu verbessern, dann ist es nichts als Gedankenspielerei. Tab. 3.1 ist eine Auflistung der Faktoren, welche den klinischen Erfolg beeinflussen.

1. Procedere der Punktauswahl: betrachten, zuhören, fragen, Pulsdiagnose, Bauchdiagnose, Meridianpalpation (druckempfindliche Punkte, Verhärtungen, Mulden, Hauttemperatur, Diagnose durch Kneifen, Klopfen)
2. Welche Punkte betont werden: A. Hauptpunkte: 1 bis 3 Punkte B. sekundäre Punkte: bis zu 7 Punkte C. alle weiteren Punkte: 10 Punkte und mehr

Tab. 3.1

Wenn man zum Beispiel in einer Ganzkörperbehandlung 20 Punkte nadelt, dann könnte man diese nach den Kategorien aus Tabelle 3.1 einteilen. Selbst wenn die Anzahl der Punkte deutlich größer oder niedriger als 20 wäre, dann ändert sich die Anzahl der primären Punkte (Kategorie A) kaum. Nur die Punkte der Kategorien B und C müssen entsprechend modifiziert werden.

In der Akupunktur muss man nicht in jeden Punkt gleich viel investieren. Prioritäten in der Behandlungsintensität der verschiedenen Akupunkturpunkte zu setzen ist in der Akupunktur genauso wichtig wie im «echten Leben». Die Fähigkeit, zur adäquaten Betonung hinterlässt einfach einen besseren Eindruck. Patienten schätzen eine Akupunktur von einem erfahrenen Therapeuten; aber selbst dann entsteht manchmal der Eindruck, dass irgendetwas in die Behandlung fehlen würde und was fehlt, ist häufig ein «Mangel an Betonung». Die Chance auf zufriedene Patienten ist größer, wenn nur zwei oder drei Punkte «hervorgehoben» werden.

Nadeln und Behandlungstechniken

Über die Technik der japanischen Akupunktur und Moxabehandlung lässt sich viel sagen. Diese Techniken im Detail zu beschreiben würde jedoch den Rahmen dieses Buches sprengen. Genaue Instruktionen zur Nadelung mit Führungsröhrchen können Sie in meinem Buch *Einführung in die japanische Meridiantherapie* nachlesen. Auch das Buch *Japanese Acupuncture* von Stephen Birch und Junko Ida ist ein exzellentes Lehrbuch für die Technik der japanischen Akupunktur und Moxibustion.

In diesem vorliegenden Kapitel möchte ich nur kurz darstellen, welche Nadeln[18] und welche Stichtiefe ich benutze. Danach folgt eine kurze Erklärung verschiedener Techniken und im darauf folgenden Abschnitt erläuterte ich den aus meiner Sicht wichtigsten Aspekt der Akupunktur – das «Ankommen des Qi» *(ki itaru / Zhì Qì).*

Tab. 3.2 Ist eine Auflistung verschiedener Nadeldimensionen und deren therapeutischem Einsatz, Tab. 3.3 eine Auflistung der Nadeltiefe. Dies zusammen bildet die Basis meiner Akupunkturtechniken:

- Kontaktnadelung
- Einfacher Einstich
- «Nadel liegen lassen», «Nadel im Punkt belassen», «Nadel stecken lassen»
- Intradermalnadeln

18 Japanische Nadelmaße:
Nr. 02 (auch als «00» bezeichnet): 0,12 mm
Nr. 01 (auch als «0» bezeichnet):, 0,14 mm
Nr. 1: 0,16 mm
Nr. 2: 0,18 mm
Nr. 3: 0,20 mm
Nr. 4: 0,22 mm
Nr. 5: 0,24 mm

Diese Behandlungstechniken werden in diesem Kapitel noch ausführlicher erläutert. Außerdem folgt eine kleine Erklärung der direkten Moxabehandlung, die ebenfalls ein essenzieller Aspekt meines Behandlungskonzeptes ist.

- *Kontaktnadelung:* bei dieser Technik wird die Nadel gedreht, während die Nadelspitze die Haut nur berührt. Man versucht dabei nicht, die Nadel einzustechen, aber manchmal dringt sie ohne Absicht etwa 1 mm tief ein. Ich nenne dies «extrem oberflächliche Stichtiefe». Technisch ist sie ident mit der Kontaktnadelung. Diese Technik ist sehr hilfreich für Patienten mit ausgeprägter Leere mit Müdigkeit, Depression, Motivationslosigkeit, psychosomatischen Beschwerden u.ä.. Bei Kindern und bei Patienten, die eine Nadelausstrahlung ablehnen, benutze ich ausschließlich Kontaktnadelung. Ebenso nutze ich diese Technik bei Fieber oder Schwitzen. Diese extrem oberflächliche Technik ist auch sehr effektiv für spontan aufgetretene oder bewegungsabhängige Rückenschmerzen bei älteren Frauen (Arthrose oder Osteoporose). Ich benutze die Technik ebenfalls bei Tinnitus, wenn ich Lokalpunkte um das Ohr wie zum Beispiel SJ 20 nadle. Eine tiefere Stichtechnik an Lokalpunkten könnte den Tinnitus verschlechtern.
- *Einfacher Einstich:* Die Nadel wird nur kurz eingestochen und nicht belassen. Ich benutze die Technik immer dann, wenn weder Kontaktnadelung noch das «Liegen lassen» der Nadel nötig ist. Meistens benutze ich diese einfache Einstichtechnik vor allem in der Behandlung des Grundmusters.
- *«Nadel liegen lassen», «Nadel im Punkt belassen», «Nadel stecken lassen»:*[19] Früher ließ ich meistens die Nadeln liegen, außer bei extrem sensitiven Patienten. In letzter Zeit jedoch reduzierte ich die Anzahl der liegen gelassenen Nadeln. Ich lasse Nadeln nur noch liegen, wenn ein Punkt extrem reaktiv ist und einen Bezug zur Hauptbeschwerde des Patienten hat, und wenn ich von diesem Punkt den maximalen Effekt erzielen will. Manchmal lasse ich auch in der Wurzelbehandlung eine Nadel an einem Tonisierungspunkt auf einer Seite liegen, um die tonisierende Wirkung noch zu verlängern. Logischerweise aber darf man Nadeln nur an Patienten liegen lassen, die weder hypersensitiv noch in einem extremen Leere-Zustand sind.

19 In der deutschen Übersetzung nutzte ich diese drei Übersetzungsvarianten austauschbar. Der in der klinischen Praxis oft genutzte umgangssprachliche Begriff, die «Nadel liegen zu lassen», bedeutet nicht immer, dass die Nadel wirklich liegen muss, aber in der japanischen Akupunktur kann bei sehr oberflächlicher Stichtiefe die Nadel tatsächlich «liegen»; in der chinesischen Akupunktur mit der dortigen meist größeren Stichtiefe ist das eher selten der Fall. (Anm. d. dt. ÜS)

Intradermalnadel: ich benutze Intradermalnadeln, um den Behandlungserfolg zu intensivieren und zu verlängern. Dazu setze ich normalerweise immer nur eine Intradermalnadel. Auch bei chronischen therapieresistenten Schmerzen versuche es mit einer Intradermalnadel und setze diese am schmerzhaftesten Punkt oder an jenem Punkt, der die meiste Fülle aufweist.

In gewissen Situationen benutze ich routinemäßig Intradermalnadeln:

- Zuallererst einmal bei Schwindel: Hier setze ich eine Intradermalnadel im Schwindel-Punkt am Ohr, einem druckempfindlichen Punkt an der Kreuzung von Occiput und Mastoid an der reaktiveren Seite.
- Die zweite Indikation ist Reisekrankheit. Hier setze ich eine Intradermalnadel beidseits an Ni 9.
- Die dritte Indikation sind gynäkologische Beschwerden, wenn Mi 6 sehr druckempfindlich ist.
- Zu guter Letzt setze ich eine Intradermalnadel, wenn der Axillarpunkt bei Asthma oder Husten reaktiv ist (auf der reaktiveren Seite), oder bei Herzerkrankungen den linken Axillarpunkt.

Direktes Moxa: in Japan gibt es eine lange Moxa-Tradition, denn direktes Moxa ist eine eigenständige und sehr effektive Behandlungsmethode. Ich benutze direktes Moxa, um die Wirkungen der Akupunktur zu verbessern. Sehr hilfreich ist es, den Patienten zu zeigen, wie sie selbst zu Hause direktes Moxa applizieren können. Vor allem bei chronischen muskuloskelettalen Beschwerden wie zum Beispiel bei Arthrose verwende ich gerne Moxa, da diese Beschwerden nicht so schnell auf Akupunktur ansprechen. Ich beginne meist mit einer kleinen Dosis von drei Stück Moxa in Sesamkorngröße, vor allem bei Kindern und Patienten mit ausgeprägter Leere. Meine Standarddosis sind fünf Stück Moxa in der Größe eines halben Reiskorns je Punkt. Abgesehen davon gibt es spezielle Punkte, die viel mehr Moxa benötigen (20–50 Stück, Größe eines halben Reiskorns).

Das «Ankommen des Qi»

Die Fähigkeit, das *Ankommen des Qi* zu fühlen und auch zu begünstigen, ist für die Effektivität der Akupunktur sehr wichtig. Ich habe über die Jahre meine eigene Technik entwickelt, um das *Ankommen des Qi* zu unterstützen, und gewiss nutzen andere Therapeuten andere Techniken, darüber wird jedoch nicht viel geschrieben, weil es eben schwer zu erklären ist. Dieses *Ankommen des Qi* wird jedoch schon in den Klassikern erwähnt. Im ersten Kapitel des *Líng Shū* heißt es dazu:

> «Bei der Akupunktur ist es so, dass die Wirkung durch das Ankommen des Qi entsteht. Es zeigt sich ähnlich wie der Wind, der die Wolken wegbläst. Es wird klar und hell, als ob man in den blauen Himmel blickte.»

Dieses Zitat beschreibt sehr genau, wie es sich anfühlt, wenn sich die Symptome nach dem *Ankommen des* Qi klären. «*Ankommen des Qi*» ist ein Synonym dafür, dass die Nadel wirkt.

Häufig fragen mich Leute, wie sich dieses *Ankommen des Qi* anfühlt. Yanagiya Sorei, der die klassische Akupunktur in Japan wieder zum Leben erweckt hat, erklärte es folgendermaßen:

> «Dieses Ankommen und Gehen des Qi wird in den Klassikern wie folgt beschrieben:
> 1. Ein Gefühl von Schwere oder Spannung
> 2. Pulsation
> 3. leichtes Zittern
> 4. ein schwebendes Gefühl
> 5. ein sinkendes Gefühl
> 6. Schwere oder Feuchtigkeit
> 7. Ein Gefühl von Hitze
> 8. Ein frisches, kühles Gefühlen
> 9. Spontane Bewegungen in der Nadel
>
> Wenn der Therapeut das Kommen und Gehen des Qi in seiner Nadelhand oder in der unterstützenden Hand fühlen kann, dann kann man ihn einen fähigen Akupunkteur nennen.» (Yanagiya 1980)

Yanagiya nutzt auch die Analogie mit dem Angeln:

> «Wenn die Nadel die Haut berührt, dann kann man das mit dem Angelhaken vergleichen, wenn er mit der Wasseroberfläche in Kontakt tritt. Im Augenblick des Kontaktes mit dem Wasser fühlt es sich so an, als ob der Fisch den Köder genommen hätte und den Haken verschluckt hätte. Dann fühlt sich an, als ob der Haken durch das Gewicht des Bleis im Wasser nach unten sinken würde. Dadurch durchbricht die Nadel die Haut und tritt durch die

> Faszien hindurch, danach durch die Muskelfasern und dann in eine Sehne oder ein Band ein. Dann fühle sich an, als ob das Bleigewicht am Boden angekommen wäre. Akupunktur fühlt sich also an wie Fischen. Zuerst fühlt es sich an wie Tofu [als ob die Nadel in Tofu steckte), dann jedoch fühlt sie sich zunehmend schwerer an, während die Nadel eingestochen wird. Das Fleisch um die Nadel herum spannt sich an oder der Fisch verfängt sich am Haken. Das wird als das «Ankommen des Qi» bezeichnet. Die Qualität des Gewebes spürt man mit der nadelnden Hand. Diese Empfindung zeigt einem den Zustand des Körpers an der Stelle, wo die Nadel eingestochen wird. (Yanagiya, 1977)

Meine Erfahrung des Ankommens des Qi ist, dass die Nadel sich etwas schwerer anfühlt, während ich sie einsteche – als ob sich irgendetwas um die Nadel herum schließen würde. Nach einiger Zeit fühlt es sich so an, als ob ich in ein Stück Leder nadeln würde. Falls die Nadel ohne jeglichen Widerstand eintritt, dann ist das kein gutes Zeichen. Es braucht irgendeinen Widerstand, als ob irgendetwas das Vordringen der Nadel verhindern wolle. Manchmal wickeln sich auch Muskelfasern um die Nadel und die Nadel bleibt stecken; aber das ist nicht das, was ich meine. Das Ankommen des Qi ist dadurch gekennzeichnet, dass die Nadel sich weiter frei bewegen lässt, mit einem leichten Widerstand an der Nadelspitze. Diese Empfindung fühlt der Therapeut, es ist eine sehr angenehme Empfindung, schwer zu beschreiben, und es ist dabei völlig egal, ob der Patient etwas spürt oder nicht. Sobald man als Therapeut das Ankommen des Qi fühlt, reicht es aus.

Manchmal, wenn ich das Ankommen des Qi fühle, läuft mir der Speichel im Mund zusammen, und häufig verspürt der Patient dabei ebenfalls eine angenehme Empfindung. Manche nicken in Zustimmung, andere sagen «Ja! Das ist es! Das ist genau die Stelle!». Oft überrascht es die Patienten zu erfahren, dass auch ich weiß, dass sie etwas spüren. Ich antworte dann: «Natürlich! Das ist ja mein Job!».

Manche Therapeuten verwechseln das Ankommen des Qi mit dem sogenannten De Qi (tokki), einer Nadelempfindung, die der Patient fühlt. Das Ankommen des Qi wird zuerst vom Therapeuten wahrgenommen, und es spielt eben keine Rolle, ob der Patient es auch fühlt oder nicht. Beide Begriffe, Ankommen des Qi und De Qi werden bereits im *Sù Wèn* erwähnt. In Japan ist man heute der Auffassung, dass diese zwei Begriffe etwas Unterschiedliches bezeichnen. Die meisten Therapeuten spüren das Ankommen des Qi als Kribbeln, Wärme oder als Pulsation in der nadelnden oder unterstützenden Hand. Ich möchte im Folgenden gerne aus meiner eigenen Erfahrung erzählen.

Wie man lernt, dass «Ankommen des Qi» zu fühlen

Nun praktiziere ich seit mittlerweile 40 Jahren Akupunktur. Wenn ich zurück denke, dann begann ich nach etwa 25 Jahren, das *Ankommen des Qi* zu fühlen. Erst nach etwa 30 Jahren bekam ich darin eine Sicherheit, so lange dauerte es nun mal bei mir – worauf ich nicht stolz sein muss. Wenn man jedoch einmal das *Ankommen des Qi* kennt, dann weiß man, ob die eigene Stichtechnik effektiv ist oder nicht. In der Folge bekommt man auch mehr Zuversicht in die eigenen Behandlungen. Das Akupunktieren macht dann auch viel mehr Spaß. Es dauert jedoch seine Zeit, dieses *Ankommen des Qi* fühlen zu können

Oft werde ich gefragt, wie man dieses *Ankommen des Qi* lernen kann, und ob dieses Gefühl für die Effektivität einer Behandlung notwendig sei. Es braucht einfach tägliche Übung, um einen kompetenter Akupunkteur zu werden. Wenn man bei jeder Nadel nach diesem *Ankommen des* Qi sucht, wird man es irgendwann fühlen können. Wie lange das dauert, ist schwer zu sagen. Es kann wie bei mir 30 Jahre dauern oder vielleicht nur 5 oder 10 Jahre. Es geht sicher noch schneller, wenn man sich wirklich sehr darum bemüht, oder wenn man kreativ ist und eine natürliche Begabung dafür besitzt. Realistisch ist sicher ein Zeitraum von 5-10 Jahren. Wenn Studenten dann sagen, dass ihnen dieser Zeitraum zu lang sei, antworte ich: «Vielleicht sollst du das Akupunktieren sein lassen und einen anderer Beruf erlernen». Ein wirklich fähiger Akupunkteur zu werden, das braucht viel Hingabe.

Yanagiya beobachtete schon 1980:

> «Eine Nadel zu stechen und Moxa anzuwenden ist eine Kunst. Unser Beruf braucht eine gewisse Abenteuerlust. Ist es nicht ein Wunder, wie viele Krankheiten nur allein mit einer Nadel und ein paar Stückchen Moxa geheilt werden können? Ist es nicht großartig, wie man Nadeln und Moxa nutzen kann, um alle Facetten der Medizin abzudecken?
>
> Akupunktur ist eine Sache des Geistes. Das gilt es ganz genau zu bedenken. Eine einzige Nadel kann genutzt werden, um eine Fülle von Krankheiten zu entschlüsseln. Es ist daher logisch, dass man für diesen Zweck eine perfekte Technik braucht.»

In der Akupunktur benutzt man ein dünnes Stück Draht und versucht damit Krankheiten zu heilen, die auf schulmedizinische Behandlungen nicht ansprechen. Das ist zweifelsohne eine sehr herausfordernde Profession. Daher muss man auch kontinuierlich an der eigenen Technik arbeiten. Es ist für mich eine unbeschreibliche Freude, diesen Beruf auszuüben und darin mein Geschick zeigen zu können.

Wie man das «Ankommen des Qi» auslösen kann

Dass dieses *Ankommen des Qi* wichtig ist, ist nun klar – aber was kann man tun, damit das «*Qi ankommt*»? Was kann man machen, wenn das Qi nicht ankommt? Wie kann man dieses *Ankommen des Qi* induzieren?

Im Kapitel 27 des Buches *Directions to the Essentials of Acupuncture* (Iwata, 1684) gibt es folgende Überschrift «Das Ankommen und Gehen des Qi wahrnehmen»:

> «Das ist die Essenz der Akupunktur [also das Ankommen und Gehen des Qis wahrzunehmen]. Qi bezieht sich hier auf das Aufrechte Qi. Man muss auf die Spitze der Nadel fokussieren. Es ist nur sehr vage und schwer zu führen, aber dieses Ankommen des Qi ist wie ein Fisch, der den Haken verschluckt; und es kann Bewegungen auslösen wie Schweben oder Absinken. Folglich bewegt sich die Nadelspitze und es lässt sich ein Widerstand erfühlen. Nach dem Ankommen des Qi darf man die Nadel nicht weiterliegen lassen. Sonst würde das Aufrechte Qi zerstreut werden. Wenn kein Qi ankommt, dann fühlt es sich sinnlos an, als würde man ein Stück Tofu nadeln. In diesem Fall kann man das Qi in seinem Ankommen unterstützen, indem man die Nadelspitze sanft bewegt oder die Nadel dreht oder schnippt. Das nennt man «Qi induzieren».

In dieser Passage heißt es, dass man das *Ankommen des Qi* durch Drehen, Schnippen oder ein leichtes Bewegen der Nadel unterstützen kann. Dazu möchte ich eine persönliche Erfahrung anführen, wie ich das *Ankommen des Qi* unterstütze. Ich habe häufig ein Schweregefühl in der Magengrube – vielleicht, weil ich zu viel trinke. Mein Puls ist in der Leber- und Nieren-Position oft leer, ein Hinweis also auf ein Leber-Leere-Muster. Häufig folge ich dem Prinzip aus *Nán Jīng* Kapitel 68, dass man «*bei Fülle im Epigastrium einen Jing/Quell-Punkt nadeln solle*». Also nutze ich dafür oft Le 1. Dieses eine Mal doch entschied ich mich jedoch, das Prinzip aus *Nán Jīng*, Kapitel 61 anzuwenden, nämlich, bei Leere die Mutter zu nadeln, also nadelte ich Le 8. Ich lag am Rücken und kreuzte mein linkes Bein über mein rechtes, beide Knie im rechten Winkel abgewinkelt, um den linken Le 8 zu lokalisieren.

Dann nahm ich eine Nadel der Dimension 30 mm x 0,14 mm. Ich platzierte die Nadel nur auf den Punkt und entfernte das Führungsröhrchen. Ohne die Nadel einzuklopfen, rotierte ich die Nadel an der Haut – und sofort kam es zu einem Gurgeln im Magen und die Magenspannung löste sich. Die ganze Zeit fühlte ich das *Ankommen des Qi* in den Fingern meiner nadelnden Hand. Das schien so ewig weiter zu gehen – solange ich die Nadel rotierte.

In den Klassikern steht, dass man die Nadel entfernen könne, sobald des Qi angekommen ist. Ich jedoch fuhr mit der Nadelrotation fort, weil es sich einfach so gut anfühlte. Schließlich wurde ich es müde, entfernte die Nadel und schloss den Punkt.

Dann ging ich dazu über, Le 8 auf der rechten Seite auf die gleiche Art und Weise zu nadeln. Bei vollständiger Symptombesserung muss man jedoch nicht auch noch die andere Seite nadeln, das wäre reine Zeitverschwendung.

Häufig werde ich gefragt, welche Seite man für die Behandlung des Grundmusters wählen solle. Einseitig oder beidseitig – und wenn einseitig, dann welche: die gesunde Seite oder die kranke? Manche behaupten, man sollte an Männern und Frauen unterschiedliche Seiten nadeln. Als Antwort möchte ich die Analogie eines an beiden Enden offenen U-Rohres bringen. Egal auf welcher Seite man hineinbläst, die Luft bewegt sich durch das ganze Rohr. Jedes der beiden Enden ist also dafür geeignet.

Wir auch immer, ich nadelte also auch Le 8 auf der anderen Seite, wurde dann jedoch müde, die Nadel weiter zu drehen und entfernte sie. Danach nadelte ich Ren 12 und Ren 14. Aber was die Wirkung betraf, machten die beiden Punkte keinen wirklichen Unterschied. Ich würde sagen, die Nadel an Le 8 auf der linken Seite machte in diesem Fall etwa 80 % der Wirkung aus, Le 8 auf der rechten Seite weitere 20 %. Eine Wurzelbehandlung kann unglaublich effektiv sein, wenn man die Punkte auf Basis einer richtigen Muster-Diagnose wählt und korrekt lokalisiert. Da ich aber ein Mensch bin, gelingt mir das nicht immer. Daher brauche ich zusätzlich zur Wurzel-Behandlung auch noch symptomatische Strategien, um im Notfall das Behandlungsergebnis zu verbessern.

Die 5-Wandlungsphasen-Punkte nadeln

Wenn man die 5-Wandlungsphasenpunkte der Yin-Meridiane tonisiert, dann wird das *Ankommen des Qi* auf einer viel oberflächlicheren Ebene gefühlt als an anderen Punkten. Ist man mit dem *Ankommen des Qi* vertraut, ist es nicht schwer, diese Punkte zu nadeln. Man soll die Nadel jedoch nicht einklopfen, sondern am besten berührt die Nadel nur die Oberfläche wie bei der Kontaktnadeltechnik – was ich eben die «extrem oberflächliche Technik» nenne. Die Wirkung ist schlechter, wenn man versucht, die Nadeln während des Drehens einzustechen.

Entweder es ist schmerzhaft, oder man verpasst dabei das *Ankommen des Qi*. Während man mit der Nadelspitze an der Oberfläche dreht, wird sich die Nadel zunehmend etwas schwerer anfühlen. Diese Empfindung ist nur klar, wenn man sehr wach bleibt und langsam und ruhig atmet. Manchmal, wenn ich die Nadel rotiere, durchdringt sie die Haut ein klein wenig. In diesen Fällen führe ich dann mit der Nadel manchmal zusätzlich eine ganz leichte Auf-Ab-Bewegung aus, zusätzlich zur Rotation, um das *Ankommen des Qi* zu unterstützen. Auch hier möchte ich *Yanagiya* zitieren:

> «Wenn man das praktiziert, muss man mit der eigenen Aufmerksamkeit, Atmung und Haltung sehr genau sein. Das Gebiet um Ren 6 im Unterbauch muss angefüllt sein und die Augen sind halb geschlossen wie in einer Zen-Meditation. Man muss die Zeit vergessen und die ganze Aufmerksamkeit auf die Nadel fokussieren. Auch Stechmücken spannen ihre Beine an, setzen ihren Rüssel auf die Haut und stechen ihn langsam ein. Im Kapitel 9 des *Líng Shū* heißt es «Wenn man die Nadel einsticht, dann sollte man nichts sehen, nichts hören, nicht sprechen und sich nicht bewegen. Man soll nur ganz auf die Nadelspitze fokussiert sein und nach dem Kommen und Gehen des Qi suchen.» Es ist insofern sinnlos, über diese Technik zu reden, wenn man nicht eine entsprechende offene Haltung gegenüber den Mysterien der Natur besitzt.» (Yanagiya 1980)

Normale Akupunkturpunkte nadeln

Auch an den normalen Akupunkturpunkten ist das *Ankommen des Qi* wichtig, aber an diesen Punkten wird es auf einer tieferen Ebene wahrgenommen. Zum Beispiel bei myofaszialen Rückenschmerzen im Bereich von BL 52. Angenommen, es geht um einen reaktiven Punkt bei Bl 52. Bevor ich die Nadel setze, überprüfe ich, durch welche Bewegung die Rückenschmerzen ausgelöst werden. Dann palpiere ich den am stärksten verhärteten Punkt mit meiner empfindlichsten Fingerspitze, denn das *Ankommen des Qi* ist von einer präzisen Punktlokalisation abhängig. In diesem Fall benutze ich eine Nadel der Dimension 40 × 0,14 mm und klopfe die Nadel nur teilweise ein, entferne dann das Führungsröhrchen und führe die Nadel langsam tiefer. Der Trick ist, die Nadel nicht zu schnell einzuführen.

Manchmal ist es schwierig festzustellen, ob die Reaktion oberflächlich oder tief ist. Die Verhärtung nur über die Hautoberfläche zu ertasten, vermittelt nicht immer ein klares Bild. Im Idealfall sollte das *Ankommen des Qi* so nahe an der Oberfläche wie möglich sein. Wenn ich also dieses *Ankommen des Qi* bis zu einer Tiefe von 0,5 cun noch nicht wahrgenommen habe, ziehe ich die Nadel wieder ein Stück heraus. Dann wende ich eine minimale Hebe- und Senk-Technik an, und wenn ich etwas Widerstand an der Nadelspitze fühle, dann beginne ich, die Nadel zu drehen. Meine Drehungen sind jedoch nur etwa jeweils Vierteldrehungen, jedoch sehr schnell, bis zu 300-mal pro Minute. Man muss nicht so schnell drehen, aber für mich ist es so, dass das Qi umso schneller ankommt, je schneller ich drehe.

Im Buch *Sugiyama Style of Treatments in Three Parts* werden die Vorteile, das *Ankommen des Qi* zu induzieren, wie folgt beschrieben:

> «Der Vorteil ist, dass man die Behandlungszeit reduzieren kann. Wer dieses Ankommen des Qi schnell erreichen kann, erzielt schnellere Erfolge und die Erfolge sich auch größer.» (Sugiyama, 1682)

Wenn ich dieses *Ankommen des Qi* nicht nahe der Oberfläche fühlen kann, dann führe ich die Nadel etwas tiefer und rotiere dann. Mit etwas Geschick kann man die Nadel während des Drehens, Hebens und Senkens gleichzeitig tiefer führen. Diese Hin-und Her-Bewegung ist wie das Bohren eines Erdloches, bevor man einen Brunnen aushebt. Man muss dabei sehr wachsam sein, ob man an der Nadelspitze etwas Widerstand spürt. Denn sobald man etwas Widerstand spürt, sollte man das Heben und Senken stoppen und nur noch drehen. Dadurch nimmt der Widerstand noch etwas zu.

Zu diesem Zeitpunkt bemerkt der Patient meistens eine Nadelausstrahlung in die Zone, wo der Schmerz oder das Problem sitzt. Wenn das jedoch nicht der Fall ist und der Patient anmerkt, dass das Problem an einer anderen Stelle säße, oder man nicht an der richtigen Stelle ist, dann muss man erneut palpieren und einen anderen Punkt nadeln. Der ursprüngliche Punkt war jedoch nicht umsonst, wenn er eine klare Verhärtung hatte.

Was macht man dann, sobald man den Widerstand und die Nadel herum fühlt? Im Buch *Directions to the Essential Methodes of Acupuncture* (*Iwata*, 1684) heißt es, dass man die Nadel unmittelbar nach dem *Ankommen des Qi* entfernen solle, weil das Aufrechte Qi verloren ginge, wenn man die Nadel noch länger beließe. Nach meiner eigenen klinischen Erfahrung ist es bei den reaktiven Punkten jedoch so, dass ein kurzes Belassen der Nadel die Effektivität sogar noch steigern kann. Oft genügt es, einfach die Nadel loszulassen und sie dann im Punkt zu belassen. Bei wichtigen Punkten jedoch halte ich die Nadel mit meiner unterstützenden Hand, während ich sie stecken lasse, um zu verhindern, dass die Nadelspitze sich durch eine Bewegung des Patienten vom Punkt entfernt.

Bei einer sehr tief gestochenen Nadel ist es am besten, diese nicht loszulassen, sondern den Nadelschaft zwischen Daumen und Zeigefinger der unterstützenden Hand zu halten. Die Nadel so zu halten kann jedoch ermüdend sein. Man kann während der Wartezeit auch den Nadelgriff mit dem Fingernagel oder der Fingerspitze schnippen. Ich selbst bevorzuge es, die Nadel weiter zu drehen oder kleine Auf-Ab-Bewegungen durchzuführen. Dabei achte ich aber darauf, genau am Punkt zu bleiben, meistens für 15–20 Sekunden, manchmal bis zu 30 Sekunden, wenn ich es ganz genau machen will.

Wenn ich die Nadel auf diese Art und Weise in etwa eine Minute lang belasse, beginne ich erneut die Nadel zu drehen. Dann ist der Widerstand an der Nadelspitze verschwunden, und auch wenn ich diesen Widerstand noch einmal finden möchte, ist er meist schwierig zu finden. Wenn ich auch nach entsprechender Manipulation kein *Ankommen des Qi* mehr finde, dann entferne ich die Nadel und suche sorgsam nach einem neuen Punkt.

Meiner Erfahrung nach ist die Chance, das *Ankommen des Qi* zu fühlen größer, wenn die Nadel wie bei der Kontaktnadeltechnik eingestochen wird – also ohne die Intention, die Haut zu durchstechen. Nicht an jeden von mir genadelten Punkt suche ich nach diesem *Ankommen des Qi*. Wie schon vorher erwähnt ist es besser, in jeder Behandlung ein paar Punkte zu betonen, also nutze ich diesen Fokus nur bei ein paar Punkten.

Einige meiner liebsten symptomatischen Punkte, an denen ich dieses *Ankommen des Qi* suche, sind:

- der Beckenkamm-Punkt bei Schmerzen im unteren Rücken
- GB 20 bei Schwindel
- GB 21, Bl 43 und Ma 12 (Scalenus-Punkt) bei Steifigkeit von Nacken und Schultern

Zusammenfassung: An normalen Akupunkturpunkten fühlt sich dieses *Ankommen des Qi* normalerweise wie ein zunehmender Widerstand an der Nadelspitze an. Meistens haben sowohl Patient als auch Therapeut eine angenehme Empfindung. Um dieses *Ankommen des Qi* zu unterstützen, sollte man die Nadel allmählich einführen und stoppen, sobald etwas Widerstand auftritt und dann die Nadel drehen. Dadurch wird sich dieses Widerstandsgefühl an der Nadelspitze verstärken. Um dieses *Ankommen des Qi* noch früher zu erlangen, kann man ein ganz sanftes Heben und Senken gleichzeitig mit der Drehbewegung durchführen. Wenn immer noch kein *Qi ankommt*, ist es besser, die Nadel zu entfernen und neu zu stechen, aber diesmal sollte man die Nadel nicht einklopfen. Sobald man dieses *Ankommen des Qi* fühlen kann, kann man es oft auch schon erspüren, wenn die Nadel auch nur sehr oberflächlich eingestochen oder überhaupt nicht eingestochen ist. Man soll also vor allem an den Schlüsselpunkten sehr wachsam nadeln, bis man dieses *Ankommen des Qi* fühlen kann, und dann wiederholt praktizieren. Mit genügend Praxis kann jeder lernen, dieses *Ankommen des Qi* zu fühlen.

Schlussfolgerung

Selbst an ein und demselben Punkt gibt es, abhängig vom Niveau des Therapeuten, große Unterschiede in der Qualität und dem Ausmaß der Empfindungen. Aber selbst bei exakter Punktlokalisation ist das Behandlungsergebnis immer noch von der Nadeltechnik abhängig. Das ist ähnlich wie bei Kunst oder Kalligraphie, wo sich die Arbeiten eines Amateurs und eines Meisters voneinander unterscheiden, obwohl dieselben Materialien und dieselbe Technik benutzt wurden. Das ist der Grund, warum Akupunktur in Wirklichkeit eine Kunst ist. Daher können wir jeden einzelnen Akupunkturpunkt nur dann mit Sorgfalt nadeln, wenn wir täglich unsere Fähigkeiten zu optimieren trachten. In Japan gibt es den Begriff *shin-gi* (Herztechnik). Herz meint dabei die Einstellung des Menschen, seine Weltsicht, Philosophie oder Religion. Es scheint, dass sich nur wenige Leute Fragen stellen wie «*Warum lebe ich?* oder «*Warum bin ich Akupunkteur?*». Die Technik ist wichtig, aber die Absicht dahinter ist noch viel wichtiger.

In Bezug zur Technik gibt es im Wesentlichen zwei Zugänge. Einerseits den modernen westlichen Zugang, der auch medizinische Tests und die körperliche Untersuchung beinhaltet, und andererseits den klassisch östlichen Zugang, der in der Klassikern wie im *Sù Wèn* und *Líng Shū* beschrieben wird. Die «Technik» dieser Klassiker beinhaltet innere Haltung, Diagnose und Behandlungsmethoden. Heutzutage lernen nur mehr wenige Akupunkteuren in Japan diesen klassischen Zugang. Idealerweise sollte man in sich so viel wie möglich von beiden Zugängen vereinen. Es ist meine tiefe Überzeugung, dass nur dann etwas Neues und noch Besseres entstehen kann, wenn man beide Zugänge sehr sorgsam verfolgt.

Anhang

Anhang 1

Bibliographie

Anmerkung: Die japanischen Texte, zu denen es meist keinerlei deutsche Übersetzungen gibt, sind in der folgenden Bibliographie in der englischen Originalübersetzung angeführt.

Alte Klassiker

Huang-Fu Mi, *Der systematische Aku-Moxa Klassiker (Systematic Classic of Acupuncture and Moxibustion, Zhen jiu jia yi jing)*, ca. 259. n. Chr.

Hua Shou, *Ausführliche Darstellung der vierzehn Meridiane (Elaboration of the Fourteen Meridians, Shi si jing fa hui)*, 1341.

Hara Nanyō, *Klarstellung zu den Akupunkturpunkten (Clarification of Acupuncture Points, Keiketsu ikai)*, 1807.

Honma Shōhaku, *Illustriertes Handbuch für Akupunktur und Moxa (Illustrated Manual to Practical Acupuncture and Moxibustion Points, Zukai shinkyu jitsuyo keiketsu gaku)*, Yokosuka: Idō-No-Nippon-Sha, 1955.

Kinoshita Haruto und Shiroda Fumio, *Illustriertes Handbuch der fernöstlichen Medizin, Akupunkturpunktausgabe (Acupuncture Point Edition of Illustrated Guide to Oriental Medicine, Zusetsu tōyō igaku keiketsu hen)*, Gakushu Kenkyu Sha, 1985.

Fukumoto Kentarō, *Lokalisation essentieller Punkte (Location of Essential Points, Yōketsu no shuketsu)*, Japanese Meridian Therapy Association, 1986.

Chinesische Werke

Sù Wèn (Grundlegende Fragen), ca. 1. Jhdt. v. Chr.

Líng Shū (Spirituelle Achse), ca. 1. Jhdt. v. Chr.

Nán Jīng (Klassiker der schwierigen Fragen), ca. 2. Jhdt. n. Chr.

Gao Wu, *Sammlung hervorragender Akupunkteure (Zhen jiu ju ying)*, 1529.

Ge Hong, *Handbuch für Notfälle (Zhou hou bei ji fang)*, 340.

Gai Guo-Cai, *Diagnose mittels Akupunkturpunkte, (Tsubo shindanhō)*, vom Chinesischen ins Japanische übertragen von Mitsutane Sugi). Yokosuka: Idō-No-Nippon-Sha, 1984.

Hao Jin-Kai, *Akupunkturatlas der Extrapunkte (Zhen jiu jing wai qi xue tu pu)*, Nantong: Nantong Stationary & Publishing Co., 1973.

Huang-Fu Mi, *Der systematische Aku-Moxa Klassiker (Zhen Jiu Jia Yi Jing)*, ca. 259 n. Chr.

Hua Shou, *Ausführliche Darstellung der vierzehn Meridiane (Elaboration of the Fourteen Meridians, Shi si jing fa hui)*, 1341.

Li Ding, *Acupuncture and Moxibustion Point Dictionary (Zhen jiu jing xue ci dian)*, Tianjin: Tianjin Institute of Traditional Chinese Medicine, 1986.

Shanghai Institute of Chinese Medicine, *Acupuncture: A Comprehensive Text (Zhen jiu xue)*, Shanghai: Renmin Weisheng Chubanshe, 1974; 2nd Japanese ed., Tokyo: Kenko-do Publishing, 1977.

Sun Si-Miao, *Verschreibungen, die tausend Goldstücke wert sind, (Qian jin yao fang)*, ca. 700. n. Chr..

Wang Shu-He, *Der Puls Klassiker, (Mai jing)*, 280 n. Chr..

Wang Wei-Yi, *Illustriertes Handbuch der Akupunktur- und Moxa-Punkte auf der Bronzefigur, (Tong ren shu xue zen jiu tu jing)*, 1027.

Wang Zhi-Zhong, *Zusammenstellung der Quellen von Akupunktur und Moxa (Zhen jiu zi sheng jing)*, 1165.

Xu Feng, *Komplette Zusammenstellung der Akupunktur- und Moxa-Klassiker (Zhen jiu da quan)*, 1439.

Yang Ji-Zhou, *Kompendium der Akupunktur und Moxibustion (Zhen jiu da cheng)*, 1601.

Zhang Jie-Bin, *Klarstellung der Klassiker (Lei jing)*, 1624.

Zheng Kui-Shan, *Collection of the Finest in Acupuncture and Moxibustion (Zhen jiu ji jin)*, Shizen-sha, 1983.

Zhang Zhong-Jīng, *Rezepturen aus der goldenen Kammer, (Jin kui yao lue)*, frühes 3. Jhdt. n Chr..

Japanische Werke

Akabane Kōhei, *Acupuncture and Moxibustion Treatment Based on Measurement of Heat Sensitivity (Chinetsu kando sokutei niyoru shinkyū chiryōhō)*; Yokosuka: Idō-No-Nippon-Sha, 1954.

Akabane Kōhei, *Intradermal Needle Technique (Hinaishin-hō)*; Yokosuka: Idō-No-Nippon-Sha, 1964.

Araki Masatane, *Kampō Therapy (Kampō chiryō)*, Tokyo: Iwasaki Shoten, 1957.

Birch, Stephen and Ida Junko, *Japanese Acupuncture: A Clinical Guide*, Brookline, MA: Paradigm Publications, 1998.

Chikuta Takichi, *Secrets of Practical Nursing Care in the Home, (Katei-ni-okeru jissai kango-no-hiketsu)*, rev. ed. Sanjuen-sha, 1954.

Fukaya Isaburō, *Stories from a Moxibustion Practice, (Rinshō kyū dō yoroku)*, Shinkyū-no Sekai, 1966.

Fukumoto Kentarō, *Location of Essential Points (Yō ketsu no shuketsu)*; Japan Meridian Therapy Association, 1986.

Hara Nanyō, *Clarification of Acupuncture Points (Keiketsu ikai)*;1807.

Hongō Masatoyo 1718, *A Precious Record of Acupuncture and Moxibustion (Shinky chō hō ki)*; Reprinted by Japan Meridian Therapy Association, 1982.

Honma Shōhaku, *Discourse on Meridian Therapy (Keiraku chiryō kō wa)*; Yokosuka: Idō-No-Nippon-Sha, 1949.

Honma Shōhaku, *Illustrated Guide to Practical Acupuncture and Moxibustion Points (Zukai shinkyū jitsuyō keiketsu gaku)*; Yokosuka: Ido-No-Nippon Company, 1955.

Honma Shōhaku, *Study of the Classic of Difficulties (Nangyo no kenkyu)*; Yokosuka: Idō-No-Nippon-Sha, 1965.

Irie Seiji, *Illustrated Guide to Fukayaō ì Moxibustion Techniques (Zusetsu fukaya kyūhō)*; Shizen-sha, 1980.

Inoue Keiri, *Nanjing Lectures* (audiotapes); Toyohari Medical Association, 1965.

Ishizaka Sōkei, *Special Stories of Acupuncture and Moxibustion (Shinkyū meiwa)*; 1860. Reprinted by Idō-No-Nippon-Sha, 1957.

Ishizaka Sōtetsu, *Concise Discourse on Acupuncture and Moxibustion (Shikyu setsuyaku)*; 1812. Reprinted by Seibun-dō.

Ishizuka Bunjō, *Difficult to Learn Point Locations (Kongaku keppō)*; 1835.

Iwata Risai, *Directions to the Essential Methods of Acupuncture (Shinkyu youhou shinan)*; 1684.

Tōyō Igaku Sha, *Treatment of Sciatica (Zakotsushinkei-no-chiryō)*, Kinoshita Haruto; 1968.

Kinoshita Haruto and Shiroda Fumio, *Acupuncture Point Edition of Illustrated Guide to Oriental Medicine (Zusetsu tōyō igaku keiketsu hen)*; Gakushū Kenkyū Sha, 1985.

Kosoto Yō, *The Pulse Classic: An Outline (Myakuron: sōsetsu)*; vol. 8 of Oriental Medicine Compendium. Toyo Igaku Kenkyū-kai, 1981.

Manaka Yoshio with Itaya Kazuko & Birch, Stephen, *Chasing the Dragon's Tail*; Brookline, MA: Paradigm Publications, 1995.

Manase Dōsan, *Newly Compiled Addition to the Secrets of Pulse Diagnosis (Shinsen zōho myakuron kuketsu)*; 1578. Reprinted by Japan Meridian Therapy Association, 1982.

Maruyama Masao, *The Study of Acupuncture and Moxibustion and the Classics (Shinkyū igaku to koten no kenkyū)*; Tokyo: Sōgen-sha, 1977.

Mori Hidetarō, *Study of Acupuncture Point Anatomy (Kaibō keiketsugaku)*; Yokosuka: Idō-No-Nippon-Sha, 1981.

Mubunsai, *Compilation of the Secrets of Acupuncture (Shindō hiketsushū)*; 1685. Reprinted by Seibundo Oriental Medical Publications, 1980.

Nakamura Yaeko, *Shudo Denmei, One-Needle Technique for Rejuvenation (Wakagaeri-no-ippon-shin)*; Journal of Japanese Acupuncture and Moxibustion 35; 381, May, 1976.

Nanzandō, *Medical Dictionary*; Tokyo: Nanzandō Company, 1978.

Okabe Sodō, *Acupuncture by Meridian Therapy (Shinkyū keiraku chiryō)*; Tokyo: Sekibundō, 1974.

Okabe Sodō, *The Essence of Acupuncture Therapy (Shinkyū chiryō no shinzui)*; Tokyo: Sekibundō, 1983.

Okabe Sodō, *Introduction to Meridian Therapy: Diagnosis (Keiraku chiryō nyumon: shindanhen)*; Oriental Medical Journal 11(2), Feb., 1944.

Okamoto Ippō, *Guide to the Secrets of Moxibustion (Kyūhō kuketsu shinan)*; 1685.

Okamoto Ippō, *Japanese Commentaries on Elaboration of the Fourteen Meridians (Jyushi keiraku hakki wakai)*; 1693.

Shibasaki Michizō, *Compendium of Acupuncture and Moxibustion Medicine (Shinkyū igaku taikei)*; Yū kun-sha, 1979.

Shiroda Bunshi, *Basic Study of Acupuncture and Moxibustion Therapy (Shinkyū chiryō kisogaku)*; Yokosuka: Idō-No-Nippon-Sha, 1940.

Shiroda Fumio, *Acupuncture and Moxibustion Point Dictionary (Shinkyū keiketsu jiten);* Tōyō Igaku Shuppan, 1985.

Shudō Denmei, *Effective Points for Treatment of Low Back Pain (Yōtsu-no-chiryō-ni-kiku-tsubo)*; Journal of Japanese Acupuncture and Moxibustion 34; 375, June, 1975.

Shudō Denmei, *Japanese Classical Acupuncture: Introduction to Meridian Therapy;* Seattle: Eastland Press, 1990.

Suganuma Shūkei, *Rules of Acupuncture (Shinkyū soku);* 1766.

Sugiyama Waichi, *Sugiyama Style of Treatment in Three Parts (Sugiyama sanbusho);* 1682. Reprinted by Idō-No-Nippon-Sha, 1976.

Taki Motokata, *Unusual Manifestations of Disease (Shinbyo¯ kigai)*; in Nippon Kanpō Fukushin Sōsho (Japan Herbology Abdominal Diagnosis Digest), 1843.

Yamashita Makoto, *Illustrated Clinical Meridians and Acupuncture Points (Rinshō keiraku keiketsu zukai)*; Ishiyaku Publishing Company, 1972.

Yanagiya Sorei, *Revised Guide to Shu Points of the Fourteen Meridians (Kōtei jyūshikei yuketsu gaku)*; Handaya, 1948.

Yanagiya Sorei, *Guide to Secret One-Needle Technique (Hihō ipponshin densho)*; Yokosuka: Idō-No-Nippon-Sha, 1955.

Yanagiya Sorei, *Simple Diagnosis Without Questioning (Kanmei fumon shinsatsuhō)*; Ishiyama Shinkyū Igaku Sha, 1976.

Yanagiya Sorei, *Illustrated Guide to Acupuncture and Moxibustion Techniques (Zusetsu shinyu jitsugi)*, Yanagiya Sorei; Idō-No-Nippon-Sha, 7th ed., 1977.

Yanagiya Sorei, *The Gate to Acupuncture and Moxibustion Techniques (Shinkyu ijyutsu no mon)*; compiled by Yanagiya Sei-itsu, Ishiyama Shinkyu Igaku Sha, 1980.

Yokota Kampū, *Lectures on Pathways of Meridians (Keiraku ryuchū kōgi)*; Yokosuka: Idō-No-Nippon-Sha, 1995.

Punkt-Index nach Meridianen

Ni 7	*fuku-ryū / fù liū*	★★★	219
Ni 9	*chiku-bin / zhú bīn*	★	220
Ni 10	*in-koku / yīn gŭ*	★★★	222
Ni 12	*dai-kaku / dà hè*	★★	144
Ni 16	*kō-yu / huāng shū*	★★★	143
Ni 19	*in-to / yīn dū*	★	142
Ni 23	*shim-pō / shén fēng*	★	125
Ni 26	*waku-chū / yù zhōng*	★	124
Ni 27	*yu-fu / shū fŭ*	★	124
PERIKARD			
Pe 4	*geki-mon / xī mén*	★★	175
Pe 6	*nai-kan / nèi guān*	★	174
Pe 7	*tai-ryō / dà líng*	★★	173
Pe 8	*rō-kyū / láo gōng*	★	172
REN MAI			
Ren 2	*kyok-kotsu / qū gŭ*	★	141
Ren 3	*chū-kyoku / zhōng jí*	★★	139
Ren 4	*kann-gen / guān yuán*	★★★	135
Ren 6	*ki kai / qì hăi*	★★★	134
Ren 7	*in-kō / yīn jiāo*	★★	134
Ren 9	*sui-bun / shuĭ fēn*	★★	132
Ren 12	*chū-kan / zhōng wăn*	★★★	131
Ren 14	*ko-ketsu / jù què*	★★★	129
Ren 17	*dan-chū / dàn zhōng*	★★	122
SAN JIAO / DREIFACHERWÄRMER			
SJ 3	*chū-sho / zhōng zhŭ*	★	188
SJ 5	*gai-kan / wài guān*	★	189

Allgemeiner Index

EINIGE WEITERE TITEL AUS DEM BACOPA VERLAG

Wang Ju-Yi/Jason Robertson

Die Anwendung der chinesischen Meridianlehre in der Praxis. Wang Ju-Yis Vorlesungen über die Leitbahntherapie

690 Seiten, 275 Abbildungen & Diagramme, Lesebändchen, geb., Lizenzausgabe von Eastland Press USA im BACOPA Verlag; Übersetzung Dr. med. David Koppensteiner

ISBN: 9783902735072 **€ 85,00**

Wu Bo-Ping/Jason Blalack

56 Behandlungsmethoden von Qin Bo Wei. Das Verschreiben präziser Arzneimittel

396 Seiten, mit Lesebändchen, geb.; Lizenzausgabe von Eastland Press USA im BACOPA Verlag; Übersetzung Julia Martin

ISBN: 9783902735256 **€ 49,00**

Bensky/Clavey/Stöger/Gamble

Materia Medica

ca. 1.325 Seiten, Farbfotos, mit Lesebändchen, geb. Lizenzausgabe von Eastland Press USA im BACOPA Verlag; Übersetzung Dr. Petra Zimmermann

ISBN: 9783902735850 **€ 199,00**

Dieser Titel erscheint voraussichtlich Herbst 2020

Scheid/Bensky/Ellis/Barolet

Rezepturen und Behandlungsstrategien

ca. 1.019 Seiten, Farbfotos, mit Lesebändchen, geb. Lizenzausgabe von Eastland Press USA im BACOPA Verlag; Übersetzung Dr. Petra Zimmermann

ISBN: 9783902735867 **€ 149,00**

Dieser Titel erscheint voraussichtlich Herbst 2021

Bensky/Clavey/Stöger/Gamble/Scheid/Ellis/Barolet

Gesamtausgabe

Materia Medica und Behandlungsstrategien, Rezepturen, 2 Bände

ca. 2.330 Seiten, Farbfotos, mit Lesebändchen, geb. Lizenzausgabe von Eastland Press USA im BACOPA Verlag; Übersetzung Dr. Petra Zimmermann

ISBN: 9783902735874 **€ 309,00**

Dieses Set erscheint voraussichtlich Herbst 2021

Koppensteiner David

Chart 1 TUNGs Extraordinary Acupuncture Points on the regular channels

ca. 70 x 100 cm, Posterklemmschiene, zwei Hänger

ISBN: 9783902735119 **€ 29,90**

Koppensteiner David

Chart 2 TUNGs Extraordinary Acupuncture Points on the regular channels

ca. 70 x 100 cm Posterklemmschiene, zwei Hänger

ISBN: 9783902735126 € 29,90

Koppensteiner David

Set Chart 1 + 2
TUNGs Extraordinary Acupuncture Points on the regular channels

ca. 70 x 100 cm; Postklemmschiene, zwei Hänger

ISBN: 9783902735140 **€ 49,90**

Koppensteiner David

Akupunkturtafel Chart 1
TUNGs Extraordinary Acupuncture Points on the regular channels

2. Auflage, Lehrtafel ca. 24 x 34 cm, Vierfarbdruck

ISBN: 9783902735157 **€ 5,00**

Koppensteiner David

Akupunkturtafel Chart 2
TUNGs Extraordinary Acupuncture Points on the regular channels

2. Auflage, Lehrtafel ca. 24 x 34 cm, Vierfarbdruck

ISBN: 9783902735164 **€ 5,00**

Alle Titel können direkt beim Verlag www.bacopa.at unter Tel: +43-(0)7251-22235 oder versand@bacopa.at bzw. in jeder gut sortierten Buchhandlung bestellt werden. Fordern Sie unser Verlagsprogramm an.